mikrobiologie pur, immunologie pur – das arbeitsskript

mikrobiologie pur

Infektiologie, Epidemiologie	1
Allgemeine Bakteriologie	2
Spezielle Bakteriologie	3
Mykologie	4
Antibiotika	5
Antimykotika	6
Allgemeine Virologie	7
Spezielle antivirale Chemotherapie	8
Spezielle Virologie	9
Protozoologie	10
Helminthosen	11
Antiprotozoenmittel, Anthelminthika	12
Arthropoden	13
Frage- und Antwort-Teil	
Lernliste	

immunologie pur

Anatomie, Physiologie	1
Pathologie des Immunsystems	2
Klinische Immunologie	3
Frage- und Antwort-Teil	
Lernliste	

mikrobiologie/immunologie pur – das arbeitsskript

Autoren
mikrobiologie pur
Dr. Anja Meurer, Abteilung für Infektiologie, Kantonsspital St. Gallen, CH-9007 St. Gallen,
E-Mail: anja.meurer@kssg.ch
immunologie pur
Prof. Dr. Michael Kirschfink, Institut für Immunologie der Universität Heidelberg,
E-Mail: k92@ix.urz.uni-heidelberg.de
Prof. Dr. Volker Daniel, Institut für Immunologie der Universität Heidelberg,
E-Mail: volker-daniel@med.uni-heidelberg.de

Redaktion:
Dr. Deborah Lorenz-Struve

Herstellung:
Dipl.-Ing. Verlagsherst. (FH) Jaqueline Kühne-Hellmessen

Der Stand der medizinischen Wissenschaft ist durch Forschung und klinische Erfahrung ständig im Wandel. Die Autoren haben größte Mühe darauf verwendet, dass die Angaben in diesem Werk korrekt sind und dem derzeitigen Wissensstand entsprechen. Dennoch ist jeder Benutzer dazu aufgefordert, Angaben dieses Werkes gegebenenfalls durch andere Literaturquellen zu überprüfen und in eigener Verantwortung am Patienten zu handeln.
Alle Rechte vorbehalten. Das Werk ist einschließlich aller seiner Teile urheberrechtlich geschützt. Ohne ausdrückliche, schriftliche Genehmigung des Verlags ist es nicht gestattet, das Buch oder Teile dieses Buches in irgendeiner Form durch Fotokopie, Mikroverfilmung, Übertragung auf elektronische Datenträger, Übersetzung oder sonstige Weise zu vervielfältigen, zu verbreiten oder anderweitig zu verwerten.

Die Deutsche Bibliothek verzeichnet diese Publikation in der Deutschen Nationalbibliografie; detaillierte bibliografische Daten sind im Internet über <http://dnb.ddb.de> abrufbar.

© 2004 Börm Bruckmeier Verlag GmbH
Nördliche Münchner Str. 28, 82031 Grünwald
www.media4u.com
1. Auflage Oktober 2004
Druck: AZ Druck und Datentechnik GmbH, Heisinger Straße 14, 87437 Kempten
ISBN: 3-89862-502-8

Vorwort

Wir freuen uns, Ihnen mikrobiologie und immunologie pur nun endlich auch als Skript anbieten zu können. Es basiert auf dem Lernkartensystem des Verlages und versteht sich sowohl als eigenständiges Lernmaterial als auch als Ergänzung zu den Lernkarten.

Zur besseren Prüfungsvorbereitung wurde außerdem ein separater Frage- und Antwort-Teil konzipiert, der sich dem Haupttext anschließt.

Autoren und Redaktion haben sich auch dieses Mal besonders bemüht die Inhalte der Fächer Mikrobiologie und Immunologie prüfungs- und praxisrelevant aufzubereiten und möglichst komprimiert darzustellen. Vielleicht verführt es den einen oder anderen Leser dazu, um das Grundwissen herum zu lesen und so die Basiskenntnisse zu erweitern und zu vertiefen. Wenn dieser Effekt einträfe, hätte das Skript seine Aufgabe erfüllt.

Ein herzlicher Dank gilt dem Börm Bruckmeier Verlag für die gute Zusammenarbeit in allen Arbeitsphasen an diesem Skript.

Den Nutzern dieses Buches wünschen die Autoren viel Erfolg beim Lernen, aber auch die Fraude an der Entdeckung, dass Mikrobiologie und Immunologie auch Spaß machen können.

München, im September 2004

Weitere Titel dieser Reihe:

chirurgie pur - das arbeitsskript
gynäkologie pur - das arbeitsskript
innere medizin pur - das arbeitsskript
neurologie pur - das arbeitsskript
pharma pur - das arbeitsskript

Karteikarten-Reihe:

anästhesiologie/intensivmedizin pur - die karteikarten
chirurgie pur - die karteikarten
gynäkologie pur - die karteikarten
hno, zmk pur - die karteikarten
innere medizin pur - die karteikarten
mikrobiologie, immunologie pur - die karteikarten
neurologie pur - die karteikarten
ophthalmologie pur - die karteikarten
orthopädie pur - die karteikarten
pathologie pur - die karteikarten
pharma pur - die karteikarten
psychiatrie pur - die karteikarten
urologie pur - die karteikarten

Fast-Reihe:

Anatomie fast
Biologie fast
Chirurgie fast
Psychiatrie fast

1. Infektiologie, Epidemiologie

1.1	**Allgemeine Infektiologie**	**12**
1.1.1	Grundbegriffe	12
1.1.2	Henle-Kochsche Postulate	12
1.1.3	Infektionsverlauf	12
1.1.4	Pathogenitäts- und Virulenzfaktoren	13
1.1.5	Infektabwehr des Makroorganismus	13
1.1.6	Unspezifische Abwehrmechanismen	14
1.1.7	Lokale Resistenzen	14
1.1.8	Spezifische Abwehr	15
1.1.9	Immunisierung	15
1.1.10	Impfkalender	15
1.2	**Allgemeine Epidemiologie**	**16**
1.2.1	Erregerreservoir	16
1.2.2	Übertragungsweise, Infektionsketten	16
1.2.3	Epidemiologische Begriffe	17
1.2.4	Meldepflichtige Krankheiten	18

2. Allgemeine Bakteriologie

2.1	**Bakterienzelle**	**20**
2.1.1	Bakterienzelle: Morphologie	20
2.2	**Bakterien: diagnostisch wichtige Eigenschaften**	**22**
2.2.1	Eigenschaften der Bakterienkultur	22
2.2.2	Hämolysereaktionen	23
2.2.3	Aerobes, anaerobes Wachstum	24
2.2.4	Färbungen	24
2.2.5	Lysotypie	25
2.3	**Bakteriengenetik**	**25**
2.3.1	Bakteriengenetik	25
2.3.2	Diagnose bakterieller Infektionen	26
2.3.3	Erregernachweis	27
2.3.4	Molekulargenetische Nachweismethoden	27
2.4	**Normale Bakterienflora des Menschen**	**28**
2.4.1	Normalflora	28
2.5	**Bakterienklassifikation**	**29**
2.5.1	Vereinfachte Bakterienklassifikation	29

3. Spezielle Bakteriologie

3.1	**Grampositive Kokken**	**32**
3.1.1	Staphylokokken	32
3.1.2	Staphylococcus aureus	32
3.1.3	Koagulasenegative Staphylokokken	33
3.1.4	Streptokokken & Enterokokken	33
3.1.5	A-Streptokokken	34
3.1.6	B-Streptokokken	35
3.1.7	Streptococcus pneumoniae	35
3.1.8	Orale Streptokokken	36
3.1.9	Enterokokken	36
3.1.10	Peptococcus & Peptostreptococcus	36
3.2	**Gramnegative Kokken**	**37**
3.2.1	Neisserien	37
3.2.2	Neisseriae gonorrhoeae	37
3.2.3	Neisseriae meningitidis	38
3.3	**Gramnegative Stäbchen**	**38**
3.3.1	Acinetobacter	38
3.3.2	Moraxella catarrhalis (subgen. Branhamella)	38
3.3.3	Moraxella lacunata (subgen. Moraxella)	38
3.3.4	Enterobacteriaceae	39
3.3.5	KES-Gruppe (Klebsiella, Enterobacter, Serratia)	39
3.3.6	Salmonellen	40
3.3.7	Enteritis-Salmonellen	40
3.3.8	Typhus-Salmonellen	41
3.3.9	Shigellen	41
3.3.10	Yersinia enterocolitica, Yersinia pseudotuberculosis	42
3.3.11	Yersinia pestis	42
3.3.12	Escherichia coli	43
3.3.13	Proteus	43
3.3.14	Vibrionen	44
3.3.15	Haemophilus influenzae	44
3.3.16	Haemophilus ducreyi	45
3.3.17	Campylobacter	45
3.3.18	Helicobacter pylori	45
3.3.19	Pseudomonas aeruginosa	46
3.3.20	Legionellen	46

3.3.21	Bordetellen	47	**4.**	**Mykologie**	
3.3.22	Brucella	47			
3.3.23	Francisella tularensis	48	**4.1**	**Allgemeine Mykologie**	**64**
3.3.24	Afipia felis	48	4.1.1	Mykosen	64
3.4	**Grampositive Stäbchen**	**49**	4.1.2	Morphologie und Stoffwechsel der Pilze	64
3.4.1	Bacteroidaceae	49	4.1.3	Vermehrung der Pilze	65
3.4.2	Bacillus anthracis	49	4.1.4	Diagnose und Therapie von Pilzinfektionen	65
3.4.3	Listeria monocytogenes	50			
3.4.4	Erysipelothrix rhusiopathiae	50	**4.2**	**Erreger primärer Systemmykosen**	**66**
3.4.5	Corynebacterium diphtheriae	51			
3.4.6	Clostridien	51	4.2.1	Histoplasma capsulatum	66
3.4.7	Clostridium perfringens	51	4.2.2	Coccidioides immitis	66
3.4.8	Clostridium tetani	52	4.2.3	Blastomyces dermatitidis	66
3.4.9	Clostridium botulinum	52	4.2.4	Paracoccidioides brasiliensis	67
3.4.10	Clostridium difficile	53			
3.4.11	Actinomyces	53	**4.3**	**Erreger opportunistischer Systemmykosen**	**67**
3.5	**(Partiell) Säurefeste Stäbchen**	**54**	4.3.1	Candida	67
3.5.1	Tuberkulosebakterien	54	4.3.2	Aspergillus	68
3.5.2	Mycobacterium tuberculosis	54	4.3.3	Cryptococcus neoformans	68
3.5.3	Mycobacterium leprae	55	4.3.4	Mukor-Mykosen	69
3.5.4	MOTT/Atypische Mykobakterien	56	**4.4**	**Erreger von Hautmykosen**	**69**
3.5.5	Nocardien	56	4.4.1	Subkutane Mykosen	69
3.6	**Spirochäten**	**56**	4.4.2	Malassezia furfur	69
3.6.1	Spirochäten	56	4.4.3	Dermatophyten	70
3.6.2	Treponema pallidum	56	**4.5**	**Antimikrobielle Therapie**	**70**
3.6.3	Treponema pallidum pertenue	58	4.5.1	Grundbegriffe	70
3.6.4	Borrelien	58	4.5.2	Antibiotika	71
3.6.5	Borrelia burgdorferi	58	4.5.3	Resistenz	72
3.6.6	Borrelia recurrentis	59	4.5.4	Resistenzbestimmung	72
3.6.7	Leptospiren	59	4.5.5	Prinzipien der antibiotischen Therapie	72
3.7	**Obligate Zellparasiten**	**60**			
3.7.1	Rickettsien	60			
3.7.2	Rickettsia prowazeki	60	**5.**	**Antibiotika**	
3.7.3	Coxiella burneti	61			
3.7.4	Chlamydien	61	**5.1**	**Betalaktamantibiotika**	**74**
3.7.5	Chlamydia psittaci	61	5.1.1	Penicilline	74
3.7.6	Chlamydia pneumoniae	61	5.1.2	Benzyl-Penicilline, Oral-Penicilline	75
3.7.7	Chlamydia trachomatis	61	5.1.3	Depot-Penicilline	75
3.7.8	Mykoplasmen & Ureaplasmen	62			

5.1.4	Penicillinasefeste Penicilline	76	**6.**	**Antimykotika**		
5.1.5	Betalaktamase-Inhibitoren	76				
5.1.6	Breitband-Penicilline	76	**6.1**	**Antimykotika**		**90**
5.1.7	Proteus- & Pseudomonas-wirksame Penicilline	77	6.1.1	Nystatin (Polyenantibiotikum)		90
			6.1.2	Amphotericin B (Polyenantibiotikum)		90
5.1.8	Cephalosporine	77	6.1.3	Tolnaftat		90
5.1.9	Cephalosporine Gruppe 1	78	6.1.4	Azolderivate		90
5.1.10	Cephalosporine Gruppe 2	78	6.1.5	Griseofulvin		91
5.1.11	Cephalosporine Gruppe 3a	78	6.1.6	Flucytosin		91
5.1.12	Cephalosporine Gruppe 3b	79				
5.1.13	Cephalosporine Gruppe 4	79	**7.**	**Allgemeine Virologie**		
5.1.14	Cephalosporine Gruppe 5	79				
5.1.15	"Oral-Cephalosporine"	79				
5.2	**Tetrazykline**	**80**	**7.1**	**Viren**		**94**
5.2.1	Tetrazykline	80	7.1.1	Viren		94
5.3	**Aminoglykoside**	**81**	7.1.2	Virusmorphologie		94
5.3.1	Aminoglykoside	81	7.1.3	Klassifikation der Viren		94
5.4	**Glykopeptidantibiotika**	**82**	7.1.4	DNA-Viren		95
5.4.1	Glykopeptidantibiotika	82	7.1.5	RNA-Viren		95
			7.1.6	Vermehrung der Viren		96
5.5	**Nitroimidazole**	**82**	7.1.7	Genetik der Viren		97
5.5.1	Nitroimidazole	82	7.1.8	Nichtgenetische Wechselwirkungen von Viren		97
5.6	**Chloramphenicol**	**83**	7.1.9	Reaktionen der Wirtszelle auf Viren		97
5.6.1	Chloramphenicol	83				
5.7	**Makrolide & Clindamycin**	**83**	7.1.10	RNA-Tumorviren		98
5.7.1	Makrolide	83	7.1.11	DNA-Tumorviren		98
5.7.2	Clindamycin	84	7.1.12	Abwehrmechanismen bei Virusinfektionen		98
5.8	**Sulfonamide**	**84**	7.1.13	Labordiagnose einer Virusinfektion		99
5.8.1	Sulfonamide	84				
5.8.2	Cotrimoxazol	84	7.1.14	Chemotherapie von Virusinfektionen		99
5.9	**Chinolone**	**85**				
5.9.1	Chinolone	85	**8.**	**Spezielle antivirale Chemotherapie**		
5.10	**Harnwegstherapeutika**	**86**				
5.10.1	Nalidixinsäure, Nitrofurantoin	86				
5.11	**Tuberkulostatika**	**86**	**8.1**	**Antivirale Chemotherapie**		**102**
5.11.1	Tuberkulostatika	86	8.1.1	Virostatika		102
5.11.2	Tuberkulosetherapie	87	8.1.2	Amantadin		102
5.12	**Sonderfälle**	**88**	8.1.3	Idoxuridin		102
5.12.1	Antibiotika & Schwangerschaft	88	8.1.4	Aciclovir		102
5.12.2	Antibiotika & Niereninsuffizienz	88	8.1.5	Ganciclovir		103
			8.1.6	Azidothymidin (Zidovudin)		103

8.1.7	Foscarnet	103		9.2.23	Masernvirus	119
8.1.8	Ribavirin	103		9.2.24	Respiratory-Syncytial-Virus (RS-Virus)	119
8.1.9	Didanosin	104		9.2.25	Rabiesviren	120
8.1.10	Vidarabin	104		9.2.26	Filoviren (Marburg- und Ebolavirus)	121
8.1.11	Interferon	104		9.2.27	Coronaviren	121

9. Spezielle Virologie

			9.2.28	Bunyaviren	121
			9.2.29	Arenaviren	122
9.1	**DNA-Viren**	**106**	9.2.30	Retroviren	123
9.1.1	Parvoviren	106	9.2.31	HTL-Viren	123
9.1.2	Papovaviren	106	9.2.32	HI-Virus	123
9.1.3	Adenoviren	107	**9.3**	**Viroide und Prionen**	**125**
9.1.4	Herpesviren	107	9.3.1	Viroide	125
9.1.5	Herpes-simplex-Virus	108	9.3.2	Prionen	126
9.1.6	Varizella-/Zoster-Virus (VZV)	108			
9.1.7	Zytomegalievirus (CMV)	109			
9.1.8	Epstein-Barr-Virus (EBV)	109	**10.**	**Protozoologie**	
9.1.9	Humanes Herpesvirus 6 (HHV 6)	110			
9.1.10	Humanes Herpesvirus 8 (HHV 8)	110	**10.1**	**Protozoologie**	**128**
9.1.11	Pockenviren (Poxviren)	110	10.1.1	Trypanosoma brucei	128
9.1.12	Hepatitis-B-Virus (HBV)	111	10.1.2	Trypanosoma cruzi	129
9.1.13	Hepatitis-D-Virus (HDV)	112	10.1.3	Leishmania	129
9.2	**RNA-Viren**	**112**	10.1.4	Trichomonas vaginalis	130
9.2.1	Picornaviren	112	10.1.5	Giardia lamblia	130
9.2.2	Enteroviren	112	10.1.6	Entamoeba histolytica und andere Darmamöben	131
9.2.3	Hepatitis-A-Virus (HAV)	113	10.1.7	Toxoplasma gondii	132
9.2.4	Rhinoviren	114	10.1.8	Cryptosporidium parvum	132
9.2.5	Astro- und Caliciviren	114	10.1.9	Plasmodien	133
9.2.6	Hepatitis-E-Virus (HEV)	114			
9.2.7	Reoviren	115			
9.2.8	Orbiviren	115	**11.**	**Helminthosen**	
9.2.9	Reoviren	115			
9.2.10	Rotaviren	115	**11.1**	**Helminthosen**	**136**
9.2.11	Togaviren (= Arboviren)	115	11.1.1	Schistosoma	136
9.2.12	Alphaviren	115	11.1.2	Taenia	136
9.2.13	Rubivirus (Rötelnvirus, Rubellavirus)	116	11.1.3	Cysticercus cellulosae	137
9.2.14	Flaviviren	116	11.1.4	Echinococcus	137
9.2.15	Gelbfieber-Virus	117	11.1.5	Enterobius vermicularis	138
9.2.16	Denguefieber-Virus	117	11.1.6	Ascaris lumbricoides	138
9.2.17	FSME-Virus	117	11.1.7	Trichinella spiralis	138
9.2.18	Hepatitis-C-Virus (HCV)	117	11.1.8	Ancylostoma duodenale	139
9.2.19	Orthomyxoviren	118	11.1.9	Filarien	139
9.2.20	Paramyxoviren	119	11.1.10	Wuchereria bancrofti	140
9.2.21	Parainfluenzavirus	119	11.1.11	Onchocerca volvulus	140
9.2.22	Mumpsvirus	119	11.1.12	Pneumocystis carinii	140

12.	**Antiprotozoenmittel, Anthelminthika**		**13.**	**Arthropoden**	

12.1	**Antiprotozoenmittel, Anthelminthika**	**142**	**13.1**	**Gliederfüßler**	**146**
12.1.1	Antimalariamittel	142	13.1.1	Arthropoden	146
12.1.2	Chloroquin	142	13.1.2	Zecken	146
12.1.3	Chinin	142	13.1.3	Krätzmilben (Sarcoptes scabiei)	147
12.1.4	Mefloquin	143	13.1.4	Läuse	147
12.1.5	Primaquin	143	13.1.5	Flöhe	147
12.1.6	Proguanil	143			
12.1.7	Pyrimethamin	143	**Frage- und Antwort-Teil**		**149**
12.1.8	Halofantrin	143			
12.1.9	Artemisin/Arthemeter in Kombination mit Lumefantrin	143	**Lernliste**		**183**
12.1.10	Weitere Antiprotozoenmittel	144			
12.1.11	Anthelminthika	144	**Index**		**205**

Gliederungsabkürzungen

Allg	Allgemeines	Morph	Morphologie
Anat	Anatomie	MÜZ	Mittlere Überlebenszeit
Anm	Anmerkung	NL	Namentliche Labormeldung
Anw	Anwendung	Pat	Pathologie
Ät	Ätiologie	Pg	Pathogenese
Bem	Bemerkung	Phy	Physiologie
Bsp	Beispiel	Pkin	Pharmakokinetik
Cave	Achtung	PPh	Pathophysiologie
DD	Differenzialdiagnose	Prg	Prognose
Def	Definition	Pro	Prophylaxe
Di	Diagnose	Proc	Procedere
Eint	Einteilung	Stad	Stadium
Entw	Entwicklung	Stru	Struktur
Epi	Epidemiologie	Syn	Synonyma
Err	Erreger	Th	Therapie
Fkt	Funktion	Tx	Therapieverweigerer
Form	Formen	Üs	Übersicht
His	Histologie	Urs	Ursachen
Ind	Indikation	UW	Unerwünschte Wirkungen
KI	Kontraindikation	VET	Verdacht, Erkrankung, Tod
Kli	Klinik	Verl	Verlauf
Ko	Komplikationen	Vor	Vorgehen
L	Labormeldung	Vork	Vorkommen
Lok	Lokalisation	Wi	Wirkung
Mech	Mechanismus	Wm	Wirkmechanismus
Meth	Methode	Ws	Wirkstoff
		WW	Wechselwirkung

1. Infektiologie, Epidemiologie

1.1 Allgemeine Infektiologie 12
1.1.1 Grundbegriffe 12
1.1.2 Henle-Kochsche Postulate 12
1.1.3 Infektionsverlauf 12
1.1.4 Pathogenitäts- und Virulenzfaktoren 13
1.1.5 Infektabwehr des Makroorganismus 13
1.1.6 Unspezifische Abwehrmechanismen 14
1.1.7 Lokale Resistenzen 14
1.1.8 Spezifische Abwehr 15
1.1.9 Immunisierung 15
1.1.10 Impfkalender 15

1.2 Allgemeine Epidemiologie 16
1.2.1 Erregerreservoir 16
1.2.2 Übertragungsweise, Infektionsketten 16
1.2.3 Epidemiologische Begriffe 17
1.2.4 Meldepflichtige Krankheiten (nach Infektionsschutzgesetz) 18

1. Infektiologie, Epidemiologie

1.1 Allgemeine Infektiologie

1.1.1 Grundbegriffe

Mikrobiologie Lehre von den Mikroorganismen, ihren Lebensbedingungen und Einflüssen auf andere Lebewesen, sowie von möglichen Therapien

Infektiologie Lehre der Infektionskrankheiten

Infektion Das Eindringen von Mikroorganismen in einen Wirtsorganismus (= Makroorganismus) mit Ansiedlung und Vermehrung des Mikroorganismus

Infektionskrankheit Gesamtheit der durch Infektion hervorgerufenen Symptome und Organdysfunktionen

Exogene Infektion Aktives oder passives Eindringen der Mikroorganismen von einer außerhalb des Körpers gelegenen Infektionsquelle

Endogene Infektion Infektion durch symbiontisch im Wirtsorganismus lebende oder persistierende Mikroorganismen

Manifeste Infektion Symptomatische Infektion

Subklinische Infektion Asymptomatische Infektion

Manifestationsindex Zahl der Patienten bezogen auf 100 Infizierte, die nach Eindringen des Mikroorganismus typische Symptome zeigen

Opportunistische Infektion Infektion durch Organismen mit niedriger Virulenz bei immunsupprimierten Patienten; beim Gesunden kommt es nicht zur Erkrankung

1.1.2 Henle-Kochsche Postulate

Def Für den Nachweis eines Erregers als Krankheitsursache müssen folgende Faktoren erfüllt sein:
- Der Erreger muss regelmäßig in Proben des infizierten Körpers nachweisbar sein
- Der Erreger muss isolierbar und in Reinkulturen züchtbar sein
- Mit Reinkulturen des Erregers müssen experimentell ähnliche Krankheitsbilder hervorgerufen werden können

1.1.3 Infektionsverlauf

Üs

Inkubationszeit	Zeit zwischen Eindringen des Erregers und Symptommanifestation
Lokale Infektion	Infektion: Keim bleibt auf die nähere Umgebung der Eintrittspforte beschränkt
Systemische Infektion	Infektion, bei der Erreger über das Lymph- und später über das Blutsystem in Organe gelangen, zu denen sie eine Organotropie (= Affinität) haben
Sepsis	Krankheitsbild: dauerndes oder periodisches Eindringen von pathogenen Bakt. aus einem Krankheitsherd in den Blutkreislauf mit hämatogener Streuung; klin. Definition: Hyperthermie > 38°C. oder Hypothermie < 36°C., Tachypnoe > 20/min, Tachykardie > 90/min, Leukozytose > 12 G/l oder Leukopenie <4 G/l oder Linksverschiebung mit > 10% Stabkernigen, dokumentierter Infekt
Septikopyämie	Sepsis mit Auftreten von Eiterherden
Bakteriämie	Keime in der Blutbahn ohne Auftreten von Symptomen

Allgemeine Infektiologie

1.1.4 Pathogenitäts- und Virulenzfaktoren

Pathogenität Fähigkeit eines Erregers, Krankheiten auslösen zu können

Virulenz Grad der Pathogenität eines Erregers, abhängig von Abwehrlage des Wirtsorganismus sowie von Virulenzfaktoren, die Charakteristika eines Keims darstellen

Üs

Pathogenitäts- und Virulenzfaktoren	
Adhäsivität	Fähigkeit des Keims, an Oberflächen zu haften (Voraussetzung für Eindringen in Wirt, vermittelt durch Adhäsine, Polysaccharide ...)
Kolonisation	Vermehrung der Mikroorganismen an der Eintrittspforte
Invasivität	Fähigkeit eines Mikroorganismus, in den Wirt einzudringen
Persistenz	Fähigkeit eines Erregers, im Wirtsorganismus zu verbleiben, ohne von Abwehrmechanismen erreicht zu werden
Toxizität	Giftigkeit eines Erregers, vermittelt durch Exotoxine (sezernierte Proteine) oder Endotoxine (Bestandteile der Erregerzellwand)
Lysogenie	Fähigkeit von Bakterien, unter bestimmten Umständen Bakteriophagen zu produzieren und freizusetzen (→ S.25)
Antiphagozytose	Faktoren, die Keime vor Phagozytose im Wirtsorganismus schützen, z.B. Kapseln aus hochpolymeren Zuckern oder Polypeptiden, Fimbrienbestandteile, Protein A, das Antikörper am Fc-Stück bindet und dadurch unschädlich macht
Adhäsine	Moleküle, die an Zellrezeptoren des Wirts haften; bei Bakterien meist auf filamentösen Oberflächenstrukturen wie Fimbrien oder Pili lokalisiert
Endotoxine	Zellwandbestandteile gramnegativer Bakterien, die beim Zerfall frei werden; thermostabile Lipopolysaccharide, die nicht antigen wirken und Fieber hervorrufen, d.h. pyrogen sind; multiple Wirkungen auf das Wirtsimmunsystem, z.B. Makrophagenaktivierung, Aktivierung des Komplementsystems, Interaktionen mit Gerinnungssystem, z.B. Verbrauchskoagulopathie
Exotoxine	Vom Erreger sezernierte Peptide, meist thermolabil, antigen wirksam (daher Immunisierung möglich, z.B. Tetanus, Diphtherie) und nicht pyrogen; Exotoxine können ohne vorhergehende Infektion eine Intoxikation des Wirtsorganismus hervorrufen (z.B. Lebensmittelvergiftung mit Staphylococcus-aureus-Toxin, → S.32)
Exoenzyme	Werden von Keimen synthetisiert und sezerniert; fördern die Infektiosität durch Zerstörung des Wirtsgewebes (z.B. Kollagenase, Hyaluronidase, Streptokinase) oder Schutz vor Abwehrmechanismen (z.B. Koagulase durch Bildung von Fibrinhüllen um Bakterienherde, Hämolysine und Leukozidine durch Zerstörung der Abwehrzellen)

1.1.5 Infektabwehr des Makroorganismus

Phy Der Makroorganismus begegnet potenziellen Erregern mit unspezifischen und spezifischen Abwehrmechanismen

Infektiologie, Epidemiologie

1.1.6 Unspezifische Abwehrmechanismen

Physiko-chemisch	Haut (physikalisch), Schleimsekretion, Zilienmotilität der Schleimhäute, basische Proteine (z.B. Spermin), Säureschutz (Epidermis-pH 4–6, durch Lokalflora, z.B. Vaginal-pH 4,5, Magensäure)
Enzymatisch/ oxidativ	Lysozym (Murein-spaltendes bakterizides Enzym, z.B. in Tränenflüssigkeit), Peroxidasen (bilden mikrobizide O_2-Verbindungen), Laktoferrin (entzieht dem bakteriellen Stoffwechsel Eisen), Proteasen, saure Hydrolasen, Amylasen und Lipasen (Lyse der Bakterienzellwand)
Nicht oxidativ	Phagocytin: kationisches Protein mit Wirkung gegen gramneg. Bakterien; unklarer Wirkmechanismus; Defensine: stellen 50% des Inhalts neutrophiler Granula; besetzen hydrophobe Kanäle der Bakterienwand und bilden so Ionenkanäle
Standortflora	Z.B. in Mundhöhle, Darm: physiolog. Keimbesiedelung von Haut und Schleimhäuten; verhindert Vermehrung von eindringenden Err durch Konkurrenz um Nahrung; antibiotische Th zerstört physiolog. Keimflora und fördert dadurch eine Infektion mit Fremdkeimen (→ S.28)
Humoral	Komplement (alternativer Weg), C-reaktives Protein, Interferone
Zellulär	**Phagozytose** (Aufnahme fester Partikel in Zellinneres von Phagozyten mit intrazellulärem Abbau), v.a. durch neutrophile, eosinophile Granulozyten und Makrophagen, auch durch Natural Killer Cells (NK-Zellen); Anlockung an Infektionsort durch Chemotaxis; Makrophagen initiieren zelluläre und humorale Immunität durch Antigenpräsentation (an Zelloberfläche) von Bestandteilen der phagozytären Erreger

Phagozytose von Bakterien

1.1.7 Lokale Resistenzen

Def Ortsständige Mechanismen, die das Eindringen oder Vermehren von Keimen verhindern

Haut Saurer pH, Lysozym, Fettsäuren, Standortflora (→ S.28)

Üs

Region	Resistenzenfaktoren
Schleimhaut des Respirationstrakts	Zilien auf Zellen, Schleimfluss, mikrobizide Substanzen wie IgA-Antikörper, Makrophagen und Lysozym, Standortflora in Mundhöhle und Rachen (→ S.28)
Schleimhaut des Gastrointestinaltrakts	Hydrolysierende Speichelenzyme, Magensäure, proteolytische Enzyme des Pankreassekrets, Makrophagen, Standortflora in Speiseröhre und Dickdarm (→ S.28)
Vaginalschleimhaut	Saurer pH durch Laktobakterien, Standortflora (→ S.28)

Allgemeine Infektiologie 15

1.1.8 Spezifische Abwehr
Def Spezifische Immunantwort, d.h. gesteuerte Reaktion des Immunsystems auf ein als körperfremd erkanntes Antigen durch Präsentation des Antigens, Lymphozytenaktivierung und Antigenelimination

1.1.9 Immunisierung
Def Impfung: Herbeiführen einer Immunität

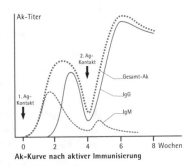

Ak-Kurve nach aktiver Immunisierung

Aktive Immunisierung
- Immunisierung des Organismus durch Applikation von Antigenen (inaktivierte oder attenuierte Impfstoffe) ⇒ Bildung spezif. Ak + Effektorzellen
- Gegen Viren: Hepatitis A/B, Varizellen, Röteln, FSME, Mumps, Masern, Rabies etc.
- Gegen Bakterien: Cholera, Diphtherie, Haemophilus influenzae, Keuchhusten, Meningo-, Pneumokokken, Tetanus, Typhus, Paratyphus, Tbc

Inaktivierte Impfstoffe Aus Erregerbestandteilen ⇒ humorale, kurzdauernde Immunität; mehrfache Wiederholung (=Boosterung) notwendig, z.B. bei Influenza-, Rabies-, Toga- und Hepatitis-A-Viren, Polio

Attenuierte Impfstoffe Verabreichung nichtvirulenter, aber immunogener Virusstämme ⇒ Viren-Vermehrung im Organismus ⇒ Herbeiführen einer langanhaltenden zellulären + humoralen Immunität; CAVE ⇒ Impfkrankheitsbild, z.T. mit bleibenden Folgen, auch Rückmutation des Virusstamms zum Wildstamm (z.B. bei Polio-Schluckimpfung)!

Passive Immunisierung Herbeiführen einer Immunität durch Gabe spezif. Ak (humane Immunglobuline); nur bei Virämie sinnvoll; Anwendung nach erfolgter Exposition (z.B. Hepatitis B, Tollwut)

1.1.10 Impfkalender

Erkr	Impf-stoff	Lebensmonat					Lebensjahr			s. auch
		2	3	4	5	12	6	11-16	Erw.	
Hepatitis B	HB	1.Im			2.Im	3.Im		G		→ S.111
Diphtherie Tetanus Pertussis	DTP		1.Im	2.Im	3.Im	4.Im		A.Im		→ S.51 → S.52 → S.47
Tetanus Diphtherie	TD*						A.Im	A.Im	A.Im	→ S.52 → S.51
Haemophilus influenzae B	Hib		1.Im	2.Im	3.Im	4.Im				→ S.44
Poliomyelitis	PV		1.Im		2.Im	3.Im		A.Im	A.Im	→ S.112
Masern Mumps Röteln	MMR					1.Im	2.Im			→ S.119 → S.119 → S.116
Röteln	Röteln							Mäd.		→ S.116

Impfkalender n. STIKO (Ständige Impfkommission am Robert-Koch-Institut, Berlin, 1997); Im = Impfung, A.Im = Auffrischimpfung, Mäd. = Mädchen; * Ab Beginn des 6. Lebensjahres reduzierter Diphtherietoxoidgehalt: Td; G = Grundimmunisierung, falls im Kindesalter nicht erfolgt

Merke Mindestabstand zwischen 1. u. 2. Impfung 4-6 Wo, zwischen 2. u. 3. Impfung 6 Mo; möglichst frühzeitig vollständiger Impfschutz; ungeimpfte Erwachsene: Impfungen nachholen; alle 10 J. Auffrischimpfungen (A.Im): Tetanus, Diphtherie, Kinderlähmung; Immungeschwächte: keine Lebendimpfstoffe, sondern inaktivierte verwenden

1 Infektiologie, Epidemiologie

1.2 Allgemeine Epidemiologie

1.2.1 Erregerreservoir

Def Quelle für Erreger von Infektionskrankheiten sind Menschen (Kranke, gesunde Keimträger, Dauerausscheider), Tiere und andere Quellen

Erregerreservoir Mensch	
Kranke	Können Keime direkt oder über Ausscheidungen und Gegenstände übertragen
Gesunde Keimträger	Personen, die Erreger übertragen, ohne selbst vorher zu erkranken, z.B. bei wiederholter Infektion oder nach Schutzimpfung
Dauerausscheider	Personen, die nach überstandener Erkrankung weiterhin Keimträger bleiben + Erreger ausscheiden (z.B. bei Salmonellosen, → S.40)
Anthroponosen	Erkrankungen, die i.d.R. nur beim Menschen auftreten
Erregerreservoir Tier	
Anthropozoonosen	Infektionen, die vom Tier auf den Menschen übertragen werden können
Zoonosen	Erkrankungen, die i.d.R. nur bei Wirbeltieren auftreten
Kommensalen[1]	Lebewesen, die in Gemeinschaft mit einem Wirt, von dem sie Abfallstoffe oder andere nicht benötigte Substanzen beanspruchen, existieren

1.2.2 Übertragungsweise, Infektionsketten

Eintrittspforte Ort, an dem der Erreger in den Wirtsorganismus eindringt; oft charakteristisch für den jeweiligen Keim

Austrittspforte Ort, an dem der Erreger den Wirt verlässt

Üs

Übertragungswege		Erläuterung
Indirekte Übertragung		Zwischen Infektionsquelle und Wirt besteht kein direkter Kontakt, die Übertragung erfolgt über Luft, Wasser, Boden, Blut, Stuhl etc.
Direkte Übertragung		Erfolgt durch Tröpfchen, Muttermilch, während der Geburt oder beim Geschlechtsverkehr
	Tröpfcheninfektion	Übertragen durch erregerhaltige Tropfen, die von Infizierten beim Sprechen, Husten oder Niesen ausgestoßen werden
	Kontaktinfektion	Übertragen durch Berührung eines infizierten Menschen oder Tiers (direkt) oder eines Gegenstands (indirekt)
	Schmierinfektion	Übertragen durch Verschmieren infektiösen Materials (z.B. Eiter) auf andere Körperteile bzw. dessen orale Aufnahme

Opportunismus
Keime der Normalflora (→ S.28) oder wenig pathogene Erreger rufen bei veränderten Milieubedingungen (z.B. nach Antibiotikatherapie) oder bei geschwächter Infektabwehr endogene Infektionen hervor

---

[1] Lat. commensalis Tischgenosse

Allgemeine Epidemiologie

Umweltempfindlichkeit
Beschreibt die Resistenz eines Keims gegen Umweltfaktoren, bestimmt die Überlebensfähigkeit eines Erregers außerhalb des Wirts

Homologe Infektkette
Erreger wird nur innerhalb einer Wirtsspezies übertragen

Heterologe Infektkette
Erreger wird an verschiedene Wirtsspezies übertragen

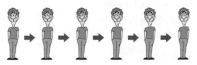

Homologe Infektionskette

Wirtsspektrum
Menge der verschiedenen Wirtsspezies, die von einem Erreger infiziert werden können

Zwischenwirt
Organismus, der bestimmten Entwicklungsstadien von Parasiten als Wirt dient und der einer anderen Spezies angehört als der **Endwirt**

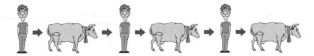

Heterologe Infektionskette

1.2.3 Epidemiologische Begriffe

Epidemie	Stark gehäuftes, zeitlich und räumlich begrenztes Auftreten einer Erkrankung
Endemie	Ständiges Vorkommen einer Erkrankung in einem begrenzten Gebiet (also ohne zeitliche Begrenzung)
Pandemie	Ausbreitung einer Epidemie über Länder und Kontinente (also ohne räumliche Begrenzung, z.B. Influenza)
Morbidität	Häufigkeit einer Erkrankung innerhalb einer Population (ausgedrückt durch Inzidenz und Prävalenz)
Inzidenz	Anzahl der Neuerkrankungsfälle einer bestimmten Erkrankung in einem bestimmten Zeitraum (bezogen auf 1000, 10.000 oder 100.000)
Prävalenz	Anzahl der Erkrankungsfälle einer bestimmten Erkrankung an einem Stichtag
Mortalität	a) Zahl der Verstorbenen bezogen auf die Gesamtzahl der Bevölkerung in einer definierten Zeitspanne b) Zahl der an einer bestimmten Erkrankung Verstorbenen bezogen auf 10.000 oder 100.000 Einwohner
Letalität	Zahl der an einer bestimmten Krankheit Verstorbenen bezogen auf die Zahl der Erkrankten
Nosokomiale Infektionen	Im Krankenhaus erworbene Infektionen mit dort verbreiteten Keimen (häufig gegen zahlreiche Antibiotika resistent)

18 Infektiologie, Epidemiologie

■■□ **1.2.4 Meldepflichtige Krankheiten (nach Infektionsschutzgesetz)**

Namentlich zu melden (durch Arzt) bei Verd./Erkr./Tod:	Namentlich zu melden bei Verdacht:
Botulismus, → S.52	Impfschaden
Cholera, → S.44	**Namentlich zu melden bei Verletzung eines Menschen:**
Diphtherie, → S.51	Tollwut (bei Erkrankung, Verdacht auf Erkrankung oder Berührung eines solchen Tieres/Tierkörpers)
Humane spongiforme Enzephalopathie	
Akute Virushepatitis (A, B, C, D, E) → S.113, → S.111	**Namentlich zu melden bei Auftreten:**
Enteropathisches hämolytisch-urämisches Syndrom (HUS)	Bedrohliche Krankheit/Epidemie (Vermutung genügt)
Virusbedingtes hämorrhagisches Fieber	**Nichtnamentlich zu melden:**
Masern → S.119	Nosokomiale Infektionen → Epidemie
Meningokokken-Meningitis oder Sepsis → S.38, → S.58	**Namentlich zu meldende Krankheitserreger (durch Labor):**
Milzbrand, → S.49	Adenovir. (Konjunktivalabstrich), Bacillus anthracis, Borrelia recurrentis, Brucella sp., Campylobacter sp., Chlamydia psittaci, Clostr. botulinum/Toxin, Corynebact. diphther./Toxin, Coxiella burnetii, Cryptosporidium parvum, Ebolavir., EHEC, E. coli/sonstige darmpath. Stämme, Francisella tularensis, FSME-Vir., Gelbfieber-Vir., Giardia lamblia, Haemophilus influenzae, Hantavir., Hepatitis A-E-Vir., Influenzavir., Lassavir., Legionella sp., Leptospira interrogans, Listeria monocytogenes, Marburgvir., Masernvir., Mycobacterium leprae/tuberculosis/africanum/bovis, Neisseria meningitidis, Norwalk-ähnl. Vir., Poliovir., Rabiesvir., Rickettsia prowazekii, Rotavir., Salmonella Paratyphi/Typhi/sonstige, Shigella sp., Trichinella spiralis, Vibrio cholerae, Yersinia enterocolitica/pestis, andere Erreger hämorrhagischer Fieber
Poliomyelitis	
Pest	
Tollwut → S.120	
Typhus abdominalis/Paratyphus → S.41	
Namentlich zu melden bei Erkrankung und Tod:	
Tuberkulose (auch Therapieverweigerer!)	
Namentlich zu melden bei Verdacht und Erkrankung:	**Nichtnamentlich zu meldende Krankheitserreger (durch Labor):**
Mikrobiell bedingte Lebensmittelvergiftung*	Treponema pallidum, HIV, Echinococcus sp., Plasmodium sp., Rubellavir. (konnatale Infekt.), Toxoplasma gondii (konnatale Infekt.)
Akute infektiöse Gastroenteritis*	

Meldepfl. Geschlechtskrankheiten (nach Gesetz zur Bekämpfung der Geschlechtskr.),
Syphilis (→ S.56), Gonorrhoe (→ S.37), Ulcus molle (→ S.45), Lymphogranuloma venereum (→ S.61),
Namentliche Meldung bei Therapieverweigerung
* Bei Tätigkeit im Lebensmittelbereich oder epidemiologischem Zusammenhang bei > 2 gleichartigen Erkrankungen

2. Allgemeine Bakteriologie

2.1	**Bakterienzelle**	**20**
2.1.1	Bakterienzelle: Morphologie	20
2.2	**Bakterien: diagnostisch wichtige Eigenschaften**	**22**
2.2.1	Eigenschaften der Bakterienkultur	22
2.2.2	Hämolysereaktionen	23
2.2.3	Aerobes, anaerobes Wachstum	24
2.2.4	Färbungen	24
2.2.5	Lysotypie	25
2.3	**Bakteriengenetik**	**25**
2.3.1	Bakteriengenetik	25
2.3.2	Diagnose bakterieller Infektionen	26
2.3.3	Erregernachweis	27
2.3.4	Molekulargenetische Nachweismethoden	27
2.4	**Normale Bakterienflora des Menschen**	**28**
2.4.1	Normalflora	28
2.5	**Bakterienklassifikation**	**29**
2.5.1	Vereinfachte Bakterienklassifikation	29

2. Allgemeine Bakteriologie

2.1 Bakterienzelle

2.1.1 Morphologie der Bakterienzelle

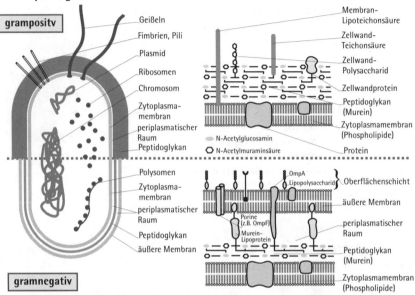

CAVE: Mycoplasmen besitzen keine Zellwand, sondern eine einfache Membran aus einer Phospholipiddoppelschicht mit Membranproteinen

Bakterien (Def)	Bakterien sind einzellige Mikroorganismen mit prokaryontem Zellaufbau, d.h. ohne Kernmembran
Bestandteile	Bakt. enthalten ausschließlich 70S Ribosomen; sie enthalten weder einen Nukleolus, noch ein endoplasmatisches Retikulum, einen Golgi-Apparat, Lysosomen, Chloroplasten, Mitochondrien oder Mikrotubuli
Größe	Die Größe liegt zwischen 0,2 µm und 2 µm
Formen	Bakterien erscheinen in drei Grundformen: Kugelbakterien (Kokken), Stäbchen und schraubenförmige Bakterien (Spirochäten u. Spirillen)

Bakterienzelle

Bakterienwand	Feste, formgebende Zellwand, die antigene Eigenschaften besitzt; kann mit einer Schleimkapsel umgeben sein und Geißeln tragen; Grundgerüst besteht aus Murein und ist einschichtig (gramnegativ) oder mehrschichtig (grampositiv)
Gram-Färbung	Bei einschichtigem Aufbau der Zellwand kann der Farbstoff aus angefärbten Bakterien mit Alkohol wieder ausgewaschen werden (gramnegativ); bei dem mehrschichtigen Mureingerüst sog. grampositiver Bakterien ist die Entfärbung nicht möglich
Chemotherapie	Behandlung bakterieller Infekte mit antibakteriell wirksamen chemischen Substanzen
Bakterizide Substanzen	Bewirken eine Keimabtötung durch Hemmung der Zellwandsynthese (Penicilline, Cephalosporine) oder Änderung der Zellwandpermeabilität (Polymyxine)
Bakteriostatisch wirkende Substanzen	Hemmen die Vermehrung von Erregern, meist durch Beeinflussung des Stoffwechsels (Tetrazykline, Sulfonamide)
Funktionen der Bakterienwand	- Stützelement (bestimmt die färberischen Eigenschaften) - Permeabilitätsbarriere - Träger von Virulenzfaktoren (Außenstrukturen, die die Phagozytose behindern, Endotoxine → S.13) - Beeinflussung des Immunsystems (Sitz der Antigenität, Aktivierung des Komplementsystems) - Sitz von Phagenrezeptoren
Anhangsgebilde	Kapseln, Geißeln, Pili (Fimbrien)
Kapsel	- Umgibt einige Bakterien-Spezies (z.B. Pneumo-, Meningokokken) - Meist aus Polysacchariden oder Aminen aufgebaut - Schützt vor Phagozytose - I.d.R. ausgeprägte antigene Wirkung, z.T. Opsonisierung ohne Beteiligung von Ak
Geißeln	Fadenförmige Gebilde; entspringen einem in der Zytoplasmamembran gelegenen Granulum (Basalkörper); treten durch Zellhülle nach außen; bestehen aus mehreren spiralig gewundenen Fibrillen, die wiederum aus Flagellin, einem dem Myosin ähnelnden kontraktilen Protein, bestehen; Geißeln dienen der aktiven Mobilität; auf den Geißeln lok. Antigene werden als H-Antigene bezeichnet
Formen der Begeißelung	- Peritrich (grichisch: trich- = Haar; z.B. Salmonellen, E.coli) oder amphitrich (gr.: amphi- = ringsum) - Monotrich, meist polar (z.B. Vibrio cholerae) - Lophotrich (gr.: loph- = Bündel, z.B. Pseudomonas)
Pili (Fimbrien)	Dünne, kurze, starre Gebilde; inserieren an Zytoplasmamembran; Vorhandensein unabhängig von Geißeln; Pili sind röhrenförmig und bestehen aus einem Protein, dem Pilin; dienen als Adhäsine oder Sex-Pili (s. Konjugation, → S.25)

Formen der Begeißelung
ⓐ peritrich
ⓑ monotrich
ⓒ lophotrich

22 Allgemeine Bakteriologie

■□□ **Zytoplasmamembran** Typische Lipid-Doppelschicht-Struktur, enthält Transportproteine, stellt die osmotische Barriere zur Umwelt dar, ist Sitz der oxidativen Phosphorylierung

Penicillinbindende Proteine Enzyme, die der Zytoplasmamembran aufliegen und für die Peptidoglycansynthese Bedeutung haben; β-Laktam-Antibiotika binden mit hoher Affinität und blockieren so die Enzymaktivität

Sporen Durch herabgesetzten Stoffwechsel extrem umweltresistente Dauerformen einiger Bakterien; Aerobe Sporenbildner werden als Bazillen bezeichnet, obligat anaerobe als Clostridien

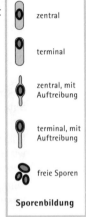

Üs

Zellwandlose Bakterien	
L-(Lister)-Formen	Vermehrungsfähige Spontanmutanten normalerweise zellwandtragender Spezies, weniger virulent und umweltresistent als normale Bakterien
Mykoplasmen	Zellhüllenlosigkeit genetisch fixiert, nur intrazellulär vermehrungsfähig

2.2 Diagnostisch wichtige Eigenschaften von Bakterien

■□□ ### 2.2.1 Eigenschaften der Bakterienkultur

Bakterienkultur Züchtung von Bakterien durch Aufbringen in ein Nährsubstrat mit geeigneten Milieubedingungen

Wachstumsfaktoren der Kultur Nährstoffangebot, pH-Wert, Temperatur, Belüftung, Salzkonzentration, osmotische Verhältnisse

Phasen des bakt. Wachstums (s. Graphik)

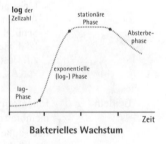

Bakterielles Wachstum

Unterscheidungskriterien
- Kolonieform (s. unten)
- Farbe
- Geruch
- Wachstumsverhalten unter verschiedenen Bedingungen
- Stoffwechselleistungen
- Hämolyseverhalten auf Blutagar (→ S.23)

Kolonieformen (s. Graphik)

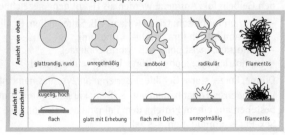

Bakterien: diagnostische Eigenschaften

Kulturmedien	Flüssig (Nährbouillon aus Fleischwasser, Pepton und Glukose), fest (Agar), halbfest (wichtig zur Mobilitätsprüfung)
Reinkultur	Vorhandensein einer einzigen Bakterienart, eines Bakterienklons; Gewinnung durch Überimpfen einer Einzelkolonie aus der Primärkultur in ein neues Kulturmedium **Zweck:** - Identifikation eines Erregers - Sterilitätskontrolle - Keimzählung - Resistenztestung - Kulturelle Differenzierung anhand von Stoffwechselleistungen (z.B. in der Bunten Reihe)
Bunte Reihe	Methode zur Identifizierung von gramnegativen Bakterien (v.a. Enterobacteriaceae) anhand ihrer Stoffwechselleistungen; Sichtbarmachung durch Farbindikatoren **Geprüft werden 11 Reaktionen, u.a.:** Umwandlung von Tryptophan zu Indol, Abspaltung von H_2S aus Cystein oder Methionin, Säurebildung aus Saccharose, Dextrose und Laktose, Freisetzung von NH_3 aus Harnstoff, Gasbildung aus Dextrose, Umwandlung von Glukose in Acetyl-Methyl-Carbinol

2.2.2 Hämolysereaktionen

Hämolyse
Auflösung von Erythrozyten durch Zerstörung ihrer Zellmembran

Prinzip
Bei Hämolysereaktionen werden die unterschiedlichen Wirkungen von Bakterien auf Erythrozyten in Nährmedien genutzt, um die Bakterien zu differenzieren

Form	α-Hämolyse	β-Hämolyse	γ-Hämolyse
Reaktion	Abbau des Hämoglobins zu Biliverdin (Verfärbung, Vergrünung) in ansonsten intakten Erythrozyten	Vollständige Hämolyse durch Schädigung der Erythrozytenzellmembran	Keine
Reagens	H_2O_2	Betahämolysin	-
Kultur	Grüner Hof um Kolonien	Große durchsichtige Höfe um Kolonien	Keine sichtbare Wirkung
Vork	- Z.B. „vergrünende" Streptokokken - Str. pneumoniae - Enterococcus faecium	- A-Streptokokken (Str. pyogenes) - B-Streptokokken	Z.B. bestimmte Streptokokken

Allgemeine Bakteriologie

2.2.3 Aerobes, anaerobes Wachstum

Bakteriengruppe	Energiegewinnung, Wachstum	Grafik	Beispiel
Obligate Aerobier	Nur mit Luftsauerstoff möglich	O_2	- M.tuberculosis - V.cholerae - Pseudomonas aeruginosa - Brucellen
Fakultative Anaerobier	Mit oder ohne Luftsauerstoff möglich	O_2 / $\cancel{O_2}$	- Staphylo-, - Strepto-, - Pneumokokken - Mehrzahl der gramnegativen Bakterien
Obligate Anaerobier	Nur ohne Luftsauerstoff möglich	$\cancel{O_2}$	- Clostridium tetani - gramnegative Bacteroides-Arten
Mikro-Aerophile	Nur bei geringer Luftsauerstoffkonzentration	O_2	- Gasbrandclostridien - Actinomyces israelii

2.2.4 Färbungen

Vorgehen Mit der Platinöse wird Untersuchungsmaterial auf einen gereinigten Objektträger aufgebracht, durch Alkohol oder Hitze fixiert und dann gefärbt

Färbung	Ind, Procedere
Einfachfärbung (Methylenblau-Färbung nach Löffler)	- Dient dem Überblick bei V.a. bakterielle Infektion - Bakterien werden dunkelblau dargestellt - Methylenblau wird aufgetropft und nach 1-2 Min. mit H_2O abgewaschen
Gram-Färbung	Hitzefixation 2 Min. → Gentianaviolett einwirken lassen → abkippen → 2 Min. Lugol-Lösung einwirken lassen → abkippen → mit Alkohol entfärben, bis keine Farbwolken mehr sichtbar → mit Wasser spülen → 1 Min., Fuchsin einwirken lassen zur Gegenfärbung der entfärbten gramnegativen Keime → mit Wasser abwaschen und trocknen ⇒ gramneg. Keime sind rot, grampositive blau
Ziehl-Neelsen-Färbung	Zur Darstellung von Mykobakterien; Bakterien werden auf Säurefestigkeit geprüft, d.h., ob Carbol-Fuchsin so fest verankert wird, dass Farbbindung durch HCl-Alkohol nicht gelöst werden kann: Aufbringen von Carbol-Fuchsin auf Objektträger → kurzes Aufkochen über Bunsenbrenner (3x) → HCl-Alkohol für 1-2 Min. einwirken lassen → Gegenfärbung mit alkalischem Methylenblau ⇒ säurefeste Bakt. sind rot, nicht säurefeste blau
Polkörperchen-Färbung nach Neisser	Polkörperchen bei Korynebakterien werden spezifisch angefärbt; essigsaures Methylenblau 1 Min. einwirken lassen, Chrysoidin zur Darstellung der übrigen Zellstrukturen ebenfalls 1 Min. einwirken lassen, nicht spülen, sondern nach Abtupfen an der Luft trocknen lassen

Bakteriengenetik 25

2.2.5 Lysotypie

Bakteriophagen Viren, die Bakterien infizieren

Lysotypie Differenzierung von Bakterientypen durch standardisierbare Bakteriophagen (= Phagentypisierung)

Prinzip Bakteriophagen infizieren i.d.R. nur einen Bakterienstamm; Spezifität wird für Diagnostik genutzt: Zusammenbringen von Bakteriophagen und Bakterien → Beobachtung, welche Phagen welche Keime lysieren

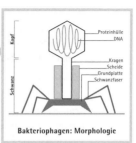

Bakteriophagen: Morphologie

Üs

Infektionsabläufe	
Lytischer Zyklus	Nach Infektion des Bakteriums vermehrt sich Phage und zerstört bei Freisetzung der neugebildeten Phagen die Wirtszelle (virulente Phagen)
Lysogener Zyklus	Wirtszelle wird nicht sofort lysiert; Einbau der Phagen-DNA in Wirts-DNA → Weitergabe an Tochterzellen bei Bakterienvermehrung; integrierte Phagen-DNA dieser temperenten Phagen wird **Prophage**, die Wirtszelle wird **lysogen** genannt; Übergang zum lytischen Zyklus ist jederzeit möglich (z.B. nach UV-Bestrahlung)

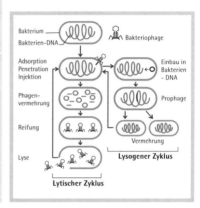

2.3 Bakteriengenetik

2.3.1 Bakteriengenetik

Vermehrung	Die Vermehrung von Bakterien erfolgt ungeschlechtlich
Transposons	- Segmente in Bakterien-DNA, die ihren Platz innerhalb des DNA-Strangs gelegentlich ändern - Transposons können auch von einem Phagen ins Bakteriengenom springen oder umgekehrt - Transposons sind häufig Träger von Resistenzfaktoren
Plasmide	Zirkuläre doppelsträngige DNA-Moleküle, die neben dem Kernäquivalent vorkommen und unabhängig weitervererbt werden; genetische Information der Plasmide ist für das Überleben nicht zwingend erforderlich; medizinisch interessant sind Plasmide, die Antibiotika-Resistenz-Faktoren tragen oder für die Pathogenität von Erregern verantwortlich sind; Plasmide können in der experimentellen Genetik dazu benutzt werden, Gene in Bakterien einzuschleusen

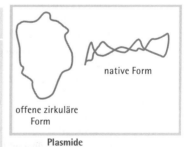

Plasmide

Konjugation
Vorgang, der dem Austausch von DNA zwischen Bakterien dient; diese Fähigkeit wird über ein Plasmid - genannt F-Faktor (=Fertilitäts-Faktor) - weitergegeben; F^+-Bakterien bilden einen F-Pilus, über den der F-Faktor und andere Plasmide in ein F^--Bakterium übertragen werden

Transformation
Gene werden in Form von freier DNA ausgetauscht

Transduktion
Bakteriophagen können bakt. genetische Information übertragen, wenn beim Einpacken von Phagen-DNA in das Hüllprotein bakt. Gene mitgenommen werden

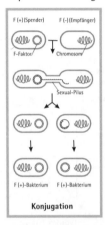
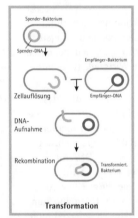
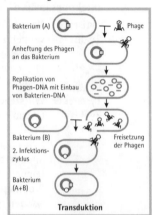

2.3.2 Diagnose bakterieller Infektionen

Üs Die Diagnose einer bakteriellen Infektion erfolgt durch:
- Klinische Kriterien zur Erkennung einer Infektion
- Erregernachweis (Err-Nachweis)
- Antikörpernachweis (Ak-Nachweis): z.B. Agglutinationstests, Immunelektrophorese, Komplementbindungsreaktion (KBR), Immunoassays, RIA, ELISA, Immunoblotting (s. Immunologie pur)

Materialentnahme
Sterile Entnahme vor Beginn einer Chemotherapie; die richtige Materialentnahme ist oft entscheidend für die Diagnose! Bei Antikörper-Nachweis ist der Zeitpunkt der Entnahme wichtig, da Ak erst gebildet werden müssen, bzw. ein Titeranstieg **(Titer = Ag-, Ak-Menge, Maßzahl)** auf eine frische Infektion hinweist

Transport
- In sterilen, fest verschlossenen Gefäßen mit geeignetem Medium (z.B. Anaerobiermedium), auf optimale Temperatur achten
- Bei Neisserien (→ S.37), Bacteroides fragiles (→ S.49) und Shigellen (→ S.41) ist durch ihre hohe Empfindlichkeit ein besonders schneller und schonender Transport notwendig
- Nur Blutkultur in Brutschrank, Urin, Sputum etc. kühl lagern oder transportieren

Bakteriengenetik

2.3.3 Erregernachweis

Üs Die direkte Identifizierung eines Erregers bei bakterieller Infektion erfolgt durch:
- Lichtmikroskopie: Morphologie, Färbung
- Kultur: z.B. Blutkultur, Urinkultur
- Nachweis spezifischer Stoffwechselleistungen: z.B. bei Aerobiern/Anaerobiern
- Antigenanalyse
- Phagentypisierung (Lysotypie)
- Molekulargenetisch: DNA-Analyse, Polymerase-Kettenreaktion

Blutkultur Err-Nachweismethode bei Sepsis und Infektionserkrankungen mit Bakteriämie; immer mindestens 3 Sets Kulturen abnehmen (1 Set = 1 Flasche aerob, 1 Flasche anaerob; 3 verschiedene Abnahmestellen/Zeitpunkte), um Trefferwahrscheinlichkeit zu erhöhen

Urinkultur Probengewinnung als **Mittelstrahlurin** (geringere Kontaminierung durch physiolog Harnröhrenflora)/ durch **suprapubische Blasenpunktion** (steril); da Kontamination bei Miktion nicht zu vermeiden ⇒ 10.000 Keime/ml Urin unauffällig; 10.000-100.000 Keime/ml ⇒ keine eindeutige Aussage, Untersuchung muss wiederholt bzw. mit klinischen Kriterien (z.B. Dysurie, pathologischer Urinstatus) beurteilt werden; bei > 100.000 Keime/ml ⇒ Harnwegsinfektion wahrscheinlich (Ausnahme: bei Trägern von Urinkathetern)

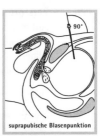
suprapubische Blasenpunktion

Keimzahl	< 10.000 / ml	10.000 - 100.000 / ml	> 100.000 / ml
Diagnose	Unauffällig, o.B.	Nicht eindeutig ⇒ wiederholen	V.a. Harnwegsinfekt

2.3.4 Molekulargenetische Nachweismethoden

Anm Molekulargenetische Nachweismethoden werden insbesondere in der Virologie eingesetzt

DNA-Analyse durch Restriktionsenzyme Endonukleasen spalten DNA an bestimmten Sequenzen, die entstehenden Fragmente werden elektrophoretisch aufgetrennt; durch die unterschiedliche Mobilität ist eine Identifikation möglich; auch Mutationen werden erfasst, so kann auch die Infektionskette aufgezeigt werden

DNA-Hybridisierung Trennung der DNA-Stränge durch Erhitzen in vitro → Fixierung auf Nitrozellulose → Hinzufügen radioaktiv markierter Einzelstrang-DNA ⇒ bestehen Homologien, so binden die markierten Abschnitte an die zu untersuchende DNA → autoradiographische Identifizierung der Probe (auch als sog. In-situ-Hybridisierung am histologischen Präparat möglich)

Polymerase-Kettenreaktion (PCR, polymerase chain reaction) Nachweis kleinster Mengen von DNA: Hitzedenaturierung der im Gewebe oder im Serum vermuteten DNA (Sequenz muss bekannt sein) → Hybridisierung mit Primern (synthetischen Oligonukleotiden, die komplementär zum Anfang und Ende der gesuchten Sequenz sind) → Synthetisierung der fehlenden komplementären DNA-Abschnitte an die Primer mittels DNA-Polymerase → Denaturierung auch der neugebildeten DNA → Anlagerung der Primer und erneute DNA-Synthetisierung
⇒ Amplifizierung auch geringer Mengen DNA innerhalb kurzer Zeit

Allgemeine Bakteriologie

2.4 Normale Bakterienflora des Menschen

2.4.1 Normalflora

Def Physiologisch an bestimmten Regionen des menschlichen Körpers vorkommende Mikroorganismen

Syn Standortflora

Form

Residente Flora	Regelmäßig anzutreffende Keime, die je nach Körperregion, Alter... variieren
Transiente Flora	Pathogene oder potenziell pathogene Keime, die vorübergehend den Körper besiedeln, jedoch erst zu einer Infektion führen, wenn die residente Flora gestört ist

PPh Zerstörung der physiologischen Standortflora durch:
- Antimikrobielle Therapie
- Immunsuppression oder
- Allgemeinerkrankungen
⇒ Ansiedlung pathogener Keime

Körperregion	Keime
Haut	Staph. epidermidis, Staph. saprophyticus, α-hämolysierende Streptokokken, apathogene Korynebakterien (z.B. Propionibacterium acnes), z.T. apathogene Mykobakterien; Keimzahl 10^3 Keime/cm^2
Mundhöhle	Streptokokken (Streptococcus viridans, Streptococcus mutans, haften an Zähnen und fördert Kariesentstehung); Staphylokokken (Staph. epidermidis, Staph. saprophyticus); fakultativ pathogene Neisserien; Branhamella catarrhalis; obligate Anaerobier in den Zahnfleischfalten (Bacteroides, Lactobazillen, Treponemen, Aktinomyzeten, Fusobakterien, Vibrionen; alle an Pathogenese der Parodontitis beteiligt)
Pharynx	Wie Mundhöhle, evtl. auch Hämophilus-Arten und Pneumokokken
Oberer Dünndarm	Meist bakterienfrei
Unterer Dünndarm	Grampositve anaerobe Stäbchen (Enterokokken), Fusobakterien, Enterobacteriaceae
Dickdarm	Bakteriendichte bis 10^{12}/g Fäzes, ca. 500 Arten, 75% setzen sich aus Bacteroides, Bifidobacterium und Eubacterium zusammen; seltener Clostridien, anaerobe Kokken, Fusobakterien, Lactobazillen, Enterokokken und Enterobakterien; neben Bakterien: auch Candida-Pilze im GI-Trakt des gesunden Menschen
Urethra	Flora entspricht der umgebenden Hautflora
Vagina	Abhängig von hormoneller Situation: **Kurz nach der Geburt**: aerobe Lactobazillen (Döderlein-Stäbchen) **Nach Geschlechtsreife Döderlein-Flora**: koagulasenegative Staphylokokken, koryneforme Stäbchen, obligate Anaerobier, v.a. Bacteroides

2.5 Bakterienklassifikation

2.5.1 Vereinfachte Bakterienklassifikation

Art	Gattung (Beispiel)
Grampositive Kokken	Staphylokokken (→ S.32), Streptokokken (→ S.33), Pneumokokken (→ S.35), Enterokokken (→ S.36)
Gramnegative Kokken	Neisserien (Gonokokken, → S.37, Meningokokken, → S.38), Acinetobacter (→ S.38), Moraxella (→ S.38)
Gramnegative Stäbchen	Klebsiella (→ S.39), Serratia (→ S.39), Salmonella (→ S.40), Shigella (→ S.41), Yersinia (→ S.42), Escherichia coli (→ S.43), Proteus (→ S.43), Vibrionen (→ S.44), Haemophilus influenzae (→ S.44), Campylobacter (→ S.45), Helicobacter (→ S.45), Pseudomonas aeruginosa (→ S.46), Legionella (→ S.46), Bordetella (→ S.47), Brucella (→ S.47), Francisella (→ S.48)
Grampositive Stäbchen	Bacillus anthracis (→ S.49), Listeria (→ S.50), Corynebact. diphtheriae (→ S.51), Clostridium perfringens (→ S.51), Clostridium tetani (→ S.52), Clostridium botulinum (→ S.52), Clostridium difficile (→ S.53), Actinomyces (→ S.53)
Säurefeste Stäbchen	Mycobakterium tuberculosis (→ S.54), Mycobacterium leprae (→ S.55), atypische Mykobakterien (→ S.56), Nocardien (→ S.56)
Spirochäten	Spirochäten (→ S.56), Treponema pallidum (→ S.56), Borrelia (→ S.58), Leptospira (→ S.59)
Obligate Zellparasiten	Rickettsia (→ S.60), Coxiella (→ S.61), Chlamydia (→ S.61)
Mykoplasmen	Mykoplasmen (→ S.62), Ureaplasmen (→ S.62)

3. Spezielle Bakteriologie

3.1 Grampositive Kokken — 32
- 3.1.1 Staphylokokken — 32
- 3.1.2 Staphylococcus aureus — 32
- 3.1.3 Koagulasenegative Staphylokokken — 33
- 3.1.4 Streptokokken & Enterokokken — 33
- 3.1.5 A-Streptokokken — 34
- 3.1.6 B-Streptokokken — 35
- 3.1.7 Streptococcus pneumoniae — 35
- 3.1.8 Orale Streptokokken — 36
- 3.1.9 Enterokokken — 36
- 3.1.10 Peptococcus & Peptostreptococcus — 36

3.2 Gramnegative Kokken — 37
- 3.2.1 Neisserien — 37
- 3.2.2 Neisseriae gonorrhoeae — 37
- 3.2.3 Neisseriae meningitidis — 38

3.3 Gramnegative Stäbchen — 38
- 3.3.1 Acinetobacter — 38
- 3.3.2 Moraxella catarrhalis (subgen. Branhamella) — 38
- 3.3.3 Moraxella lacunata (subgen. Moraxella) — 38
- 3.3.4 Enterobacteriaceae — 39
- 3.3.5 KES-Gruppe (Klebsiella, Enterobacter, Serratia) — 39
- 3.3.6 Salmonellen — 40
- 3.3.7 Enteritis-Salmonellen — 40
- 3.3.8 Typhus-Salmonellen — 41
- 3.3.9 Shigellen — 41
- 3.3.10 Yersinia enterocolitica, Yersinia pseudotuberculosis — 42
- 3.3.11 Yersinia pestis — 42
- 3.3.12 Escherichia coli — 43
- 3.3.13 Proteus — 43
- 3.3.14 Vibrionen — 44
- 3.3.15 Haemophilus influenzae — 44
- 3.3.16 Haemophilus ducreyi — 45
- 3.3.17 Campylobacter — 45
- 3.3.18 Helicobacter pylori — 45
- 3.3.19 Pseudomonas aeruginosa — 46
- 3.3.20 Legionellen — 46
- 3.3.21 Bordetellen — 47
- 3.3.22 Brucella — 47
- 3.3.23 Francisella tularensis — 48
- 3.3.24 Afipia felis — 48

3.4 Grampositive Stäbchen — 49
- 3.4.1 Bacteroidaceae — 49
- 3.4.2 Bacillus anthracis — 49
- 3.4.3 Listeria monocytogenes — 50
- 3.4.4 Erysipelothrix rhusiopathiae — 50
- 3.4.5 Corynebacterium diphtheriae — 51
- 3.4.6 Clostridien — 51
- 3.4.7 Clostridium perfringens — 51
- 3.4.8 Clostridium tetani — 52
- 3.4.9 Clostridium botulinum — 52
- 3.4.10 Clostridium difficile — 53
- 3.4.11 Actinomyces — 53

3.5 (Partiell) Säurefeste Stäbchen — 54
- 3.5.1 Tuberkulosebakterien — 54
- 3.5.2 Mycobacterium tuberculosis — 54
- 3.5.3 Mycobacterium leprae — 55
- 3.5.4 MOTT/Atypische Mykobakterien — 56
- 3.5.5 Nocardien — 56

3.6 Spirochäten — 56
- 3.6.1 Spirochäten — 56
- 3.6.2 Treponema pallidum — 56
- 3.6.3 Treponema pallidum pertenue — 58
- 3.6.4 Borrelien — 58
- 3.6.5 Borrelia burgdorferi — 58
- 3.6.6 Borrelia recurrentis — 59
- 3.6.7 Leptospiren — 59

3.7 Obligate Zellparasiten — 60
- 3.7.1 Rickettsien — 60
- 3.7.2 Rickettsia prowazeki — 60
- 3.7.3 Coxiella burneti — 61
- 3.7.4 Chlamydien — 61
- 3.7.5 Chlamydia psittaci — 61
- 3.7.6 Chlamydia pneumoniae — 61
- 3.7.7 Chlamydia trachomatis — 61
- 3.7.8 Mykoplasmen & Ureaplasmen — 62

3. Spezielle Bakteriologie

3.1 Grampositive Kokken

3.1.1 Staphylokokken

Err Sporenlose, grampos. Kokken (gr.: Kern, Beere) der Familie der Micrococcaceae, die in Paaren, Tetraden oder Haufen (staphylos, gr.: Weintraube) lagern; Vermehrung unter aeroben u. anaeroben Bedingungen; alle Staph. bilden Katalase (⇒ **katalasepositiv**)

Pg/Kli Symptomatik v.a. durch Toxine wie Koagulase, Alphatoxin, Leucocidin, Enterotoxine

3.1.2 Staphylococcus aureus ✗ MRSA

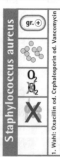

Err
- Siehe Staphylokokken, fakultativ anaerob; typisch: Abszessbildung
- Porzellanartige, gewölbte, leicht gelbliche (aureus = golden) Kolonien, z.T. mit Hämolysezone
- **Fein-Struktur:** clumping factor (an Zelloberfläche gebundenes Enzym) bindet Fibrinogen → Umwandlung in Fibrin
- Protein A überdeckt Mureinschicht → bindet Ak am Fc-Teil ⇒ Schutz vor Phagozytose
- Vorkommen v.a. in der Nase und perineal

Üs

Tox	Wi
Koagulase	Fibrinogen → Fibrin (Funktion wie clumping Factor, wird aber sezerniert)
α-Toxin/-Hämolysin	Membranschädigung von Haut (Nekrosen), Gehirn (letal)
Leucocidin	Degranulierung von Makrophagen und Phagozyten
Exfoliatine	Bewirkt Dermatitis exfoliativa
Enterotoxine	→ Lebensmittelintox.; 5 Typen, Ø Inaktivierung durch Erhitzung
Toxisches Schocksyndrom-Toxin 1	Stimuliert Makrophagen zur Ausschüttung von Mediatoren (Interleukin-1 und Tumornekrosefaktor) ⇒ toxischer Schock
Penicillinase	Spaltung und Inaktivierung von Penicillin

Pg/Kli
- Übertragung durch direkten Kontakt, Staub
- **Invasive Infektionen:** lokal begrenzt mit Eiterbildung (Furunkel, Karbunkel, Wundinfekte, Sinusitiden, Otitis media, Mastitis puerperalis, posttraum. Osteomyelitis), ferner Endokarditis, Septikämie bei hospital. Patienten mit Abwehrschwäche; Mischinfektion mit Streptokokken ist die Impetigo contagiosa; Besiedlung von Fremdkörpern (Endoprothesen, intravasale Katheter)
- **Toxikosen:** Lebensmittelintoxikation durch Enterotoxin (Inkubationszeit wenige Stunden)
- **Mischformen:** Dermatitis exfoliativa: Exfoliatin führt zur Ausbildung flächenhafter Blasen, zur Epidermolyse und zum toxischen Schocksyndrom mit Fieber, Hypotension und scharlachartigem Exanthem

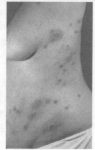

Furunkolose

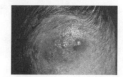

Karbunkel

Grampositive Kokken

Di Mikroskopie, Kultur; spezifisch: Bestimmung von Koagulase und clumping factor

Th - **1. Wahl:** penicillinasefeste Penicilline oder Cephalosporine (Cefamandol, Cefazedon)
- **Bei Resistenz:** Vancomycin; bei Osteomyelitis auch Clindamycin

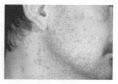
Follikulitis

Epi Primäres Habitat: Nase und perineal, Staph. aureus häufiger Erreger nosokomialer Infekte (cave: Resistenzen gegen zahlreiche Antibiotika)

Resistenzprüfung
Verwendung von Methicillin zur Angabe der „Penicillin-Resistenz" von Staph. aureus; **MRSA** = Methicillin-resistant Staph. aureus (multiresistent); **MSSA** = Methicillin-sensitive Staph. aureus; Methicillin wegen Toxizität und geringer In-vitro-Aktivität nicht mehr im Handel

Pro Hygiene, v.a. Händewaschen des Klinikpersonals, Isolation von Patienten mit MRSA; Dekolonisation bei rez. Hautinfekten oder MRSA

3.1.3 Koagulasenegative Staphylokokken

Allg - Koagulasenegative Staphylokokken sind klassische Opportunisten (Staph. aureus ist koagulasepositiv, d.h. primär pathogen!)
- Sie gehören zur physiologischen Normalflora von Haut- und Schleimhäuten

Üs

Staphylococcus epidermidis	Staphylococcus saprophyticus
Anm Bildet Biofilm, d.h. Schutzschicht aus Fibrinogen	
Kli - Endokarditis nach Klappenersatz - Infektionen nach Liquorshuntanlage, intravasalen Kathetern, Prothesen-implantation und Osteosynthesen - Neugeborenensepsis	In 10-20% aller Harnwegsinfekte bei jungen Frauen nachweisbar
Th - Nur behandeln, wenn Pathogenität des nachgewiesenen Keims klinisch relevant ist (häufig Katheterbesiedelung, Kontamination) - Problematisch wegen häufiger Resistenzen, am besten nach Antibiogramm	

3.1.4 Streptokokken und Enterokokken

Err Grampositive, runde bis ovale, in Ketten oder Pärchen angeordnete, unbewegliche, **katalasenegative**, fakultativ anaerobe Kokken; keine Sporenbildung, unterschiedliche Hämolysine

Üs

Streptokokken mit Zellwand-Ag (nach Lancefield) (1)				
Ag	Art	Pathogenität	Hämolyse	Karte
A	Streptococcus pyogenes	Mensch	β	→ S.34
B	Streptococcus agalacticae	Tier, Mensch	β	→ S.35
C	Z.B. Streptococcus equi, galacticae	Tier	β (α, γ)	
D	Enterococcus faecalis, E. faecium (E. nicht mehr zu Str. gerechnet)	Mensch (gering)	α (β, γ)	→ S.36
E	Z.B. Streptococcus uberis	Keine		

34 Spezielle Bakteriologie

Üs	Streptokokken mit Zellwand-Ag (nach Lancefield) (1)				
	F	Streptococcus minutus	Mensch		
	G	Streptococcus anginosus	Mensch	β	
	H	Z.B. Streptococcus sanguis	Mensch (gering)		
	K-M	Nicht benannt	Mensch, Tier		
	N	Streptococcus lactis, cremoris	Mensch		
	O-V	Nicht benannt	Keine		
	Streptokokken ohne Zellwand-Ag (2)				
	-	Streptococcus pneumoniae	Mensch	α	→ S.35
	(-)	Streptococcus viridans (=orale Str., meist ohne Zellwand-Ag)	Mensch	α (γ)	→ S.36

■■■ 3.1.5 A-Streptokokken

Syn Streptococcus pyogenes

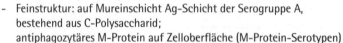

Err
- Kultivierung auf Blutagar, kleine, grauweißliche Kulturen mit β-Hämolysezone
- Feinstruktur: auf Mureinschicht Ag-Schicht der Serogruppe A, bestehend aus C-Polysaccharid; antiphagozytäres M-Protein auf Zelloberfläche (M-Protein-Serotypen)

Epi
- Erregerreservoir: Haut und Schleimhäute des Menschen, v.a. Rachen
- Schmier- oder Tröpfcheninfektion
- Inkubationszeit 1-3 Tage

Tox
- **Streptolysine** O und S (⇒ β-Hämolyse)
- **Pyrogene Exotoxine** A, B, C ⇒ Exanthem und Enanthem bei Scharlach, Fieber
- **Streptokinase:** Auflösung von Fibrin (fibrinolytisch), therapeutische Indikation: Herzinfarkt, Lungenembolie
- **Hyaluronidase, DNasen:** Auflösung von Gewebe (Hyaluronsäure) bzw. DNA

Pg
- **Invasive Infekte:** Eindringen über Haut und Schleimhäute ⇒ lokal eitrige Erkrankung: Impetigo, Erysipel, Phlegmone, nekrotisierende Fasciitis, Sinusitis, Otitis media, Tonsillitis evtl. mit Scharlachexanthem; bei systemischer Ausbreitung Sepsis, auch hämatogene Streuung, z.B. bei Osteomyelitis und Arthritis
- **Folgeerkrankung:** akutes rheumatisches Fieber, akute Glomerulonephritis

Di
- Mikroskopie und Kultur durch Nachweis des Gruppenantigens A
- Antistreptolysin-O-Titer und Anti-DNAse-B-Ak (Nachweis bei abgelaufenem Infekt)

Th
- **1. Wahl:** Penicillin
- **Bei Allergie:** Cephalosporine oder Makrolide

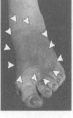
Erysipel

Himbeerzunge

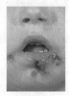
Impetigo

Grampositive Kokken 35

■■■ 3.1.6 B-Streptokokken

Err β-hämolysierende, grampositive Kettenkokken

Kli
- Infektion des Neugeborenen v.a. bei Frühgeburten Infektion beim Durchtritt durch Geburtskanal → Beginn der Symptomatik in den ersten Lebensstunden (early onset) oder nach mehreren Tagen (late onset) → Sepsis, Meningitis
- Sepsis, Pneumonie u.a. bei Immunsuppression, Cellulitis

Di
- Kultur aus Abstrich und Körperflüssigkeiten (Liquor, Blutkultur)
- Serologische Differenzierung

Th
- **Kinder**: Ampicillin und Gentamicin oder Cephalosporine
- **Erwachsene**: 1.Wahl Penicillin G, alternativ Cephalosporine oder Carbapenem

Epi
- Erregerreservoir: Urogenital- und Intestinalschleimhaut, 2-40% der Schwangeren sind asymptomatische Keimträger
- Asymptomatische Infektion führt i.d.R. zu einer auf den Fetus übertragbaren Immunität
- Bei Non-Respondern (spezifischer Ak-Mangel) hohe Infektionsgefahr für das Neugeborene
- Screening der Schwangeren mit genauer Überwachung des Neugeborenen bei Trägertum

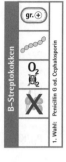

■■■ 3.1.7 Streptococcus pneumoniae

Syn Pneumokokken

Err
- α-hämolysierende, grampositive, fakultativ anaerobe, lanzettförmige Diplokokken
- Polysaccharidkapsel ⇒ schleimige Kolonien (s = smooth-Form)
- Kapsellose Mutanten ⇒ rauhe Oberfläche (r = rough-Form)
- Einteilung in Serotypen anhand der Kapsel (Phagozytoseschutz!)

Pg/Kli Prädisponierende Faktoren wie kardiopulmonale Grundleiden, C₂-Abusus, Niereninsuff., vorausgegangene Infekte, Milzexstirpation, Komplementdefekte führen zu endogenen Infektionen wie Lobärpneumonie, Bronchopneumonie, Otitis media, Sinusitis, Meningitis, Ulcus corneae, evtl. Septikämie

Di Mikroskopie, Nachweis der Galleloslichkeit in der Kultur, Optochinempfindlichkeit

DD **Pneumonien** (Err ambulant erworbener Pneumonien): Pneumokokken (60%), Legionellen (15%), Haemophilus influenzae (3%), Staph. aureus (2%), E. coli (1%), Chlamydia psittaci (5%), Mycoplasma pneumoniae (2%), Roxiella (1%), Influenza und andere Viren (8%)

Th
- **1. Wahl**: Penicillin
- **Bei häufiger Penicillinresistenz oder Allergie**: Cephalosporine, Makrolide

Epi
- Erregerreservoir Rachenschleimhaut von Menschen, Primaten und Nagetieren
- Meist endogene Infektion

Pro Impfung prädisponierter Personen

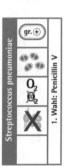

Spezielle Bakteriologie

3.1.8 Orale Streptokokken

Syn Streptococcus viridans (= vergrünend, α-Hämolyse), Viridans-Streptokokken, Streptokokken ohne Gruppenantigen

Err Grampositive, fakultativ anaerob wachsende Kettenkokken mit α-Hämolyse (selten γ-Hämolyse), tragen nur selten Gruppenantigene, keine Toxine

Epi
- Teil der physiologischen Mundschleimhaut- und Hautflora, Stuhl, obere Atemwege
- Ziemlich resistent gegen Umwelteinflüsse; weltweit verbreitet

Pg/Kli
- **Endocarditis lenta** (1): Verletzung im Mundbereich ⇒ transiente Bakteriämie ⇒ Ansiedlung auf vorgeschädigten oder künstlichen Herzklappen ⇒ Endokarditis, evtl. Embolien; Klinik: Herzgeräusch, subakuter Verlauf, Splenomegalie
- **Karies** (2): mangelnde Zahnhygiene ⇒ Plaquebildung ⇒ Erregerabsiedelung und Vermehrung ⇒ Matrixbildung ⇒ Ansiedlung sekundärer Erreger mit anaerobem Metabolismus ⇒ Milchsäurebildung ⇒ Auflösung des Zahnschmelzes

Di
- Bei Endokarditis wiederholte Blutkulturen mit Anzucht auf Blutagar
- Identifikation durch Hämolyseverhalten und chemische Leistungsprüfung

Th
- **Endocarditis lenta**: Penicillin G und Aminoglycosid über mindestens 4 Wo
- **Karies**: Zahnsanierung

Pro
- Antibiotische Pro bei Zahnbehandlungen und anderen invasiven Eingriffen bei Risikopatienten
- Bei Karies verbesserte Mundhygiene, verringerter Zuckerkonsum
- Neugeborene werden oft durch Eltern infiziert (gemeinsam benutzte Löffel, etc.)

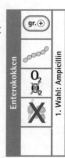

3.1.9 Enterokokken

Err
- Grampositive, fakultativ anaerobe Kettenkokken
- Medizinisch bedeutsam: Enterococcus faecalis und Enterococcus faecium
- Früher zu Streptokokken (Gruppe D) gerechnet

Epi Vork in aerober Darmflora von Mensch und Tier; in weiblichem Genitaltrakt

Pg/Kli
- Endogene Infektion v.a. bei Abwehrgeschwächten
- Nachweis in 25% der Harnwegsinfektionen und in 5-18% der infektiösen Endokarditiden
- Auch Sepsiserreger
- Zweithäufigster Erreger nosokomialer Infektionen

Di Kultur aus Blut oder Urin

Th
- Ampicillin oder Amoxicillin, evtl. kombiniert mit Clavulansäure; + Aminoglykoside b. Endocarditis
- Bei Resistenz: Vancomycin
- Primärresistenz gegen Cephalosporine und Benzylpenicillin

3.1.10 Peptococcus und Peptostreptococcus

Err Grampositive, **anaerobe** Kokken

Epi Bestandteil Normalflora: Mund, Haut, oberen Atemwegen, Darm, Vagina

Pg/Kli
- Meist Mischinfektionen mit anderen Anaerobiern beim vorgeschädigten oder multimorbiden Patienten, auch postoperativ
- Subakute eitrige Infekte wie Hirnabszesse, Otitis media, Lungenabszesse oder Empyem, Appendizitis, Leberabszesse, chronische Sinusitis
- Nekrotisierende subkutane Infekte, gynäkologische Infekte

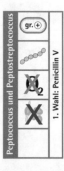

Gramnegative Kokken

3.2 Gramnegative Kokken

■■■ 3.2.1 Neisserien

Allg Gramnegative, oft paarig angeordnete Kokken, obligat aerob, nierenförmig, typischer Schleimhautparasit

Form Neisseriae gonorrhoeae/Gonokokken, Neisseriae meningitidis/Meningokokken (→ S.38), Acinetobacter (→ S.38), Branhamella (→ S.38), Kingella, Moraxella (→ S.38)

Morph
- Äußere Membran ist für Penicillin G durchlässig im Gegensatz zu gramneg. Stäbchen
- Gonokokken haben eine lose haftende Polyphosphathülle, Meningokokken eine antiphagozytär wirkende Polysaccharidkapsel; Gonokokken und Meningokokken tragen Pili (Anheftungsfaktoren)

■■■ 3.2.2 Neisseriae gonorrhoeae

Err Neisseriae gonorrhoeae (= Gonokokken): gramnegative, aerobe Diplokokken, benötigen komplexe Nährmedien, geringe Resistenz gegen Hitze/Austrocknung

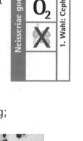

Epi
- Weltweite Verbreitung, v.a. bei promisken Personen (Promiskuität = Sexualverhalten mit **h**äufig **w**echselnden **G**eschlechtspartnern; sog HWG-Personen)
- Übertragung: Geschlechtsverkehr, Passage des Geburtskanals während Geburt

Pg/Kli
- Obligat pathogener Eitererr. ⇒ akut schmerzhafte Entzündungen: im Genitalbereich
- Extragenitale Manifestationen: Pharyngitis, Konjunktivitis (bei Neugeborenen Ophthalmia gonorrhoica neonatorum), Proktitis, Perihepatitis
- Bei Komplementdefekt oder komplementresistenten Stämmen hämatogene Aussaat mit z.B. Gonarthritis oder Sepsis, Endokarditis, Meningitis

Ko
- **Ophthalmia gonorrhoica neonatorum** ⇒ Hornhautperforation ⇒ Erblindung; muss daher sofort therapiert werden!
- **Spätfolgen:** PID (pelvic inflammatory disease) und Infertilität bei Frauen, Harnröhrenstriktur beim Mann

Di
- Transport in Spezialmedium, rasche Untersuchung
- Verdachtsdiagnose anhand Methylenblau- oder Gram-Präparat (intrazellulär gelegene, semmelförmige Diplokokken), Bestätigung durch Kultur (Thayer-Martin-Medium) oder Ag-Nachweis

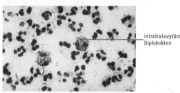

Gonorrhö (Blutausstrich, Methylenblaufärbung) [aus "Derma pocket", Börm Bruckmeier Verlag]

Th
- **Einmalgabe von:** Ceftriaxon (oder Cefoxim) oder Gyrasehemmer + Azithromycin 1g p.o., da häufig Koinfektion mit Chlamydien
- **Bei disseminierter Infektion:** bis zur klinischen Besserung Ceftriaxon i.v., dann orale Therapie für 7-10 Tage
- **Partnerbehandlung**!
- **Ophthalmia neonatorum:** 125 mg Ceftriaxon parenteral bei gesicherter Infektion der Mutter; lokale Prophylaxe mit 1%-Tetrazyklin- und 0,5%-Erythromycinsalbe, veraltet ist die 1%-Silbernitratlösung (Credésche Prophylaxe)

Pro Benutzung von Kondomen

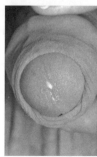

Gonokokken-Urethritis

38 Spezielle Bakteriologie

■■■ **3.2.3 Neisseriae meningitidis**

Syn Meningokokken

Err Gramnegative, semmelförmige, oft pleomorphe, aerobe, unbewegliche Kokken mit Polysaccharidkapsel (Unterscheidung in 12 Serotypen)

Epi
- Vork in Nasopharyngealschleimhaut des Menschen
- Weltweit verbreitet, in D v.a. Serogruppe B
- Tröpfcheninfektion mit niedriger Manifestationsrate

Pg/Kli Pharyngitis, Meningitis epidemica, Sepsis, Waterhouse-Friderichsen-Syndrom (schwere Sepsis mit Schock, Verbrauchskoagulopathie mit Petechien, Nebennierenapoplexie in 70%, betrifft v.a. Kleinkinder, Letalität 85%!)

Di
- Mikroskopie (Liquor) und Kultur
- Ag-Nachweis durch Agglutinationstest innerhalb weniger Minuten möglich

Th
- **1. Wahl:** Penicillin G
- **Alternativ:** Cephalosporine (z.B. Cefotaxim, Ceftriaxon), bei Penicillinallergie Chloramphenicol

Pro Bei engem Kontakt mit Erkrankten Chemoprophylaxe: Rifampicin (600 mg/d für 4 Tage), Ciprofloxacin (500 mg p.o. single dose) und Ceftriaxon (200 mg i.m.), Impfung bei Splenektomie

Mpf Verdacht, Erkrankung und Tod bei Meningitis und Sepsis

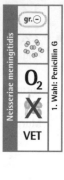

3.3 Gramnegative Stäbchen

■□□ **3.3.1 Acinetobacter**

Err Kokkoides Kurzstäbchen

Erkr Gelegentlich Wundinfektionen, Pneumonien, Septikämien und Harnwegsinfektionen bei hospitalisierten Patienten mit geschwächter Infektabwehr

Th Wegen multipler Resistenzen nach Antibiogramm

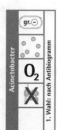

■□□ **3.3.2 Moraxella catarrhalis (subgen. Branhamella)**

Err Kokkoides Kurzstäbchen, Bestandteil der normalen Rachenflora, 50-70% der Stämme bilden Penicillinase, aerob

Kli Gelegentlich Sinusitiden, Otitis media, Pneumonien

Th Wegen multipler Resistenzen nach Antibiogramm

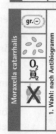

■□□ **3.3.3 Moraxella lacunata (subgen. Moraxella)**

Err Kokkoides Kurzstäbchen, Bestandteil der normalen Rachenflora und der Flora der Konjunktiven, aerob

Kli Heutzutage seltener Erreger von Konjunktivitiden und Keratitiden

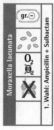

Gramnegative Stäbchen

3.3.4 Enterobacteriaceae

Err Gramnegative, fakultativ anaerobe Stäbchen, meist beweglich, lassen sich auf einfachen Nährmedien gut kultivieren

Wichtigste Gattungen*: Salmonella, Shigella, Klebsiella, Enterobacter, Serratia, Escherichia coli (E.coli), Proteus, Yersinia

Üs

Wichtigste Antigene	Antigenstruktur
O-Antigene	Polysaccharidketten der äußeren Membran
H-Antigene	Geißelantigene
K-Antigene	Lineare Polysaccharid- oder Peptidpolymere der äußeren Membran, die die Zelle dicht bedecken können und O-Inagglutinabilität bedingen (d.h. O-Antigene werden nicht mehr agglutiniert, stehen also zur Differenzierung nicht mehr zur Verfügung)
F-Antigene	Fimbrien-Antigene

Pathogenitäts- und Virulenzfaktoren

Kolonisationsfaktoren	Adhäsive Fimbrien ermöglichen Schleimhautbesiedelung
Invasive Faktoren	Proteine der äußeren Membran für Invasion der Mukosa
Enterotoxine	Störung der Mukosafunktion ⇒ massiver Elektrolyt- und Wasserverlust
Zytotoxine	Toxische Wirkung auf Darmmukosa
Endotoxin	Lipid A ⇒ Fieber, Leukozytose, intravasale Gerinnung, Blutdruckabfall

* Identifikation durch Kultur/Stoffwechselleistung ("bunte Reihe"); Vorgänge laufen automatisiert ab

Epi
- Natürliches Habitat: Darmtrakt von Mensch und Tier, Wasser, Erde, Pflanzen
- Intestinale Infekte (durch Enterobakterien) sind die häufigste Erkrankungen überhaupt und die häufigste Todesursache bei Kindern unter 5 Jahren in der 3. Welt
- 50% der nosokomialen Infekte
- E. coli: Hygieneindikator bei Wasser

Kli
- **Nichtentzündliche Enteritis** (1): Lokalisation im proximalen Dünndarm, Funktionsstörung der Mukosa durch Enterotoxine (=50% der Reisediarrhöen); Err: E.coli (EPEC, ETEC, → S.43), Vibrio cholerae, Rotaviren
- **Entzündliche Enteritis** (2): Lokalisation im distalen Dünndarm und Kolon; Invasion der Mukosa ⇒ Zellschädigung durch Zytotoxine ⇒ Einwanderung von Leukozyten; Err: Shigellen, Salmonella enteritidis, E.coli (EIEC, → S.43), Campylobacter jejuni
- **Systemmanifestation enteraler Infekte** (3): Erreger gelangen durch die intakte Mukosa in regionäres Lymphgewebe ⇒ lymphogene und hämatogene Generalisation; Err: Salmonella typhi et paratyphi, Yersinia enterocolitica
- **Nosokomiale Infekte** (4): Harnwegsinfekte, Pneumonien, Sepsis

3.3.5 KES-Gruppe (Klebsiella, Enterobacter, Serratia)

Err
- **Klebsiella**: unbewegliches, gramnegatives, fakultativ aerobes Stäbchen; kann ESBL (= extended spectrum betalactamase) produzieren ⇒ Aktivität gegen Cephalosporine ↑, wichtigste Gattung K. pneumoniae
- **Enterobacter**: bewegliche, gramnegative Stäbchen; induzierbare Betalaktamase ⇒ Antibiotikaresistenz häufig; wichtige Gattungen: E. cloacae, E. aerogenes

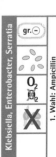

40 Spezielle Bakteriologie

- **Serratia**: bewegliches, gramnegatives Stäbchen; wichtige Gattungen: S. marescens, S. liquefaciens; im Unterschied zu allen anderen Enterobakterien kann Serratia hydrolytische Enzyme wie DNAse, Gelatinase/Lipase produzieren, assoziiert mit Augeninfekten (weiche Kontaktlinsen)

Kli
- Hospitalismuskeime!
- Alle drei Erreger rufen v.a. bei abwehrgeschwächten Personen und hospitalisierten Patienten Harn-, Atemwegs- und Wundinfekte sowie Sepsis hervor

Th
- Nach Antibiogramm
- Cephalosporine, Carbapeneme, Breitspektrumpenicilline; bei Harnwegsinfekten auch Cotrimoxazol

3.3.6 Salmonellen

Err
Gramnegative, peritrich begeißelte, fakultativ anaerobe Stäbchen

Eint
- In zwei große Gruppen: Enteritis-Salmonellen und Typhus-Salmonellen
- Weitere Einteilung anhand der O- und H-Antigene in 2000 Serovare

Di
- **Kultur:** Selektion und Differenzierung auf Endo-Agar und Wilson-Blair-Agar
- **Identifizierung:** Leistungsprüfung nach dem Kauffmann-White-Schema

3.3.7 Enteritis-Salmonellen

Epi
- Erregerreservoir im Tierreich, hohe Durchseuchungsrate bei Geflügel
- Fäkal-orale Infektion meist durch kontaminierte Lebensmittel (mit tierischen Ausscheidungen kontaminiert); weltweit verbreitet
- Hohe Infektionsdosis notwendig, Vorkommen v.a. in der warmen Jahreszeit

Pg/Kli
- Erreger durchwandert das Epithel des unteren Dünndarms
  ⇒ entzündliche Reaktion mit Störung des Elektrolyt- und Wassertransports
- 8-72 h nach Err.aufnahme: Erbrechen, Fieber und wässrige Diarrhöen
- Übertritt ins Blut nur bei geschwächter Infektabwehr
- I.d.R. nach wenigen Tagen selbstlimitierend
- Bei sehr wenigen Patienten Persistenz der Err in Gallenblase
  ⇒ Dauerausscheider, z.T. Cholecystitis

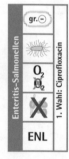

Di
- Erreger-Nachweis: Erreger noch 2-4 Wo nach Erkrankung im Stuhl vorhanden
- Anzucht auf Selektiv- und Differenzialnährböden
- Identifizierung mittels Leistungsprüfung und Serotypisierung

Th
- **Symptomatisch:** Wasser- und Elektrolytsubstitution
- **Antibiotika:** bei Immunsupprimierten, Sepsis und schwerer Symptomatik; Kinder: Ampicillin, Erwachsene: Ciprofloxacin, erhöht Anzahl Dauerausscheider

Pro
- Nahrungsmittelhygiene, kein Aufbewahren von Speisen bei Zimmertemperatur
- Beschäftigungsverbot für Dauerausscheider in Gastronomie- und Gesundheitsberufen

Mpf
- Wenn bei ≥ 2 Erkrankungen epidemiologischer Zusammenhang wahrscheinlich ist oder Tätigkeit im Lebensmittelbereich vorliegt
- Namentliche Labormeldung bei Erregernachweis

Gramnegative Stäbchen

3.3.8 Typhus-Salmonellen

Err Salmonella typhi abdominalis, Salmonella paratyphi A, B und C

Erkr Typhus, Paratyphus

Kli Zyklische Allgemeininfektion
- **Stadium I** (Inkubationszeit 1-2 Wo): Err → Darmmukosa → lymphatisches Gewebe ⇒ lymphogene Ausbreitung; uncharakteristische Allgemeinsymptome
- **Stadium II** (Generalisation): Vermehrung im lymphatischen System → hämatogene Streuung in Organe; langsamer Fieberanstieg, Entwicklung der typischen Fieberkontinua mit Bewusstseinstrübung (Typhus = Nebel), Kopfschmerzen, Typhusroseolen am Abdomen, Leukopenie, relative Bradykardie, Splenomegalie, Obstipation
- **Stadium III** (Organmanifestation): Einsatz der humoralen Abwehr mit Elimination der Erreger aus der Blutbahn; Konsolidierung der Organabsiedelungen durch T-Zell-vermittelte Granulombildung (= Typhome); Organsymptome: Typhusmyokarditis, Enzephalitis, Pneumonie; durch Typhomeinschmelzung evtl. Darm- oder Milzruptur mit Darmblutungen und Peritonitis; in 50% dünnflüssige, nichtblutige Diarrhöen (Erbsbrei-Stühle)
- **Stadium IV**: Fieberkurve fällt ab, Ausheilung

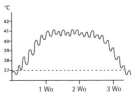

Fieberkurve: Typhus abdominalis

Di
- In den ersten 3 Wo Blutkultur, erst danach Err-Nachweis im Stuhl möglich
- Ak ↑ (Widal-Reaktion)

Epi
- 1 Mio. Erkrankungsfälle/Jahr, weltweite Verbreitung, tritt nur beim Menschen auf
- Fäkal-orale Übertragung durch Trinkwasser und verunreinigte Lebensmittel

Th
- **1. Wahl:** Fluorochinolone
- **2. Wahl:** Ceftriaxon, alternativ Azithromycin

Pro
- Nahrungsmittelhygiene
- Überprüfen Angestellter in Gastronomie etc. auf Dauerausscheider

Impf Oraler Lebendimpfstoff (Vivotif®) in Endemiegebieten, schützt nicht komplett vor Infektion, mindert aber Erkrankungsheftigkeit

Mpf Verdacht, Erkrankung, Tod

3.3.9 Shigellen

Err Gramnegative, unbewegliche Stäbchen

Erkr Bakterielle Ruhr (= Shigellenruhr; s. auch Amöbenruhr, → S.131)

Epi
- Vorkommen nur beim Menschen und höheren Affenarten
- Fäkal-orale Übertragung, meist über Nahrungsmittel („vier F": Finger, Fliegen, Futter, Fäzes)

Pg/Kli
- Nach Aufnahme des Err Adhärenz an Kolonepithel
  ⇒ Phagozytose (auch Phagozytose durch Granulozyten)
  ⇒ intrazelluläre Vermehrung und Zytolyse
  ⇒ weitere Ausbreitung
  ⇒ Ausbildung pseudomembranöser Geschwüre
- Inkubationszeit 24 h, dann Fieber, Tenesmen, schleimig-blutige Diarrhö Tage/Wo
- Mögliche Folge: Reiter-Syndrom mit Arthritiden

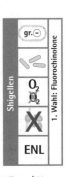

42 Spezielle Bakteriologie

Di	Stuhlprobe → schneller, schonender Transport der säureempfindlichen Erreger in gepuffertem Medium → Erreger-Nachweis durch Anzucht auf Leifson-Agar
Th	Spontanheilung bei gutem Allgemeinzustand, ansonsten Fluorochinolone, Cotrimoxazol
Pro	- Erkrankung hinterlässt keine Immunität, da Abwehr lediglich IgA-vermittelt - Prävention durch Allgemeinhygiene
Mpf	- Wenn bei ≥2 Erkrankungen epidemiologischer Zusammenhang oder Tätigkeit im Lebensmittelbereich - Namentliche Labormeldung bei Erregernachweis

■■■ 3.3.10 Yersinia enterocolitica, Yersinia pseudotuberculosis

Err	Bewegliche, gramnegative, fakultativ intrazelluläre Stäbchen; langsames Wachstum auf einfachen Nährböden; Virulenzfaktoren sind plasmidkodiert (YoP-1 bis 5)
Erkr	Enterale Yersiniosen
Epi	- Weltweit verbreitete Anthropozoonose - Hauptinfektionsquelle: durch tierische Fäkalien verunreinigte Gewässer und Nahrungsmittel - Vermehrungsfähigkeit bleibt im Erdboden bis 6 Monate erhalten
Pg/Kli	- Orale Erregeraufnahme → Invasion der Mukosa des terminalen Ileums und der mesenterialen Lymphknoten → Geschwürbildung - Nach 3-10 Tagen Inkubationszeit: Enteritis-Enterokolitis mit breiigen Durchfällen, Pseudoappendizitis, terminale Ileitis (Pseudo-Crohn) - Bei 20% extramesenteriale Kli: Sepsis, Hepatitis, Endokarditis, Osteomyelitis - Evtl. 1-6 Wo post infectionem: reaktive Arthritiden und Erythema nodosum (immunologisch vermittelt)
Di	Stuhlkultur, Biopsien, Anzucht auf Selektivnährböden, serologischer Nachweis im Agglutinationstest nach Widal
Th	Nur in schweren Fällen: Cotrimoxazol, Fluorochinolone
Mpf	Namentliche Labormeldung bei Erregernachweis

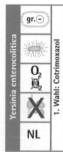

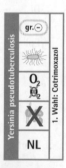

■■■ 3.3.11 Yersinia pestis

Err	- Gramnegative, unbewegliche Stäbchen - Bipolare Anfärbung im Giemsa- oder Löffler-Methylenblaupräparat - Obligater Wachstumsfaktor: Eisen
Epi	Endemisch in Vietnam, Burma, Kenia, Brasilien, Südwesten der USA; enzootisch bei Nagern weltweit verbreitet; Humaninfektion über Ektoparasiten (Rattenfloh), selten durch dir. Kontakt (pneumon. Form); bei Raumtemperatur in Sputum oder Fäkalien lange vermehrungsfähig
Pg/Kli	- **Septische Verlaufsform** (Bubonenpest, 90%): Infektion → Bildung eines Primärkomplexes: Schwellung eines lokalen Lymphknotens ⇒ hämatogene Dissemination mit generalisierter, schmerzhafter Lymphadenopathie (geschwollene, bläulich-verfärbte Lk = Bubonen) ⇒ Sepsis mit disseminierter, intravasaler Gerinnung, evtl. Organmanifestationen wie Meningitis oder Pneumonie (sek. Lungenpest) mit hämorrhag.-eitrigen Nekrosen - **Pneumonische Verlaufsform** (primäre Lungenpest): Tröpfcheninfektion → 2 Tage Inkubation → Pneumonie, fulminanter Verlauf (unbehandelt Letalität fast 100%)

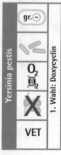

Gramnegative Stäbchen

Di	- Err-Nachweis mikroskopisch, kulturell oder biochemisch - Untersuchungsmaterial aus Lymphknotenpunktat, Blut, Sputum
DD	Tularämie (→ S.48), Streptokokken- oder Staphylokokken-Lymphadenitis, Katzenkratzkrankheit (→ S.48), Lymphogranuloma inguinale, Syphilis (→ S.56)
Th	Tetrazykline (z.B. Doxycyclin), Streptomycin
Pro	Schutzimpfung (Tot-/Lebendimpfstoffe, Immunität für 6 Mo); Eliminierung des Erregerreservoirs (z.B. Ratten); Chemoprophylaxe in Endemiegebieten, **Quarantäne**
Mpf	Verdacht, Erkrankung, Tod

■■■ 3.3.12 Escherichia coli

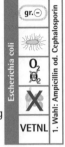

Err	- Gramnegative, fakultativ anaerobe Stäbchen, β-hämolysierend - Fakultativ pathogen oder opportunistisch
Epi	- **Nichtdarmpath. E. coli**: regelmäßiges Vork im Kolon von Mensch und Tier, daher auch Indikator für fäkale Verunreinigung von Trinkwasser - **Darmpath. E. coli**: nicht Bestandteil der Normalflora; Err.reservoir Rinder, Schweine; Verbreitung v.a. in Entwicklungsländern; fäkal-orale Übertragung
Kli	**Nichtdarmpathogene E. coli**: Harnwegsinfekte (häufigster Erreger!)
Üs	**Klassifikation darmpathogener E. coli nach Pathomech. und Kli/Pg**

EPEC: enteropathogene E. coli
Err der Säuglingsdyspepsie, v.a. in Entwicklungsländern; Anheftung an Darmepithel durch Adhäsine → Zerstörung der Mikrovilli durch Enterotoxine

EIEC: enteroinvasive E. coli
Plasmidkodierte Invasionsfaktoren bedingen Eindringen der Err in Kolonmukosa ⇒ eitrige, geschwürige Entzündung mit blutig-schleimiger Diarrhö

ETEC: enterotoxigene E. coli
Bakterien haften mit Fimbrien an proximale Dünndarmschleimhaut ⇒ sekretorische Diarrhö durch Toxine **LT** und **ST** (hitze**l**abil und hitze**s**tabil)

EHEC: enterohämorrhagische Stämme
Durch Verotoxin I und II vermittelte hämorrhagische Diarrhö und hämolytisch-urämisches Syndrom (HUS) mit Nierenversagen, Anämie, Thrombopenie

Di	Stuhlkultur, EPEC/ETEC-Kultur per Dünndarmsonde gewonnenen Materials; Toxin-Nachweis in Zellkultur (EHEC); Differenzierung anhand Bunter Reihe; serologische Bestimmung der O-Ag
Th	- I.d.R. symptomatisch: Wasser- und Elektrolytersatz - Bei extraintestinalen Infekten Antibiotika nach Antibiogramm (meist Ampicillin oder Cephalosporine), bei Harnwegsinfekten Cotrimoxazol, Fluorochinolone, Ampicillin
Pro	Nahrungsmittelhygiene
Mpf	HUS: Verdacht, Erkrankung, Tod; namentliche Labormeldung

■■■ 3.3.13 Proteus

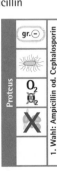

Err	Gramnegative, peritrich begeißelte, pleomorphe Stäbchen; anspruchslos in der Kultur
Eint	Medizinisch wichtige Species: **P. mirabilis**, P. vulgaris, P. myxofaciens
Epi	V.a. im Darm von Mensch/Tier; in der Natur ubiquitär; wichtige Hospitalismuskeime und opportunistische Erreger (v.a. Indol-positive Stämme)

44 Spezielle Bakteriologie

Kli - Harnwegsinfekte (am häufigsten), seltener Sepsis (Urosepsis)
- Weitere Organmanifestationen (seltener): Empyem, Gallenwegsinfekte, Gastroenteritis, Peritonitis, Meningitis (v.a. bei Kleinkindern)

Th - **Proteus mirabilis:** Ampicillin, Cephalosporine
- **Indol-positive Proteus:** häufig multiresistent

■■■ 3.3.14 Vibrionen

Err Fakultativ anaerobe, gramnegative, leicht gebogene (kommaförmige), monotrich polar begeißelte, gut bewegliche Stäbchen mit Fimbrien; Exotoxin-Bildner; Vibrio El Tor verdrängt Vibrio cholerae

Epi Endemisch im Ganges-Delta; Wirt für V. cholerae und V. parahaemolyticus ist der Mensch; fäkal-orale Übertragung durch verunreinigtes Wasser, Lebensmittel

Pg/Kli - Orale Aufnahme → Anheftung an Dünndarmepithel mittels Fimbrien, Inkubationszeit 2-5 Tage
- Choleratoxin aktiviert Adenylatzyklase ⇒ Anstieg von intrazellulärem cAMP ⇒ isotoner Flüssigkeitsverlust ⇒ sekretorische Diarrhö, bei ausgeprägten Formen hypovolämischer Schock
- V.-parahaemolyticus-Erreger von Gastroenteritiden, v.a. in Japan

Di - Material von Stuhl und Erbrochenem (vor Austrocknung schützen!)
- Mikroskopischer Nachweis im Dunkelfeldpräparat
- Anzucht auf Selektivnährböden
- Identifikation der Agglutination mit Cholera-Anti-O-Serum, biochemische Leistungsprüfung

Th - Symptomatisch: Flüssigkeits-, Elektrolyt- und Glukosesubstitution
- Ciprofloxacin, alternativ Doxycyclin oder Cotrimoxazol oder Erythromycin

Pro Seuchenhygienische Maßnahmen, Quarantäne; Vakzine mit abgetöteten Vibrionen verleiht für 3-6 Monate ca. 50%igen Schutz

Mpf Verdacht, Erkrankung, Tod

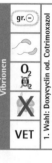

■■■ 3.3.15 Haemophilus influenzae

Err - Fakultativ anaerobe, gramnegative Stäbchen, klein, pleomorph, unbeweglich, z.T. bekapselt
- Wachstum abhängig von Hämatin

Epi Obligater Schleimhautparasit, nur beim Menschen; sporadische Erkrankungen v.a. bei Kindern, meist endogene Infektion; weltweite Verbreitung

Pg/Kli - Keine Phagozytose der bekapselten Form (HI Typ B, Hib) ⇒ invasive Infekte wie Epiglottitis, Meningitis, Pneumonie und Sepsis
- Nichtbekapselte Stämme rufen lokale eitrige Infektionen im HNO-Bereich hervor

Di - Kultureller Nachweis aus Blut, Liquor, Abstrich: Ammenphänomen (Haemophilus influenzae wächst neben Staphylococcus aureus, da dieser NAD = Wachstumsfaktor V produziert), kleine, runde, hellgraue Kolonien
- Serologisch durch Agglutinationsreaktionen

Th Cephalosporine, Amoxicillin + Clavulansäure, Makrolide

Pro - Rifampicin bei Kleinkindern mit Kontakt zu Erkrankten
- Aktive Immunisierung im Säuglingsalter (Hib)

Mpf Namentliche Labormeldung bei Erregernachweis

Gramnegative Stäbchen 45

■■□ **3.3.16 Haemophilus ducreyi**

Err Fakultativ anaerobe, gramnegative Stäbchen

Erkr Ulcus molle (weicher Schanker)

Epi - Verbreitet in tropischen und subtropischen Ländern
- Übertragung durch Geschlechtsverkehr, häufiger bei Männern

Pg/Kli Invasion des Erregers über kleinste Läsionen im Genitalbereich
→ Inkubation von 3-5 Tagen
→ Schmerzhaftes weiches Ulkus mit regionärer Lymphadenitis
→ Risiko für Übertragung einer HIV-Infektion ↑

Di - Klinik
- Mikroskop. Nachweis von fischzugartigen Kokkobakterien aus dem Ulkusrand

Th Cotrimoxazol, Chinolone, Makrolide

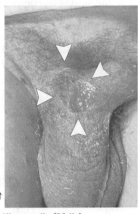

Ulcus molle (Pfeile)
(entnommen aus Derma pocket)

■■□ **3.3.17 Campylobacter**

Err Gramnegatives, spiraliges, bewegliches, mikroaerophiles Stäbchen; wichtigste Gattung: Campylobacter jejuni, Enterotoxinbildner

Epi Weltweite Verbreitung, tierpathogen bei Schafen und Rindern, Übertragung über Lebensmittel u. Trinkwasser auf Menschen, durch Schmierinfektion von Mensch zu Mensch

Pg/Kli - Inkubationszeit 2-5 Tage → Enteritis durch Enterotoxin, Krankheitsdauer ca. 1 Woche
- Folgeerkrankung evtl. reaktive Arthritis, Guillerin-Barré

Di Anzucht aus Blut, Stuhl

Th Meist spontane Ausheilung, sonst Ciprofloxacin

Mpf Namentliche Labormeldung bei Erregernachweis

■■□ **3.3.18 Helicobacter pylori**

Err Gramnegative, S-oder U-förmiges, mikroaerophiles Stäbchen mit Fähigkeit zur Ureaseproduktion; durch Geißel beweglich

Vork Weltweit; bei Ulkus-/Gastritispatienten in Schleimschicht der Magenantrummukosa

Kli Ulcus ventriculi und duodeni, chronische Gastritis (Ko: Magenkarzinom), MALT-Lymphom

Di - Ureasenachweis (nicht 100% spezifisch)
- Magenschleimhautbiopsien → mikroskopischer oder kultureller Nachweis
- Gabe radioaktiv markierten Harnstoffs ⇒ Nachweis von markiertem CO_2 in Atemluft

Th Z.B. „Italian Triple": Omeprazol (H^+-Pumpenblocker), Clarithromycin, Metronidazol

Spezielle Bakteriologie

3.3.19 Pseudomonas aeruginosa

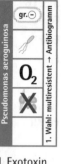

- **Err**
  - Gramnegative, obligat aerobe Stäbchen
  - Bilden Farb- und übelriechende Geruchsstoffe (Pyocyanin = Blaugrau der Kolonie)
  - Exo- und Endotoxin-Bildner
- **Epi**
  - Weit verbreiteter Boden- und Oberflächenkeim
  - Wichtiger Hospitalismuskeim, Vorkommen v.a. in Nassbereichen
  - Intestinale Träger, besonders nach Bauch-OP
- **Pg/Kli**
  - Infektion v.a. bei abwehrgeschwächten, Intensiv- und Verbrennungspatienten, Mukoviszidosepatienten
  - Hauteiterungen, Harnwegsinfekte, Pneumonien, Sepsis, Meningitis (prod. Exotoxin und Endotoxin), Endocaditis bei IVDA*, Augeninfekte bei Kontaktlinsenträgern
  - Unterscheidung Kolonisation/Infektion wichtig für Behandlungsindikation
- **Di** — Erreger-Nachweis in Kultur
- **Th**
  - Resistent gegen zahlreiche Antibiotika, daher am besten nach Resistenztestung!
  - Meist Piperacillin, Azlocillin, Ceftazidim, Aminoglykoside, Imipenem, Chinolone
  - Kombinations-Th bei neutropenen Patienten, Sepsis, Pneumonie, bei fehlendem Ansprechen auf Monotherapie innerhalb 48h
- **Pro** — Hygiene, insbesondere bei Dialyse-, Beatmungs- und Inhalationsgeräten

3.3.20 Legionellen

- **Err**
  - Gramnegative, unbekapselte, nichtsporenbildende, aerobe, begeißelte Stäbchen
  - Schwer anfärbbar; Wachstum nur auf Cystein-haltigen Nährböden mit pH 6,85-6,95
  - Ausstattung der Zellwand mit verzweigten Fettsäuren ⇒ Phagozytoseschutz, fähig zur intrazellulären Vermehrung
- **Epi**
  - Vorkommen in Wasser, v.a. Warmwasser-, Klimaanlagen, Luftbefeuchtern, Flüssen, Seen
  - Auftreten als sporadische Infektion, endemische Infektion oder Hospitalinfektion
  - Aerogene Übertragung (Aerosole/Staub), Mensch-zu-Mensch-Inf. nicht bekannt
  - 2-6% aller Pneumonien durch Legionellen verursacht, v.a. Sommer, Herbst
- **Kli**
  - **Legionärskrankheit**: prädisponierte Personen (Abwehrschäche, kardiopulmonale Grundleiden) 2-10 d nach Inhalation der Erreger → multifokale, alveoläre Infiltrate mit Zerstörung der Alveolarsepten → Pneumonie mit Husten, Thoraxschmerzen, Fieber ↑, Diarrhö; Letalität ca. 20%
  - **Pontiac-Fieber**: fieberhafte grippeähnliche Infektion mit neurologischen Symptomen, ohne Pneumonie; selbstlimitierend
- **Di**
  - Spezialnährböden: milchglasartige Kulturen
  - Anzüchtung: Bronchialsekret/Lavageflüssigkeit; Identifizierung durch Immunfluoreszenz; Ak-Nachweis, Frühdiagnose: Ag-Ausscheidung im Urin (L. pneumophila)
- **Th** — Makrolide (z.B. Clarithromycin) bei Pneumonie
- **Pro** — Antibiotische Prophylaxe bei prädisponierten Patienten; Ausschaltung von Infektionsquellen, hygienische Maßnahmen im Krankenhaus
- **Mpf** — Namentliche Labormeldung bei Erregernachweis

*IVDA = intravenous drug abusers

Gramnegative Stäbchen 47

■■□ 3.3.21 Bordetellen

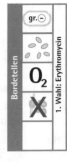

Err
- Kleine, kokkoide, gramnegative, obligat aerobe Stäbchen
- Arten: Bordetella pertussis, Bordetella parapertussis, Bordetella bronchiseptica

Epi
- Weltweite Verbreitung, Mensch einziger natürlicher Wirt
- Infektiosität bleibt in Staub und auf Kleidern 3-5 Tage erhalten
- Tröpfcheninfektion während Inkubationszeit und Stadium catarrhale, hoher Kontagiositätsindex

Pg/Kli
- Erreger haften an Flimmerepithel und vermehren sich dort; Exotoxin (bei B. pertussis) wirkt auf Adenylatzyklase ⇒ Histaminsensibilisierung
- **Stadium catarrhale** (nach Inkubationszeit von 1-2 Wo): Schnupfen, Husten, Fieber, nach 1-2 Wo Übergang in Stadium convulsivum
- **Stadium convulsivum**: typische krampfartige Hustenanfälle (Keuchhusten)
- **Stadium decrementi** (kann mehrere Wo andauern): Abklingen der Krankheit unter den Symptomen einer Bronchitis

Ko
- Sekundäre Pneumonien mit Pneumokokken oder Haemophilus (Eindringen über geschädigte Bronchialschleimhaut)
- Otitis media
- Enzephalopathie (0,4%, Pathomechanismus ungeklärt)

Prg
- Letalität in den ersten zwei Lebensjahren: 0,6%
- Selten Zweiterkrankung

Di Erregernachweis mit Spezialabstrich → Sofortige Beimpfung eines geeigneten Kulturmediums (Bordet-Gengou-Agar), perlenartige Kolonien → Identifizierung mittels direkter Immunfluoreszenz

Th
- Antibiotikatherapie nur im Stadium catarrhale sinnvoll, danach keine Beeinflussung des Krankheitsverlaufs mehr möglich
- Mittel der Wahl: Makrolide (z.B. Erythromycin)

Pro
- Aktive Immunisierung mit Totvakzinen im Säuglingsalter empfohlen
- Chemo-Pro mit Makrolid bei Exposition

■■■ 3.3.22 Brucella

Err
- Gramnegative, kokkoide, unbewegliche, aerobe Stäbchen
- Fakultativ intrazelluläre Erreger, können in Makrophagen überleben
- Humanpathogene Arten: B. abortus, B. melitensis, B. suis, B. canis

Erkr Morbus Bang

Epi
- Weltweit verbreitete Zoonose, v.a. im Mittelmeerraum und mittleren Osten; Erreger im Urogenitaltrakt von Rindern, Schweinen, Ziegen und Schafen; führen bei Tieren relativ häufig zu Aborten
- Lange Überlebenszeit in Wasser, Erde, Fäzes, Milchprodukten; durch Erhitzen abtötbar
- Übertragung durch Genuss von Milchprodukten und Umgang mit infizierten Tieren, daher Vorkommen v.a. bei Bauern, Metzgern und Veterinären

Pg/Kli
- Erreger wandern von Eintrittspforte in regionäre Lymphknoten → Generalisation mit Befall innerer Organe mit granulomatös-eitrigen Infektionen
- Klinisch typisches undulierendes Fieber, Befall von Endo- und Myokard, Parotis etc.
- Akute, chronische und (am häufigsten) subklinische Verläufe

Di Erregeranzüchtung aus Blut, Biopsiematerial; Agglutinationsreaktion mit Serum

Spezielle Bakteriologie

Th	- 1. Wahl: Doxycyclin und Aminoglycosid (z.B. Gentamycin) oder Rifampicin - 2. Wahl: Cotrimoxazol und Aminoglykosid oder Rifampicin
Pro	Hygienische Maßnahmen, Keulung infizierter Tiere
Mpf	Namentliche Meldung bei Erregernachweis

■□□ ### 3.3.23 Francisella tularensis

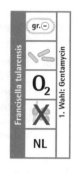

Err	Gramnegative, pleomorphe, sehr kleine, schwach färbbare, unbewegliche, aerobe Stäbchen; fakultativ intrazellulär
Erkr	Tularämie
Epi	- Weltweit verbreitete Zoonose bei Nagetieren, v.a. in der nördlichen Hemisphäre v.a. in ländlichen Gebieten - Übertragung durch direkten Kontakt mit erkrankten Tieren (Nagern), über Vektoren (Insekten) und über Genuss kontaminierten Wassers oder Fleisches; sehr selten Mensch-zu-Mensch
Kli	- Penetration der Haut → Primärkomplex aus Ulkus (an Eintrittspforte) und lokaler Lymphadenopathie - Lymphogene und hämatogene Streuung → Ausbildung zentral verkäsender Granulome oder eitriger Abszesse in Leber, Milz und anderen Organen des RES - Inkubationszeit 3-5 Tage, dann plötzlicher Fieberanstieg - Formen: ulzeroglandulär, okuloglandulär, pulmonal - Letalität 10-15% ohne Therapie
Di	- Direkte Immunfluoreszenz aus Wundabstrich oder Lymphknotenpunktaten - Ak-Nachweis nach 2. Woche (Cave: Kreuzreaktion mit Y. enterocolitica und Brucellen)
Th	Streptomycin oder Gentamycin
Pro	Expositionsprophylaxe
Mpf	Namentliche Labormeldung

■□□ ### 3.3.24 Afipia felis

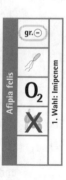

Err	Gramnegative, monotrich begeißelte, aerobe Stäbchen
Erkr	Katzenkratzkrankheit
Epi	- Inzidenz in den USA: 6000 Fälle/Jahr - Übertragung durch Katzen über Hautverletzungen
Kli	Inkubationszeit 3-10 Tage → Dann Entwicklung einer primären Läsion an Eintrittsstelle → Anschließend lokale Lymphadenopathie
Di	- Mikroskopischer Nachweis mittels Whartin-Starry-Silberfärbung - Positiver Hauttest - Evtl. Kultur aus Lk-Biopsie
Th	Meist nicht notwendig, ansonsten Imipenem, Aminoglykoside

Grampositive Stäbchen

3.4 Grampositive Stäbchen

■■■ 3.4.1 Bacteroidaceae

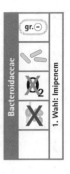

Gattungen
- Bacteroides (z.B. Bacteroides fragilis),
- Prevotella
- Porphyromonas
- Fusobacterium

Err
- Obligat anaerobe, gramnegative, pleomorphe Stäbchen
- Teil der Normalflora von Respirations-, Intestinal- und Genitaltrakt
- Polysaccharidkapsel verhindert Phagozytose

Epi Opportunistische Krankheitserreger

Kli Subakut bis chronisch verlaufende, eitrig-nekrotische Infekte mit "stinkendem" Eiter in Abdomen, Lunge, ZNS und Genitale, v.a. nach Trauma; meist Mischinfektionen

Di
- Anzucht aus Eiter, Blut, Liquor
- Identifikation anhand biochemischer Leistungsprüfung
- Bacteroides fragilis besonders empfindlich ⇒ schonender Transport! Anaerobes Transportmedium!

Th
- V.a. Imipenem, Clindamycin, Metronidazol, Resistenz gegen Aminoglykoside, zunehmend gegen Penicilline
- Chirurgische Sanierung

Pro Perioperative Antibiotikaprophylaxe bei OP im Bereich des Darms

■■■ 3.4.2 Bacillus anthracis

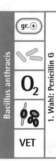

Err Grampositives, aerobes Stäbchen, **Sporenbildner** (Endosporen)

Erkr Milzbrand (v.a. bei Tieren vorkommend)

Epi
- Ubiquitäres Vork, obligat pathogener Keim, der v.a. Personen mit Tierkontakt befällt
- Aufnahme erfolgt über Hautläsionen, Ingestion, Inhalation

Pg/Kli Err sezernieren an Infektionsstelle Milzbrandtoxin ⇒ Ödem, Hämorrhagie, Nekrose:
- **Hautmilzbrand** (1): Pustula maligna mit schwarz-nekrotischem Zentrum und ödematösem Randsaum; durch Toxinämie und Septikämie Letalität 20% (unbehandelt)
- **Lungenmilzbrand** (2): schwere Pneumonie mit Fieber, Dyspnoe und massivem Ödem in Nacken-, Thorax- und Mediastinalbereich; Lungenblutung; verläuft rasch tödlich
- **Darmmilzbrand** (3): schwere Enteritis mit blutig-serösen Stühlen und Aszitesbildung
- **Milzbrandseptikämie**

Di Tieranamnese, Mikroskopie, Kultur (Speziallabor: Kontaminationsgefahr!), Anti-Milzbrandtoxin-Ak-Nachweis, ELISA

Th
- 1. Wahl Penicillin G
- Alternativ Tetrazyklin, Makrolid (z.B. Clarithromycin)

Pro
- Erkrankte und tote Tiere meiden
- Impfstoff aus attenuierten Bakterien verfügbar (für Menschen mit Berufsrisiko)

Mpf Verdacht, Erkrankung, Tod

50 Spezielle Bakteriologie

■■■ **3.4.3 Listeria monocytogenes**

Allg Einzige medizinisch bedeutsame Listerienform

Err Grampositives, peritrich begeißeltes ⇒ bewegliches, nichtsporenbildendes Stäbchen, das sich aerob und anaerob vermehren kann (fakultativ anaerob)

Epi Ubiquitäres Vork, Übertragung: Haustiere, Lebensmittel (Milch, Käse), transplazentar; (13/100 000 Lebendgeburten); 2/3 d. Infekt.: b. Immunkompromitierten

Pg/Kli

Lokale Listeriosen	
Glanduläre Form	Mit Lk-Schwellungen im Halsbereich bei oraler Aufnahme
Okuläre Form	Mit eitriger Konjunktivitis
Hautlisteriose	Eitrig-pustulöse Erkrankung mit Lymphangitis
Systemische Listeriosen	
Sepsis	Klassische Sepsis mit Fieber, Splenomegalie, Schock, z.T. ausgeprägte Monozytose (→ Listeria **monocytogenes**); Letalität 50%
Meningitis	Oft subakuter Verlauf, im Liquor mononukleäre Zellen nachweisbar
Schwangerenlisteriose	V.a. im 3. Trimenon, Fieber, Schüttelfrost, Rückenschmerzen, z.T. Endometritis, Plazentitis mit Abort; evtl. transplazentare Infektion des Fetus
Listeriose des Föten und Neugeborenen	Granulomatosis infantiseptica bei intrauteriner Infektion mit multiplen Herden in Leber, Milz, Gehirn, Nieren; Letalität fast 100%; bei perinataler Infektion Meningitis oder Sepsis

Di Err-Nachweis durch Anzüchtung auf Spezialnährböden

Th Aminopenicilline (Ampicillin) + Aminoglykosid; sonst: Cotrimoxazol (CAVE: nicht während Schwangerschaft)

Pro Erkrankte isolieren, Exposition von Schwangeren vermeiden (keine Rohmilchprodukte), Genuss roher Lebensmittel (v.a. Milchprodukte) vermeiden

Mpf Namentliche Labormeldung bei Erregernachweis

■■■ **3.4.4 Erysipelothrix rhusiopathiae**

Err - Grampositives, fakultativ anaerobes, unbewegliches Stäbchen
- Wächst auf einfachem Blutagar

Erkr Schweinerotlauf, Rotlauf

Epi Infektion des Menschen bei Kontakt mit infektiösem tierischen Material über Hautläsionen

Kli - Inkubationszeit 1-3 Tage → deutlich abgegrenzte, bläulichrote, quaddelartige Schwellung (sog. Erysipeloid), Begleitlymphangitis, Lymphadenitis
- Selten Generalisation: Sepsis, Endokarditis

Di Mikroskopisch und kulturell, Identifizierung anhand der „Bunten Reihe"

Th - Penicillin G

Anm Bei Schweinen meist letal

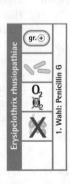

Grampositive Stäbchen 51

■■■ 3.4.5 Corynebacterium diphtheriae

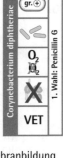

- **Err**
  - Grampositive, keulenförmige Stäbchen, die unter aeroben und anaeroben Bedingungen wachsen (fakultativ anaerob), Polkörperchen in Neisser-Färbung
  - Einziges medizinisch bedeutsames Corynebacterium
- **Erkr** Diphtherie
- **Epi**
  - Weltweit verbreitet, besonders bei engen Wohnraumverhältnissen in Städten, v.a. in Osteuropa
  - Tröpfcheninfektion über Rachenschleimhaut oder Hautverletzungen
- **Pg/Kli**
  - Inkubationszeit 2-6 Tage → lokale Err.ansiedelung → Exotoxinbildung ⇒ Hemmung der Proteinbiosynthese ⇒ Zellzerstörung und Pseudomembranbildung (Krupp), Myokarditis, periphere Nervenlähmungen
  - Plötzlicher Krankheitsbeginn mit Fieber, Halsschmerzen und ödematos verdicktem Halsbereich; Wunddiphtherie bei Infektion von Hautverletzungen, z.B. Nabelschnur
  - Erkrankung hinterlässt nur geringe Immunität!
- **Di** Abstrich, Err-Nachweis auf tellurithaltigen Nährböden und anhand der „Bunten Reihe", Neisser-Färbung, zum Toxinnachweis Immundiffusionstest nach Elek
- **Th**
  - Antitoxingabe! CAVE: anaphylaktische Reaktion, da Pferdeserum
  - Penicillin G oder Erythromycin zur Erregerelimination
- **Pro** Isolierung von Erkrankten, Schutzimpfung (Auffrischung alle 10 Jahre) mit Totimpfstoff
- **Mpf** Verdacht, Erkrankung und Tod

■■■ 3.4.6 Clostridien

- **Allg**
  - Wichtige Spezies: C. perfringens, C. tetani, C. botulinum, C. difficile
  - Bis auf C. perfringens peritrich begeißelt
  - Bilden starke Hämolysine und wirken im Gewebe proteolytisch
  - Speziesspezifische Exotoxine mit antigener Wirksamkeit
  - Obligat anaerobe Sporenbildner

■■■ 3.4.7 Clostridium perfringens

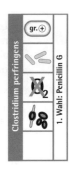

- **Err** Grampositives, **obligat anaerobes**, sporenbildendes, unbewegliches Stäbchen
- **Epi** Ubiquitäres Vorkommen (Erdreich, Darmflora)
- **Pg/Kli**
  - Gasbranderreger!
  - Kontamination von Wunden, v.a. Quetschwunden, Wundtaschen etc. ⇒ Keimvermehrung und Toxinbildung ⇒ Nekrose ⇒ toxininduzierter Schock und Tod → Inkubationszeit 2 Tage → perakute Schwellung im Wundbereich mit Gasbildung (Knistern bei Palpation), bräunlicher Verfärbung und Entleerung stinkender Flüssigkeit
- **Di**
  - Klinisch, da kultureller Nachweis zu lange dauert
  - Abstrich und Anzucht, Identifikation durch biochemische Leistungsprüfung
- **Th** Chirurgische Sanierung, bis hin zu Resektion und Amputation (rasches Handeln entscheidet über Lebensrettung); Penicillin G, hyperbare O_2-Therapie
- **Pro** Gute Wundversorgung im Verletzungsfall

Spezielle Bakteriologie

3.4.8 Clostridium tetani

- **Err**
  - Grampositives, sporenbildendes, **obligat anaerobes** Stäbchen mit Begeißelung
  - Kulturelles Wachstum auf bluthaltigen Nährmedien
- **Epi** Ubiquitär im Erdreich verbreitet, durch Sporenbildung resistent gegen Umwelteinflüsse
- **Pg/Kli**
  - Infektion durch Wundkontamination → Vermehrung unter anaeroben Bedingungen, z.B. tiefe Wunden, Zertrümmerungen, Nekrosen, auch septische Aborte/Zustand nach Bauchoperationen → Toxinbildung (Tetanospasmin) → Toxinausbreitung in den Vorderhörnern von Rückenmark u. Hirnstamm mit Blockade der postsynaptischen Inhibition spinaler Motoneurone ⇒ Muskelkrämpfe ⇒ Tod
  - Inkubationszeit wenige Tage bis 60 Tage
  - Anfangs gesteigerte Reflexe, später generalisierte tonisch-klonische Krämpfe
- **Di** Nachweis des Tetanustoxins im Patientenserum durch Tierversuch
- **Th**
  - In jedem Fall chirurgische Herdsanierung
  - Spezifisch: humanes Anti-Tetanus-Toxin-Serum (passive Schutzimpfung)
  - Symptomatisch: krampflösende Medikamente, Muskelrelaxanzien, dabei zumeist mechanische Beatmung nötig
- **Pro** Aktive Schutzimpfung, Auffrischung bei Verletzungen

3.4.9 Clostridium botulinum

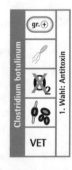

- **Err** Grampositives, sporenbildendes, **obligat anaerobes**, begeißeltes Stäbchen
- **Epi** Ubiquitär verbreitet
- **Pg/Kli**
  - Kontamination von Lebensmitteln, v.a. von Konserven ⇒ Toxinproduktion (Botulinustoxin ist hitzelabil)
  - Enterale Toxinaufnahme
    - → Nach 12-36 h Hemmung der cholinergen Erregungsübertragung
    - → Lähmung der gestreiften Muskulatur
    - ⇒ Leichte Lähmung der Augenmuskulatur, Mundtrockenheit, Sprach-/Schluckstörung → Später Atemlähmung und Tod
  - Säuglingsbotulismus: Aufnahme von Sporen mit Nahrung → Auskeimung und Vermehrung der Clostridien → Toxinbildung (Letalität < 1%)
- **Di** Toxinnachweis im Tierversuch
- **Th**
  - Symptomatisch (Beatmung)
  - Antitoxingabe
- **Pro** Einhaltung der Hygienevorschriften bei der Herstellung von Konserven
- **Mpf** Verdacht, Erkrankung und Tod
- **Bem** Wird als lokale Injektion bei Achalasie und Falten eingesetzt

Grampositive Stäbchen 53

■■□ **3.4.10 Clostridium difficile**

Err — Grampositives, sporenbildendes, **obligat anaerobes**, bewegliches Stäbchen

Pg/Kli — Langdauernde orale antibiotische Therapie
⇒ Zerstörung der normalen Darmflora
⇒ Begünstigung der Vermehrung von C. difficile
⇒ Toxinbildung
⇒ Pseudomembranöse Kolitis, hämorrhagische Diarrhö

Di — - Anzüchtung auf Selektivnährböden
- Immunologischer Toxinnachweis

Th — - Metronidazol p.o. (praktisch keine Resistenzen beobachtet)
- Vancomycin oder Teicoplanin p.o. oder i.v.

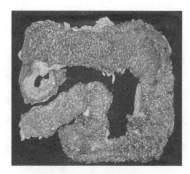
Pseudomembranöse Kolitis
(IMPP-Prüfungsabbildung)

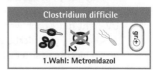
1.Wahl: Metronidazol

■■■ **3.4.11 Actinomyces**

Err — - Medizinisch wichtige Spezies: Actinomyces israelii
- Wurde wegen myzelialen Wachstums lange Zeit für Pilz gehalten
- Grampositives, **anaerobes bis mikroaerophiles** Stäbchen der normalen Mundflora

Erkr — Aktinomykose

Pg/Kli — - Subakuter bis chronischer, eitriger Infektionsprozess der Zervikofazialregion mit Abszess- und Fistelbildung, v.a. nach Verletzungen oder bei kariösen Zähnen
- Meist Mischinfektion mit Streptokokken, Fusobakterien, Bacteroides
- Bei Abwehrschwäche hämatogene Metastasierung möglich

Di — Mikroskopischer Nachweis von Drusen (= Konglomerate aus verzweigten Bakterienzellen und Leukozyten)

Th — - Aminopenicilline
- Chirurgische Sanierung

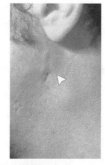
Aktinomykose
(entnommen aus Derma pocket)

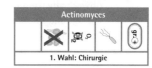
1. Wahl: Chirurgie

54 Spezielle Bakteriologie

3.5 (Partiell) Säurefeste Stäbchen

■■■ 3.5.1 Tuberkulosebakterien
Form - Mycobacterium tuberculosis
- Mycobacterium bovis (klinisch in Europa nicht relevant)

■■■ 3.5.2 Mycobacterium tuberculosis

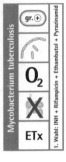

Err
- Obligat aerobe, unbewegliche, nichtsporenbildende, säurefeste Stäbchen
- Wachsen auf lipidhaltigen Nährmedien, langsames Wachstum, hohe Resistenz gegen Umwelteinflüsse

Epi
- Mensch als einziges Erregerreservoir
- Übertragung durch Tröpfcheninfektion
- Vermehrungsfähigkeit in feuchtem/getrocknetem Sputum bis zu 6 Wo
- UV-Licht führt nach wenigen Stunden zum Absterben
- Ausbreitung gefördert durch beengte Wohnverhältnisse und schlechte Resistenzlage
- Weltweit mehr als 3 Mio. Todesfälle/Jahr

Pg
- Inhalation der Erregers → Phagozytose durch Alveolarmakrophagen, hier Persistenz und Vermehrung → Infiltration hilärer und mediastinaler Lk
- In 90% Ausbildung einer ausreichenden, T-Zell-vermittelten Immunität mit Konsolidierung des sog. Primärkomplexes
- Bei mangelnder Abwehr Dissemination und Manifestation in verschiedenen Organsystemen (5%)
- In weiteren 5% Reaktivierung des Primärkomplexes, z.B. bei Immunsuppression

PPh
- Unspezifische Immunabwehr ungenügend: Erreger persistiert intrazellulär, wird durch wachsartige Zellwand vor Abtötung in nichtaktivierten Makrophagen geschützt
- Spezifische Immunität ist T-Zell-vermittelt
  ⇒ Aktivierung von Makrophagen durch MAF (makrophagenaktivierender Faktor)
  ⇒ Granulombildung und Tuberkelabtötung

Kli
- Chronisch verlaufende Erkrankung, Inkubationszeit 4-6 Wo
- **Primäre Miliartuberkulose:** bei schlechter Abwehrlage lymphogene und hämatogene Aussaat mit Bildung hirsekornartiger Granulome in multiplen Organen

Tuberkulose, Granulom
(IMPP-Prüfungsabbildung)

- **Landouzy-Sepsis:** bei extrem schlechter Infektabwehr werden keine Granulome mehr gebildet, die Tuberkel können sich ungehindert ausbreiten, Bildung areaktiver Nekrosen; hohe Mortalität
- **Primäre tuberkulöse Meningitis:** im Rahmen der Primär-Tbc durch hämatogene Streuung, v.a. bei Kleinkindern; langsamer Beginn mit Befall der Schädelbasis und Lymphozytose im Liquor
- **Postprimär- oder Reaktivierungstuberkulose:** bei ca. 10% Übergang der Primär-Tbc in eigentliche Organ-Tbc sofort (5%) oder nach Jahren (5%); Ursache ist eine Schwächung der Immunität durch Alkoholismus, Unterernährung, HIV, Diabetes etc.; betroffen v.a. Lunge, Lymphknoten, Urogenitalsystem und Knochen

(Partiell) Säurefeste Stäbchen

Di
- Material: Sputum, Magensaft, Urin, Pleurabiopsie, Liquor, Abstriche, Biopsiematerial
- Mikroskopisch nach Ziehl-Neelsen-Färbung (→ S.24)
- Kultur langwierig, Ergebnis erst nach 3-6-8 Wo
- PCR schnellster Nachweis
- Tine-Test: intracutane Verabreichung von Tuberkulin, Infiltration bei Kontakt oder Zustand nach Impfung, Screening-Test

Th
- Mind. 6 Mo Th zunächst mit Kombination aus Isoniazid (INH), Rifampicin, Ethambutol und Pyrazinamid (→ S.86)
- Nach 2 Monaten Übergang auf Isoniazid und Rifampicin (→ S.87)
- Resistenzlage beachten

Pro
- Expositionsprophylaxe durch Isolierung von Patienten mit offener Tbc (bei Lungenkavernen mit Anschluss ans Bronchialsystem)
- Schutzimpfung: BCG (= Bacille Calmette Guerin), Lebendimpfung, die inkomplette Immunität für 5-10 Jahre induziert, nur bei hoher Prävalenz
- Prophylaktische Chemo-Th mit INH für 6 Mo bei Personen mit Tuberkulin-Test-Konversion oder erhöhter Infektionsgefahr bei Kontaktpersonen

Mpf   Erkrankung und Therapieverweigerung

3.5.3 Mycobacterium leprae

Err
- Säurefestes Stäbchen; obligat intrazellulärer Erreger
- Kultivierung der Erreger in vitro bisher nicht gelungen
  ⇒ Anzucht in Mäusen und Gürteltieren

Epi
- Einziges Erregerreservoir ist der Mensch
- Weltweit ca. 12 Mio. Erkrankte, ausschl. in Ländern der dritten Welt
- Übertragung: Hautkontakt ⇒ Verletzungen; Inkubationszeit Monate bis Jahre

Kli
- Obligat intrazellulärer Erreger überlebt in Makrophagen und Schwannschen Zellen ⇒ Aktivierung der zellvermittelten Immunität ⇒ lymphohistiozytäre Infiltration infizierter Gewebe, je nach Abwehrlage tuberkuloide Form mit günstiger Prognose bzw. lepromatöse Lepra mit schlechter Prognose
- Zielgewebe sind Haut, Schleimhäute, Nervengewebe, Makrophagen, Schwannsche Zellen der Nervenscheiden

Di
- Mikroskopischer Nachweis aus Läsionen
- Lepromintest: dient der Unterscheidung der Lepraformen, Extrakt aus Leprom wird in gesunde Haut injiziert, bei lepromatöser Form zeigt sich keine Reaktion

Th   Dapsone, Clofazimine, Rifampicin, Fluorochinolone, Macrolide

Pro   Kontrolle von Kontaktpersonen alle 6-12 Mo bis zu 5 J lang

Mpf   Namentliche Labormeldung

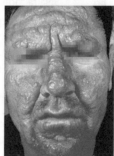

Lepra lepromatosa
(entnommen Derma pocket)

Spezielle Bakteriologie

3.5.4 MOTT[1]/ Atypische Mykobakterien

Err
- Morphologie und kulturelles Verhalten weitgehend Tuberkeln entsprechend
- Vorkommen in Wasser, Erdboden und Schleimhäuten des Menschen
- Meist nicht von Mensch zu Mensch übertragbar

Kli Opportunistische Err: bei herabgesetzter zellulärer Infektabwehr (v.a. bei HIV-Infektion) chron. verlaufende Mykobakteriosen mit Fieber und generalisierter Lymphadenopathie; in 80% durch Mycobacterium avium intracellulare

Di Kultur, Mikroskopie, PCR

Th Schwierig, bei Patienten oft keine Ausheilung zu erreichen: Gabe von Clarithromycin, Fluorochinolone, Ethambutol und Rifabutin, Th der Grundkrankheit

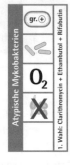

3.5.5 Nocardien

Err Filamentöse, obligat aerobe, grampositive, säurefeste Stäbchen, wachsen auf gewöhnlichem Nährmedien

Epi Ubiquitäres Vork im Erdboden, Infektionen selten, in den USA ca. 500-1000 Fälle/Jahr

Pg/Kli Infektion über Respirationstrakt oder Hautwunden bei immunsuppr. Patienten, meist Mischinfektionen → Hauptmanifestationen: Bronchopneumonien, systemische Nocardiosen (Sepsis, disseminierte Abszesse), kutane und subkutane Abszesse

Di Mikroskopischer und kultureller Erregernachweis, Speziesdifferenzierung anhand von Zellwandbestandteilen

Th Cotrimoxazol, bei Sepsis Cefotaxim und Imipenem, lebenslange Th bei Aids

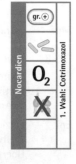

3.6 Spirochäten

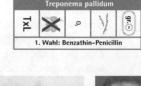

3.6.1 Spirochäten

Err Spialralförmige, gramnegative Bakterien

Eint Zwei Familien
- Spirochaetaceae: wichtige Gattungen Treponema und Borrelia
- Leptospiraceae: Leptospira

3.6.2 Treponema pallidum

Err
- Dünne, spiralig gekrümmte, bewegliche Bakterien
- In Gram-Färbung schlecht anfärbbar (gramnegativ), kulturell nicht anzüchtbar; Darstellung nach Spezialfärbung ⇒ Dunkelfeldmikroskopie

Epi
- Mensch = einziger Wirt; weltweite Verbreitung v.a. bei Promiskuität (HWG-Personen, → S.37)
- Übertragung über Schleimhautläsionen durch Geschlechtsverkehr und transplazentar

Erkr Lues, Syphilis

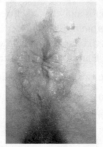

Lues II, Condylomata lata
(aus Derma pocket)

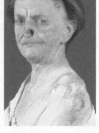

Lues III
(aus Derma pocket)

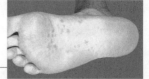

Lues II, Syphilid
(aus Derma pocket)

---

[1] Mycobacteria other than tuberculosis

Spirochäten

Pg/Kli	- **Lues I** (Primärstadium): Inkub.zeit 10-90 Tage → Primäraffekt mit derber, indolenter, geschwürig zerfallender Infiltration (= harter Schanker), regionäre Lymphadenitis; narbige Abheilung des Ulkus nach 3-6 Wo

- **Lues II**: nach 6Wo-6Mo generalisierte Lymphadenopathie bei 25% der Unbehandelten, makulopapulöse Exantheme an Stamm u. proxim. Extremitäten, nässende Condylomata lata in Hautfalten, Fieber, Pharyngitis, in 40-50% Spirochäten im Liquor, meist keine Neurologie, weißliche Plaques muqueuses auf Schleimhäuten → Abklingen nach 2-6Wo
- **Latenz**: symptomfreies Stadium, serol. Reaktionen jedoch positiv, Dauer Mo bis Jahre; hier keine horizontale, nur vertikale Transmission
- **Lues III**: tuberonodöse Syphilide = derbe, braunrote, linsengroße Hautknötchen; Endarteriitis obliterans der Vasa vasorum mit Mesaortitis luica und evtl. Aneurysma dissecans; Gummen = Granulome in Knochen, Haut und Schleimhäuten; Neurolues: meningovaskuläre Form mit Befall meningealer Gefäße mit neurologischen Ausfällen sowie Anfällen; parenchymatöse Form mit progressiver Paralyse (Demenz, Größenwahn) und Tabes dorsalis (Degeneration der Rückenmarkshinterstränge ⇒ Schmerzen, Verlust des Temperatur- und Vibrationsempfindens, Ataxie)
- **Lues connata**: im Frühstadium Bläschen an Händen/Füßen, Coryza syphilitica (blutiger Schnupfen) Hepatosplenomegalie, sehr ansteckend; bei Manifestation nach 4. Lj. (L. connata tarda) Sattelnase, Tonnenzähne, Periostitis, Keratitis, Innenohrschwerhörigkeit, nicht ansteckend

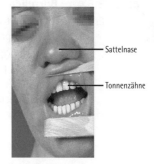

Lues connata tarda
(entnommen aus Derma pocket)

Tests	**Treponema-pallidum-Hämagglutinationstest (TPHA), spezifisch:** Suchreaktion; wenn positiv, Erkrankung wahrscheinlich; wenn negativ, keine Infektion oder noch keine Ak (erste 2 Wo nach Infektion), lebenslang positiv
	Fluoreszenz-Treponema-Ak-Absorptionstest (FTA-Abs-Test): wird ca. 2 Wo nach Infektion positiv, Reaktivität auch nach Ausheilung noch jahre-/lebenslang erhalten; zur Bestätigung bei positivem TPHA
	Veneral Disease Research Laboratory (VDRL-Test = Kardiolipin-Mikroflockungstest): weist Ak nach, die bei erfolgreicher Therapie nicht mehr vorhanden sein dürfen; negativ: keine Th-Bedürftigkeit bei pos. TPHA und VDRL; nicht spezifisch
Di	- Erregernachweis aus Läsionen im Primär- und Sekundärstadium
	- Serologisch: TPHA, FTA-Abs-Test, VDRL-Test; Titer > 1:16 ⇒ Th-bedürftige Syphilis, bei niedrigeren Titern Kontrolle
	- IgM bei frischer Infektion (behandlungsbedürftig)
Th	- Frühsyphilis, sekundär, frühlatent (Infektion liegt < 2 Jahre zurück): 1 x 2,4 Mio IE Benzathin-Penicillin i.m.
	- Spätlatent/Tertiär: Benzathin-Penicillin 3 x 2,4 Mio IE i.m. im Abstand von 1Wo
	- Neurosyphilis: Penicillin G 12-24 Mio IE i.v. für 10-14 Tage
Cave	Jarisch-Herxheimer-Reaktion: massiver Erregerzerfall bei Therapiebeginn mit Fieber, Kreislaufdekompensation; Therapie mit Glukokortikoiden
Pro	Kondome
Mpf	Namentliche Meldung von Therapieverweigerern; Labormeldung

58 Spezielle Bakteriologie

■□□ **3.6.3 Treponema pallidum pertenue**
Erkr Frambösie
Epi Übertragung durch Schmierinfektion, v.a. in den Tropen
Pg/Kli - Nach 3-4 Wo schmerzlose, himbeerartige, rote Papel
(frz. framboise = Himbeere), evtl. ulzerierend → Abheilung
- Generalisation nach 6-12 Wo (Sekundärst.): Hyperkeratosen, Ostitis, Periostitis
- Tertiärstadium: gummenartige Läsionen mit Ulzerationen, Entstellungen
Th Penicillin G

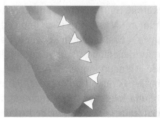

■□□ **3.6.4 Borrelien**
Err Gramnegative, bewegliche, mikroaerophile Schraubenbakterien

Wichtige Gattungen
- Borrelia burgdorferi
(Lyme-Erkrankung)
- Borrelia recurrentis
(Rückfallfieber, → S.59)

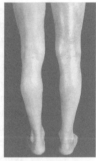

Borreliea burgdorferi
Lymphadenosis cutis
(entnommen aus Derma pocket)

Borrelia burgdorferi
Acrodermatitis chronica atrophica
(entnommen aus Derma pocket)

■■■ **3.6.5 Borrelia burgdorferi**
Epi Weltweites Vork; Anthropozoonose, Erregerreservoir sind Nagetiere und Rehe, Vektoren sind Zecken (Ixodes ricinus)
Erkr Lyme-Borreliose
Kli Zeckenbiss → lymphohämatogene Dissemination → Inkubationszeit 3-30 d:
Stadium I: Erythema chronicum migrans
- **Stadium II**: Lymphadenosis cutis benigna, lymphozytäre Meningoradikulitis Garin-Bujadoux-Bannwarth, Perimyokarditis mit AV-Block
- **Stadium III**: Acrodermatitis chronica atrophicans, Arthritis, selten chronische Enzephalomyelitis
Di - Ak-Nachweis mittels ELISA oder Immunfluoreszenz
- Direkter Erregernachweis in Haut/Gelenkpunktat; PCR
- Lebendbeobachtung mittels Dunkelfeld- oder Phasenkontrastmikroskop, Kultur sehr aufwendig
Th - Im Stadium I: Tetrazykline, Ampicillin, danach Cephalosporine
- Bei Kindern Penicillin, Erythromycin
Pro Repellenzien (Hautmittel, das durch seinen Geruch Insekten vertreibt, z.B. Diethyltoluamid = Autan®)
Mpf Keine Meldepflicht

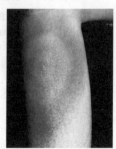

Erythema chronicum migrans
(IMPP-Abbildung)

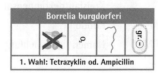

Spirochäten

■■■ 3.6.6 Borrelia recurrentis

Epi Epidemien in Zeiten verminderter Hygiene; Reservoir v.a. Nagetiere, Vektoren sind Kleiderläuse

Erkr Rückfallfieber

Kli
- Erreger können auch unverletzte Haut durchdringen; 5-8 Tage Inkubation
- Erster Fieberschub durch Endotoxine → nach 3-7 Tagen Abfall und mehrtägiges fieberfreies Intervall → erneuter Schub durch Ag-Modifikation

Di Blutentnahme während eines Fieberschubs → mikroskopischer Erregernachweis mittels Dunkelfeld- oder Phasenkontrastmikroskop, ggf. Tierversuch

Th Penicillin G, evtl. Tetrazykline

Pro Verbesserte Hygiene, Vektorsanierung, Repellenzien

Mpf Verdacht, Erkrankung, Tod

■■■ 3.6.7 Leptospiren

Err Mit üblichen Methoden nicht darstellbares, bewegliches, aerobes Schraubenbakterium; pathogene Art: Leptospira interrogans (Serovariante: L. icterohaemorrhagiae); Identifizierung im Dunkelfeld- und Phasenkontrastmikroskop

Epi Weltweit verbreitete Anthropozoonose; Erregerreservoir sind Nagetiere und domestizierte Säugetiere; Übertragung über kontaminiertes Wassers und infizierte Tiere

Pg/Kli
- Erreger persistiert z.T. lebenslang in Nierentubuli → Ausscheidung über Urin → Aufnahme über Haut und Schleimhaut → Vermehrung in regionären Lymphknoten → hämatogene Aussaat in Niere, Leber, ZNS
- Inkubationszeit 7-13 Tage → erster Fieberschub mit grippeähnlichen Symptomen →
  1.) **Anikterische Form:** aseptische Meningitis und milderer Verlauf oder
  2.) **Ikterische Leptospirose** (= M. Weil, L. icterohaemorrhagiae): generalisierte Vaskulitis mit hämorrhagischer Diathese, Leber- und Nierenfunktionsstörung durch O_2-Mangel, kardiovaskulären Symptomen und Bewusstseinsstörungen

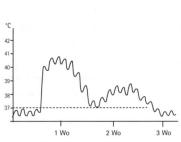

Typische Fieberkurve bei M.Weil

Di
- Ak-Nachweis mittels Agglutinationstest (Verfahren der Wahl)
- Kultur aus Blut, Urin, Liquor, Biopsien mit 3-4wöchiger Bebrütung in Spezialmedien möglich, aber langwierig

Th
- Krankheitsverlauf nur beeinflussbar bei Th-Beginn in den ersten 4 Tagen
- Penicillin G (Mittel der Wahl)

Pro Impfung von Hunden, Vermeiden des Kontakts (Tragen von Handschuhen)

Mpf Namentliche Labormeldung

60 Spezielle Bakteriologie

3.7 Obligate Zellparasiten

3.7.1 Rickettsien

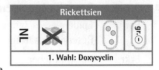

Err Gramnegative, pleomorphe, kokkoide, obligat intra-zelluläre Bakterien (Ausnahme Rochalimea); pathogene Gattungen: Coxiella, Rickettsia, Rochalimea

Epi
- Erreger leben in Zellen des Verdauungstrakts von Läusen, Flöhen, Zecken und Milben
- Übertragung auf Menschen durch Stich

Err	Erkr	Kli	Vork
Rickettsia prowazeki	Klassisches Fleckfieber	S.u.	Mittel-, Südamerika, Afrika
Coxiella burneti	Q-Fieber, Queensland / Query fever	S.u. (→ S.61)	
Rickettsia typhi	Murines Fleckfieber (Läuse, Flöhe)	Symptomatik wie Fleckfieber	
Rickettsia rickettsi	Zeckenbissfieber, Rocky-Mountain-spotted fever (Lehrbuchübersetzung: „Felsengebirgsfieber")	Fieberkontinua über 2-3 Wo, makulopapulöses Exanthem an Extremitäten, Enzephalitis, Ulcus mit rotem Saum an der Bissstelle	In den USA, (sub-)trop. Ländern
Rickettsia tsutsugamushi	Tsutsugamushi-Fieber	Symptome wie Fleckfieber, dazu schmerzhafte Lymphadenitis	In Japan, SO-Asien
Bartonella	Bartonella quintana: nahezu ausgestorben Bartonella bacilliformis: Fieber, Schüttelfrost, Anämie; Bartonella henselae: Katzenkratzkrankheit, bacilläre Angiomatose bei Aids		

3.7.2 Rickettsia prowazeki

Erkr Epidemisches Fleckfieber, epidemischer Flecktyphus

Epi Übertragung durch Kleiderläuse, in Europa durch verbesserte hygienische Verhältnisse praktisch ausgerottet, in Afrika (v.a. Äthiopien, Ruanda, Burundi) und in Andenhochtälern in Südamerika weiterhin lokale Epidemien

Pg/Kli
- Ausscheidung der Erreger mit Läusekot → Inhalation oder Aufnahme durch Hautverletzungen → Phagozytose → Aufnahme in Endothelzellen kleiner Blutgefäße → intrazelluläre Keimvermehrung → Vaskulitis mit Verschluss der Gefäße
- Inkubationszeit 10-14 Tage → rascher Fieberanstieg mit Myalgien, Kopfschmerzen, pulmonalen und kardialen Symptomen → nach 4 Tagen makulopapulöses Exanthem (= Fleckfieberroseolen) → Enzephalitis (Bewusstseinsstrg. bis Koma), Bulbärparalyse
- Brillsche Krankheit: Fleckfieberspätrezidiv noch 10-20 Jahre nach Primärinfektion

Di Serologischer Ak-Nachweis mittels Weil-Felix-Reaktion (Kreuzreaktion mit Proteus-Serotypen); Tierversuch nur im Ausnahmefall

Th Tetrazykline (z.B. Doxycyclin; schneller Therapiebeginn erforderlich) für 10 Tage

Pro Hygiene! Entlausung

Mpf Namentliche Labormeldung

Obligate Zellparasiten

3.7.3 Coxiella burneti
- **Erkr** Q-Fieber (Queensland- bzw. Query-Fieber)
- **Epi**
  - Einzige in Mitteleuropa verbreitete Rickettsiose, Zecken als Zwischenwirte
  - Infektionsquellen für den Menschen sind Schafe, Ziegen und Rinder, v.a. trächtige Tiere und Tiere nach dem Wurf
  - Keine Übertragung von Mensch zu Mensch
- **Kli** Inhalation erregerhaltigen Staubs → Fieber, atypische Pneumonie, Endokarditis, z.T. mit Thrombopenie und Hypergammaglobulinämie
- **Di** Ak-Nachweis (routinemäßige Durchführung bei bakteriologisch negativer Endokarditis oder granulomatöser Hepatitis)
- **Th** Antibiotische Therapie (Doxycyclin) bei Endokarditis meist nicht ausreichend, Klappenersatz notwendig
- **Pro** Immunisierung beruflich exponierter Personen
- **Mpf** Namentliche Labormeldung

3.7.4 Chlamydien
- **Err** **Obligate Zellparasiten**; kleine, gramnegative Bakterien, Vork in zwei Formen:
  - Elementarkörperchen: überleben außerhalb der Wirtszelle, infektiöse Form
  - Initialkörperchen: Vermehrung innerhalb der Wirtszellen

3.7.5 Chlamydia psittaci
- **Erkr** Ornithose, Psittakose
- **Epi** Natürliche Wirte sind Vögel, v.a. Papageien (hier Infekte des Respirations-, Genital- und Verdauungstraktes sowie der Konjunktiven)
- **Pg/Kli** Inhalation erregerhaltigen Staubs (auch Tröpfcheninfektion) → nach 1-3 Wo Fieber, Kopfschmerzen, atypische Pneumonie
- **Di** Ak-Nachweis in KBR (Cave: Kreuzreaktion mit anderen Chlamydien)
- **Th** Makrolide (z.B. Erythromycin) und Tetrazykline (z.B. Doxycyclin)
- **Pro** Problematisch, Ausrottung infizierter Vogelbestände, tetrazyklinhaltiges Vogelfutter bei importierten Vögeln
- **Mpf** Namentliche Labormeldung

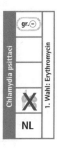

3.7.6 Chlamydia pneumoniae
- **Epi** Hoher Durchseuchungsgrad ab Schulkindalter, Nachweis auch in atherosklerotischen Plaques (!)
- **Kli** Akute Atemwegsinfektionen (10% der Pneumonien), gelegentlich chronischer Verlauf

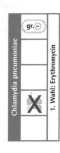

3.7.7 Chlamydia trachomatis
- **Epi** Übertragung durch engen Kontakt; einziger Wirt ist der Mensch
- **Pg/Kli**
  - (1) **Trachom**: chronische Keratokonjunktivitis, v.a. bei mangelhafter Hygiene; häufige Ursache für Erblindung (weltweit)
  - (2) **Einschlusskörperchenkonjunktivitis**: akute eitrige Konjunktivitis des Neugeborenen (Infektion während Geburt), aber auch bei Erwachsenen nach Schwimmbadbesuch; Abheilung spontan nach 3-6 Monaten ohne Komplikationen

62 Spezielle Bakteriologie

- (3) **Genitalinfektionen**: Nicht-Gonokokken-Urethritis beim Mann; Urethritis, Zervizitis, Endometritis und Salpingitis bei der Frau
- (4) **Lymphogranuloma venerum**: Geschlechtskrankheit, v.a. in warmen Ländern bei schlechter Hygiene; zunächst herpetiforme Primärläsion an Infektionsstelle, später Ulkus mit regionärer Lymphadenopathie; unbehandelt: Verschluss der Lymphbahnen!

Di
- Direkter mikroskopischer Err-Nachweis
- Lymphogranuloma venerum: Ak-Nachweis mit KBR

Th Makrolide oder Tetrazykline (z.B. Doxycyclin)

Pro
- L. venerum: Kondome
- Trachom: Hygiene

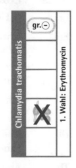

3.7.8 Mykoplasmen und Ureaplasmen

Err
- Kleinste Bakterien ohne feste Zellwand (⇒ nach Gram nicht anfärbbar)
- Darstellung duch Giemsa-Färbung
- Ureaplasmen spalten Harnstoff

Epi Weltweite Verbreitung; extrazelluläres Vork auf Schleimhäuten verschiedener Wirtsspezies; kleine Epidemien in Heimen, Schulen, Kasernen ...

Pg/Kli
- M. pneumoniae: aerogene Übertragung → Inkubationszeit 10-20 Tage; Keim haftet an Tracheal- und Bronchialschleimhaut
  ⇒ Zerstörung der Epithelzellen
  ⇒ Atypische Pneumonie mit Fieber, Kopfschmerzen, Husten; während oder nach akutem Infekt Folgeerkrankungen wie Erythema nodosum, hämolytische Anämie, Arthritis, Peri-/Myokarditis, Pankreatitis und Polyneuritiden
- M. hominis, Ureaplasma urealyticum: Infektionen des Urogenitaltrakts wie Urethritis; Prostatitis beim Mann; Salpingitis, Zervizitis, Pelvoperitonitis und Puerperalinfekte bei der Frau

Di
- Ak-Nachweis mittels KBR
- Kultivierung auf Spezialnährmedien
- Direktnachweis mittels DNA-Sonden zur Hybridisierung

Th Makrolide (z.B. Clarithromycin) und Tetrazykline (aufgrund fehlender Zellwand sind Zellwand-Synthesehemmer, wie Penicilline, Cephalosporine, Vancomycin hier wirkungslos, → S.71)

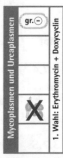

4. Mykologie

4.1	**Allgemeine Mykologie**	**64**
4.1.1	Mykosen	64
4.1.2	Morphologie und Stoffwechsel der Pilze	64
4.1.3	Vermehrung der Pilze	65
4.1.4	Diagnose und Therapie von Pilzinfektionen	65
4.2	**Erreger primärer Systemmykosen**	**66**
4.2.1	Histoplasma capsulatum	66
4.2.2	Coccidioides immitis	66
4.2.3	Blastomyces dermatitidis	66
4.2.4	Paracoccidioides brasiliensis	67
4.3	**Erreger opportunistischer Systemmykosen**	**67**
4.3.1	Candida	67
4.3.2	Aspergillus	68
4.3.3	Cryptococcus neoformans	68
4.3.4	Mukor-Mykosen	69
4.4	**Erreger von Hautmykosen**	**69**
4.4.1	Subkutane Mykosen	69
4.4.2	Malassezia furfur	69
4.4.3	Dermatophyten	70
4.5	**Antimikrobielle Therapie**	**70**
4.5.1	Grundbegriffe	70
4.5.2	Antibiotika	71
4.5.3	Resistenz	72
4.5.4	Resistenzbestimmung	72
4.5.5	Prinzipien der antibiotischen Therapie	72

4. Mykologie

4.1 Allgemeine Mykologie

■□□ 4.1.1 Mykosen

Def Durch Pilze verursachte Infektionskrankheiten

Pilze Eukaryontische, pflanzenähnliche Mikroorganismen ohne Fähigkeit zur Photosynthese; saprophytische, parasitische, carnivore oder symbiontische Lebensweise

Fungi imperfecti Pilze, die keine sexuellen Reproduktionsstrukturen produzieren, nur asexuelle Vermehrung

Eint nach Art des Err (DHS)	
Dermatophyten (1)	Hyphenbildende Pilze, die sich in Epidermis, Haaren und Nägeln ansiedeln
Hefen (2)	Pilze, die sich durch Sprossung oder Spaltung vermehren
Schimmelpilze (3)	Überziehen organische Substrate mit watteartigem, farbigem oder weißem Myzel

Eint nach Lok des Err	
Epidermale und follikuläre Mykosen	Sog. Dermatomykosen: Infektion: Haut, Haare, Nägel, v.a. durch Dermatophyten (Tinea corporis, Tinea pedis ...)
Subkutane, tiefe Mykosen	Sporotrichose, Chromomykose, Maduramykose
Primäre Systemmykosen	Exogen, durch primär pathogene Pilze (z.B. Histoplasmose)
Sekundäre Systemmykosen	Endogen, durch ursprünglich opportunistische Pilze (z.B. Kandidose)

■□□ 4.1.2 Morphologie und Stoffwechsel der Pilze

Feinstruktur der Pilzzelle	
Zellkern enthält Chromosomen + Nukleolus; Zytoplasma enthält Mitochondrien, Ribosomen + endoplasmatisches Retikulum; umgeben von Zytoplasmamembran und Zellwand (aus Kohlenhydratpolymeren), evtl. auch Polysaccharidkapsel	
Hefen	Ovale bis runde Einzeller, Ø ca. 5 µm; vermehren sich durch Sprossung („Sprosspilz")
Hyphen	Grundelemente filamentöser Pilze; verzweigte fadenförmige Strukturen aus Zellwand, Zellkern und Zytoplasma; bei echten Pilzen (Fungi) i.d.R. durch Septen unterteilt; Funktion: Substrataufnahme, Fortpflanzung
Pseudohyphen	Hyphenartige, kettenförmig aneinanderhängende Hefen (Sprossformen)
Myzel	Hyphengeflecht, sog. **Substratmyzel**: im Nährmedium **Luftmyzel** oberhalb davon
Pilzthallus	Pilzkolonie, Gesamtheit des Myzels
Dimorphismus	Einige Pilze können in Hefe- und Myzelform vorliegen, je nach herrschenden Umweltbedingungen

Allgemeine Mykologie

Schimmelpilze Überziehen organische Substrate mit watteartigem, farbigem oder weißem Myzel

Dermatophyten Bezeichnung für hyphenbildende Pilze, die sich in Epidermis, Haaren und Nägeln ansiedeln

Metabolismus Pilze sind obligate Aerobier; sie sind kohlenstoffheterotroph, d.h. sie benötigen aufgrund ihrer Unfähigkeit zur Photosynthese organische Nährsubstrate; saprophytäre Pilze benutzen tote Materie als Lieferant, biotrophe Pilze benötigen lebende Wirtsorganismen

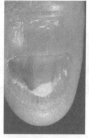

Onychomykose
(entnommen aus
Derma pocket)

4.1.3 Vermehrung der Pilze

Asexuelle Vermehrung	
Hyphen	- Zellkernteilung durch Mitose, Verlängerung der Zellwand kurz hinter der Spitze oder seitlich, Septenbildung → Wachstum zum Myzel
Hefen	- Zellsprossung; 1.: Zellwandausstülpung mit Tochterkern → Ausbildung einer Tochterzelle (=Blastokonidium), 2.: Abschnürung des Isthmus durch Septum
Fruktifikation: Bildung asexueller Sporen, wichtig zur Differenzierung	
Sexuelle Vermehrung	
Fusion von 2 Kernen haploider Partner zu diploider Zygote; durch Meiose ⇒ haploide, sexuelle Sporen	
Fungi imperfecti	
Auch Deuteromyzeten; keine sexuellen Reproduktionsstrukturen bekannt bzw. vorhanden	

4.1.4 Diagnose und Therapie von Pilzinfektionen

Di
- Mikroskopie: Nativpräparat (Haare, Haut, Nagelgeschabsel), Untersuchungsmaterial unter Deckglas mit KOH erhitzen, Färbungen mit Methylenblau, Lactophenolblau, PAS, Tusche
- Kultur: Übliches Kulturmedium ist Sabouraud-Agar mit Chloramphenicol und Cycloheximid
- Serologie: Ak-Nachweis im Serum
- Antigennachweis
- Kutantest
- Wood-Lampe bei Dermatomykosen: Quarzlampenbestrahlung ⇒ Fluoreszenz

Th
- Polyene (→ S.90): Binden an Membransterole der Pilze und zerstören ihre Struktur; Amphotericin B bei Systemmykosen, Nystatin bei Schleimhautmykosen
- Azolderivate (→ S.90): Imidazole, Triazole; fungistatisch wirksam durch Störung der Biosynthese des Membranergosterols; Beispiele: Miconazol/Clotrimazol zur topischen Anw., Ketoconazol, Voriconazol, Itraconazol und Fluconazol bei Systemmykosen
- Griseofulvin (→ S.91): Orale Applik. bei Dermatomykosen (kaum noch verwandt)
- Flucytosin (→ S.91): Interferiert mit der DNA-Synthese
- Echinocandine: Caspofungin b. invasiven Candidainfekten und Aspergillosen

Pneumocystis carinii
Ist ein zu Protozoen oder zu Pilzen gehörender Einzeller (→ S.140)

Mykologie

4.2 Erreger primärer Systemmykosen

4.2.1 Histoplasma capsulatum

Erkr Histoplasmose

Err Dimorpher Pilz; im Gewebe ausschließlich als Hefeform, in Kultur als Myzelform

Epi
- Endemisches Vorkommen in den USA, Mittel- und Südamerika, Indonesien, Afrika
- Lebensraum ist der Erdboden
- Infektion erfolgt durch Inhalation von Sporen (z.B. im Staub)

Kli
- Inhalation → Erreger-Aufnahme in Alveolarmakrophagen ⇒ Entwicklung: Hefeform → Vermehrung durch Sprossung → Entstehung kleiner Granulome, von denen die Erreger hämatogen disseminieren
- Befall von Milz, Lk und Leber, Ausbildung von Geschwüren in Mund, Nase und Darm
- In 90% klinisch stumme Infektion, bei Abwehrschwäche schwerer Verlauf

Di
- Untersuchungsmaterial: Bronchialsekret, Urin, Geschabsel (Abrasionsmaterial) von Infektionsherden
- Giemsa-Färbung: Nachweis Hefeformen in Makrophagen/polymorphkernigen Leukos
- Ak-Nachweis mittels KBR, Agar-Gel-Präzipitation oder Latexagglutination
- Kultur ist ebenfalls möglich

Th Itraconazol, Ketoconazol, Fluconazol; in schweren Fällen: Amphotericin B

4.2.2 Coccidioides immitis

Erkr Kokzidioidomykose, Wüstenrheumatismus

Err Atypisch dimorpher Pilz: in Kultur in Myzelform, im Gewebe als sog. Sphaerulae (= kugelige Gebilde, gefüllt mit bis zu 100 Endosporen)

Epi
- Endemisch in Wüstengebieten von Kalifornien, Arizona, Texas, Neumexiko und Utah
- Lebensraum ist der Erdboden

Kli
- Infektion durch Inhalation arthrosporenhaltigen Staubs
- 60% stumme pulmonale Infektion, auch schwere Pneumonien mit Kavernenbildung
- Selten hämatogene Dissemination: granulomatöse Entzündung Haut/Knochen/Meningen

Di
- Erregernachweis in Sputum, Eiter, Liquor oder Biopsien
- In frischem Material Nachweis der Sphaerulae möglich
- Ak-Nachweis mittels KBR, Latexagglutination oder Gelpräzipitation
- Kultur und Hauttest möglich

Th Amphotericin B oder Imidazole mit mäßigem Erfolg, meist Spontanheilung

4.2.3 Blastomyces dermatitidis

Erkr Nordamerikanische Blastomykose

Err Dimorpher Pilz

Epi
- Endemisch im Mississippi-Becken, Nordosten der USA, Mittelamerika und Afrika
- Vork auch bei Tieren

Kli
- Infektion durch erregerhaltigen Staub → Entwicklung einer primären Lungenmykose
- Evtl. sekundäre hämatogene Streuung → Befall anderer Organe und der Haut

Prg Unbehandelt letal

Di
- Mikroskopischer und kultureller Nachweis in Sputum, Eiter, Biopsiematerial
- Ak-Nachweis mittels KBR oder Agar-Gel-Präzipitation

Th Amphotericin B, alternativ Itraconazol

Erreger opportunistischer Systemmykosen

■□□ **4.2.4 Paracoccidioides brasiliensis**
- **Erkr** Südamerikanische Blastomykose
- **Err** Dimorpher Pilz
- **Epi** Vorkommen in Südamerika, v.a. in ländlichen Gebieten
- **Kli** Inhalation sporenhaltigen Staubs → eitrige und/oder granulomatöse Herde in der Lunge → Hämatogene oder lymphogene Dissemination in Haut, Schleimhäute oder lymphatische Organe
- **Prg** Unbehandelt letal
- **Di**
  - Mikroskopischer und kultureller Nachweis
  - Ak-Nachweis in KBR oder Gelpräzipitation
- **Th**
  - Ketoconazol verhindert Fortschreiten der Erkrankung
  - Sichere Dauerheilungen sind nicht bekannt

4.3 Erreger opportunistischer Systemmykosen

■■■ **4.3.1 Candida**
- **Erkr** Kandidose, Soor
- **Err**
  - V.a. Candida albicans, seltener C. parapsilosis und C. tropicalis, Hefe
  - Häufig Pseudohyphen, gelegentlich septierte Myzelien
- **Kli**
  - Endogene Infekte (Ausnahme: Neugeborenenkandidose) bei herabgesetzter zellulärer Immunität
  - Meist Schleimhautkandidose (Mundsoor, Vulvovaginitis)
  - Seltener Befall der Haut und anderer Organe: Candida-Pneumonie, - Endokarditis, - Meningitis, - Nephritis, - Endophthalmitis

  Prädisponierende Faktoren Zentrale Venenkatheter, Darm-OP, Intensivstation, Diabetes mellitus, Schwangerschaft, antibiotische Therapie, i.v. Drogenabusus, Immunsuppression, Steroide, hormonelle Umstellungen

- **Di**
  - Mikrosk.: Untersuchungsmaterial nativ u. nach Gram-Färbung
  - Identifizierung nach Stoffwechselmerkmalen in der Kultur
  - Ak-Nachweis durch indirekte Hämagglutination, Latexagglutination, Gelpräzipitation oder Immunelektrophorese
- **Th**
  - Lokale Kandidose: Nystatin
  - Systemmykose: Azolderivate hochdosiert, Amphotericin B oder 5-Fluorocytosin

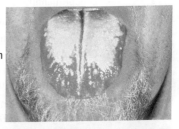
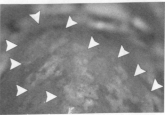

Candida
Mundbefall
(Abb. entnommen aus Derma pocket)

Mykologie

■■■ 4.3.2 Aspergillus

Err
- V.a. Aspergillus fumigatus (90%), Aspergillus niger, Aspergillus flavus
- Weitverbreitete Fungi imperfecti, Schimmelpilz
- Filamentöse, septierte Hyphen

Epi Vorkommen ubiquitär in der Natur, v.a. in faulenden Pflanzen

Tox **Aflatoxine**: hitzeresistentes Mykotoxin; in hohen Dosen letal, in niedrigen Dosen karzinogen; Vorkommen v.a. auf Lebensmitteln wie Nüssen, Getreide

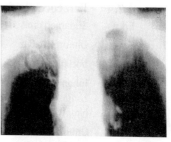

Aspergillom
(IMPP-Prüfungsabbildung)

Kli Haupteintrittspforte ist das Bronchialsystem, auch Infektion über Haut- und Schleimhautläsionen möglich →
- **Bronchopulmonale Aspergillose**: Pilzknoten, der sich in einer vorgegebenen Kaverne bildet = Aspergillom, disseminierte Aspergillose verläuft unter dem Bild einer nekrotisierenden Pneumonie
- Otitis externa
- Endophthalmitis: 2-3 Wo nach Augen-OP oder Verletzung, meist Verlust des Auges

Ko Aspergillensepsis: pulmonale Aspergillose → Dissemination in Niere, Herz, ZNS

Di
- Wiederholte Aspergillenkultivierung aus Untersuchungsmaterial; CAVE: Aspergillus meist sekundäre Verunreinigung!
- Sichere Diagnose durch Gewebebiopsie
- Bei systemischen Aspergillosen Ak-Nachweis in der Agar-Gel-Präzipitation

Th Schwierig und selten erfolgreich: Itraconazol oder Amphotericin B möglichst frühzeitig in hoher Dosierung, Voriconazol, Caspofundin

■■■ 4.3.3 Cryptococcus neoformans

Erkr Kryptokokkose

Err Bekapselte Hefen, dadurch in Kultur schleimiges Aussehen

Epi Lebensraum des Erregers ist der Erdboden, häufig in Vogelmist zu finden

Kli Eintrittspforte ist der Respirationstrakt
→ Zunächst meist inapparente Lungenkryptokokkose
→ Dann hämatogene Streuung in andere Organe, v.a. ZNS
→ Ausbildung einer schweren Meningoenzephalitis, v.a. bei Immunschwäche

Di
- Erregernachweis in der Phasenkontrastmikroskopie nach Tuschefärbung
- Kultivierung und Identifizierung anhand von Stoffwechselmerkmalen
- Latexagglutinationstest zum Nachweis des Kapselpolysaccharids
- Ak-Nachweis mittels indirekter Immunfluoreszenz

Th
- Fluconazol hochdosiert
- Amphotericin B, auch in Kombination mit 5-Fluorocytosin
- Lebenslängliche Erhaltungstherapie bei HIV-Infektion

Erreger von Hautmykosen

4.3.4 Mukor-Mykosen

- **Err**
  - Mucoraceae: Mucor, Absidia, Rhizopus
  - Hyphen, die besonders auf faulenden Pflanzen gefunden werden
- **Pg/Kli**
  - Erregerinhalation → opportunistische Infektionen → Vermehrung in Gefäßen mit anschließender Thrombosierung; praktisch nur nach lokaler oder systemischer Vorschädigung des Wirts
    - **Rhinozerebrale Mukor-Mykose**: Ausgang von Nase und Nasennebenhöhlen mit Übergreifen auf das Gehirn, v.a. bei Diabetikern
    - **Pulmonale Mukor-Mykose**: septische Lungeninfarkte, v.a. bei Leukämie
    - **Gastrointestinale Mukor-Mykose**: nach Erregeringestion (sehr selten) mit gastrointestinalen Infarkten
    - **Kutane Mukor-Mykose**: nach Hautverletzungen und Verbrennungen
- **Di**
  - Mikroskopischer Erregernachweis in der Gewebebiopsie
  - Kultur mit morphologischer Identifizierung der Fruktifikationsorgane
- **Th** Amphotericin B; chirurgische Sanierung

4.4 Erreger von Hautmykosen

4.4.1 Subkutane Mykosen

Üs	Sporotrichose	Chromomykose	Maduramykose (= Myzetom)
Err	Sporotrichum schenki (dimorpher Pilz)	Schwarze Schimmelpilze	Verschiedene Pilze (z.B. Aspergillus, Madurella), Bakterien (Nocardia etc.)
Epi	- Err wachsen auf absterbenden Pflanzen und im Erdboden - Vork in tropischen und subtropischen Gebieten		
Pg	Eintritt an Hautverletzungsstellen → Chronisch-granulomatöse Infektionen der Subkutis (subkutane Mykosen)		
Kli	Bildung ulzeröser Läsionen an Eintrittspforte → Bildung multipler Knoten und Abszesse entlang der Lymphbahnen	Bildung warzenartiger, ulzerierender, granulomatöser Knoten an unteren Extremitäten über Wo bis Mo	Ausbildung subkutaner Abszesse an Hand u. Fuß → evtl. Ausbreitung in Muskulatur und Knochen → häufig Fistelbildung; im Eiter verknäuelte Hyphen
Th	Itraconazol	Itraconazol	

4.4.2 Malassezia furfur

- **Erkr** Pityriasis versicolor
- **Pg/Kli**
  - Verstärkte Proliferation des zur Normalflora gehörenden Keims
  - Oberflächliche Hautinfektion mit Hypopigmentierung der betroffenen Haut
- **Th** Topisch

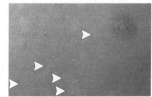

Pityriasis versicolor
Hypopigmentierte Areale (Pfeile), (entnommen aus Derma pocket)

Mykologie

4.4.3 Dermatophyten

Erkr
- **Dermatomykose**: Infektionen der Haut, Haare und Nägel durch Pilze, v.a. durch Dermatophyten (Syn: kutane Mykose)
- **Tinea**: durch Dermatophyten verursachte, auf Epidermis beschränkte Dermatomykose (Angabe unter Zusatz der Körperregion, s.u.)

Err
- Dermatophyten-Gattungen: Trichophyton (T.), Microsporum (M.), Epidermophyton (E.)
- Keratinophile, hyphenbildende Fungi imperfecti

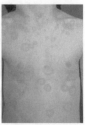
Tinea corporis

Pg/Kli Infektion durch direkten Kontakt mit Erkrankten oder indirekt über Kleidung, Teppiche, Staub, Feuchtigkeit in Schwimmbädern, Duschen, Sporthallen ...
- **Tinea corporis**: auf unbehaarter Haut, Err sind M. canis und T. mentagrophytes.
- **Tinea pedis**: in Interdigitalfalten von Füßen und Händen, Err sind T. rubrum, T. mentagrophytes und E. floccosum
- **Tinea cruris**: Befall der Unterschenkelgegend, Err s. Tinea pedis
- **Tinea capitis**: Befall des Kopfhaars durch T. tonsurans, M. canis, M. audouini
- **Tinea barbae**: Befall des Barthaars durch T. rubrum und T. mentagrophytes
- **Onychomykose (Tinea unguium)**: Befall der Nägel durch T. rubrum, T. mentagrophytes und E. floccosum

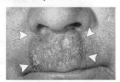
Tinea barbae

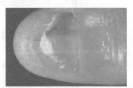
Onychomykose
(alle 3 Abb. aus Derma pocket)

Di Mikroskopischer Nachweis nach Erstellen eines KOH-Präparates aus Nagel- und Hautgeschabsel und Haaren; Identifizierung morphologisch und anhand der Kultur

Th
- Lokale Antimykotika, Farbstoffe wie Gentianaviolett
- Bei ausgedehntem Befall Griseofulvin oder Azolderivate systemisch

4.5 Antimikrobielle Therapie

4.5.1 Grundbegriffe

Antibiotika	Chemotherapeutika (→ S.71), die das Wachstum von Mikroorganismen hemmen (bakteriostatisch) oder die Organismen abtöten (bakterizid)
Bakteriostatisch	Wirkstoff hemmt Wachstum und Vermehrung der Bakterien
Bakterizid	Wirkstoff tötet die Bakterien ab
Antituberkulotika (Tuberkulostatika)	Chemotherapeutika mit bakteriostatischer oder bakterizider Wirkung gegen Mycobacterium tuberculosis oder andere atypische Mykobakterien (→ S.86)
Antimykotika	Chemotherapeutika gegen krankheitserregende Pilze (→ S.90)
Anthelminthika	Chemotherapeutika (→ S.144) gegen Würmer (Zestoden, Nematoden, Trematoden)
Antiprotozoenmittel	Chemotherapeutika gegen Protozoen (= Urtierchen, tierische Einzeller, z.B. Trichomonaden, Amöben, Plasmodien; → S.144)
Virostatika	Gegen Viren wirksame Chemotherapeutika (Syn: Virustatika, → S.102)

Antimikrobielle Therapie

4.5.2 Antibiotika

Angriffspunkte der Antibiotika Die Wirkung von Antibiotika setzt an unterschiedlichen Angriffspunkten an (s. Graphik):

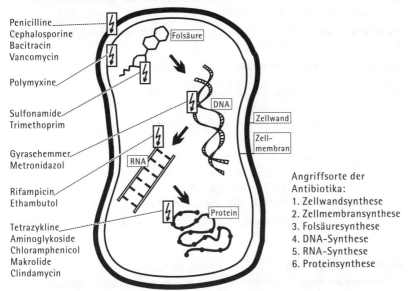

Penicilline
Cephalosporine
Bacitracin
Vancomycin

Polymyxine

Sulfonamide
Trimethoprim

Gyrasehemmer
Metronidazol

Rifampicin
Ethambutol

Tetrazykline
Aminoglykoside
Chloramphenicol
Makrolide
Clindamycin

Angriffsorte der Antibiotika:
1. Zellwandsynthese
2. Zellmembransynthese
3. Folsäuresynthese
4. DNA-Synthese
5. RNA-Synthese
6. Proteinsynthese

Üs	Wirkstoffklasse	Wm	Wi
	Penicilline	Hemmung der Zellwandsynthese	Bakterizid auf prolif. Keime
	Cephalosporine	Hemmung der Zellwandsynthese	Bakterizid auf prolif. Keime
	Vancomycin	Hemmung der Zellwandsynthese	Bakterizid
	Gyrasehemmer	Hemmung der bakt. DNS-Gyrase	Bakterizid
	Sulfonamide	Störung der Folsäuresynthese	Bakteriostatisch
	Tetrazykline	Störung der Proteinsynthese	Bakteriostatisch
	Aminoglykoside	Störung der Proteinsynthese	Bakterizid u. -statisch
	Chloramphenicol	Störung der Proteinsynthese	Bakteriostatisch
	Makrolide	Störung der Proteinsynthese	Bakteriostatisch
	Rifampicin	Störung der m-RNS-Bildung	Bakterizid auf prolif. Keime

Kombinationstherapie
Die Kombinationstherapie zweier bakterizider (additiv), zweier bakteriostatischer (additiv) oder eines bakteriziden Ws mit einem Aminoglykosid kann sinnvoll sein
⇒ verzögerte Resistenzentwicklung, Steigerung der Bakterizidie, Dosisreduktion; Anwendung auch bei Mischinfektionen und schweren Krankheiten vor Antibiogramm
- Die Kombination eines in der Wachstumsphase bakteriziden mit einem bakteriostat. Wirkstoff ist dagegen theoretisch **kontraindiziert** (Keimzahl in Wachstumsphase ↓)

Wirkungsspektrum
Die Gesamtheit der auf ein bestimmtes Chemotherapeutikum ansprechenden Mikroorganismen

4.5.3 Resistenz

Def Widerstandsfähigkeit von Mikroorganismen gegen Chemotherapeutika

Natürliche Resistenz Natürliche Widerstandsfähigkeit, z.B. Nalidixinsäureresistenz der Kokken, Penicillinresistenz von Mykoplasmen

Erworbene Resistenz Erworbene Widerstandsfähigkeit der Mikroorganismen nach Kontakt mit Chemotherapeutika

Ursachen der Resistenzentstehung
- Spontanmutation
- Transduktion (durch Bakteriophagen, → S.25)
- Transformation (durch freie DNA)
- Konjugation (Resistenztransfer bei Bakterienkontakt)
- Anschließende Selektion

Mechanismen der Resistenz
- Enzymatische Inaktivierung des Chemotherapeutikums (z.B. Penicilline)
- Reduzierte Zellpermeabilität (Barriere, z.B. Tetrazykline)
- Veränderungen am Rezeptor (z.B. Rifampicin, Penicillin)

Multiresistenz Widerstandsfähigkeit eines Mikroorganismus gegen eine Vielzahl von Chemotherapeutika

4.5.4 Resistenzbestimmung

Def Bestimmung der Widerstandsfähigkeit von Bakterien gegenüber Chemotherapeutika mittels Antibiogramm

Verfahren
- Reihenverdünnungstest
- Diffusionstest

Reihenverdünnungstest Nährmedien mit unterschiedlichen Konzentrationen von Chemotherapeutika werden mit Keimen beimpft ⇒ Vergleich mit Kontrollkultur (ohne Chemotherapeutikum) ⇒ Bestimmung der MHK und der MBK

Minimale Hemmkonzentration (MHK) Kleinste Konzentration eines Chemotherapeutikums, das die Keimvermehrung in der Kultur noch verhindert

Minimale bakterizide Konzentration (MBK) Kleinste Konzentration eines Chemotherapeutikums, das die Keime in der Kultur noch abtötet

Diffusionstest Mit Chemotherapeutikum imprägniertes Filterpapier ⇒ auf beimpfte Kultur gebracht ⇒ Chemotherapeutikum diffundiert in Nährmedium und bildet je nach Empfindlichkeit (Sensibilität) sog. Hemmhöfe (meist als Agardiffusionstest)

Toleranzphänomen Vermindertes Ansprechen auf Wirkung eines Therapeutikums, z.B. durch die Entwicklung einer Resistenz

4.5.5 Prinzipien der antibiotischen Therapie

Initialtherapie Bei einer bakteriellen Infektion wird nach der Materialentnahme (zur Erreger- und Resistenzbestimmung) zunächst ohne Kenntnis des Erregers eine antibiotische Therapie eingeleitet; abhängig von der Erkrankung wird das Antibiotikum gewählt, das gegen das zu erwartende Keimspektrum die beste Wirkung hat

Erregerspezifische Therapie nach Resistenzbestimmung Nach Identifizierung des Keims und Vorliegen eines Antibiogramms wird erregerspezifisch weitertherapiert

5. Antibiotika

5.1	**Betalaktamantibiotika**	**74**
5.1.1	Penicilline	74
5.1.2	Benzyl-Penicilline, Oral-Penicilline	75
5.1.3	Depot-Penicilline	75
5.1.4	Penicillinasefeste Penicilline	76
5.1.5	Betalaktamase-Inhibitoren	76
5.1.6	Breitband-Penicilline	76
5.1.7	Proteus- & Pseudomonas-wirksame Penicilline	77
5.1.8	Cephalosporine	77
5.1.9	Cephalosporine Gruppe 1	78
5.1.10	Cephalosporine Gruppe 2	78
5.1.11	Cephalosporine Gruppe 3a	78
5.1.12	Cephalosporine Gruppe 3b	79
5.1.13	Cephalosporine Gruppe 4	79
5.1.14	Cephalosporine Gruppe 5	79
5.1.15	"Oral-Cephalosporine"	79
5.2	**Tetrazykline**	**80**
5.2.1	Tetrazykline	80
5.3	**Aminoglykoside**	**81**
5.3.1	Aminoglykoside	81
5.4	**Glykopeptidantibiotika**	**82**
5.4.1	Glykopeptidantibiotika	82
5.5	**Nitroimidazole**	**82**
5.5.1	Nitroimidazole	82
5.6	**Chloramphenicol**	**83**
5.6.1	Chloramphenicol	83
5.7	**Makrolide & Clindamycin**	**83**
5.7.1	Makrolide	83
5.7.2	Clindamycin	84
5.8	**Sulfonamide**	**84**
5.8.1	Sulfonamide	84
5.8.2	Cotrimoxazol	84
5.9	**Chinolone**	**85**
5.9.1	Chinolone	85
5.10	**Harnwegstherapeutika**	**86**
5.10.1	Nalidixinsäure, Nitrofurantoin	86
5.11	**Tuberkulostatika**	**86**
5.11.1	Tuberkulostatika	86
5.11.2	Tuberkulosetherapie	87
5.12	**Sonderfälle**	**88**
5.12.1	Antibiotika & Schwangerschaft	88
5.12.2	Antibiotika & Niereninsuffizienz	88

Antibiotika

5. Antibiotika

5.1 Betalaktamantibiotika

■■☐ 5.1.1 Penicilline

Grundstruktur
Die Grundstruktur der Penicilline, die δ-Aminopenicillansäure besteht aus einem Betalaktamring und einem Thiazolinring

Üs

Ws-Gruppe	Ws (Bsp.)
Benzyl-Penicilline, → S.75	Penicillin G, Depot-Penicilline
Oral-Penicilline, → S.75	Penicillin V (Isocillin®, Megacillin®), Propicillin (Baycillin®)
Penicillinasefeste Penicilline, → S.76	Oxacillin (Stapenor®), Dicloxacillin (Dichlor-Stapenor®), Flucloxacillin (Staphylex®)
Breitband-Penicilline, → S.76	Ampicillin (Pen-Bristol®), Amoxicillin (Amoxypen®), Pivampicillin (Miraxid®)
Proteus- und Pseudomonaswirksame Penicilline, → S.77	Temocillin (Temopen®), Azlocillin (Securopen®), Mezlocillin (Baypen®), Piperacillin (Pipril®)

6-Aminopenicillansäure (Grundstruktur der Penicilline):
A = Betalactamring,
B = Thiazolinring

Wm Bindung an Zellwand-Sythese-Enzyme = PBP (penicillin binding proteins)
⇒ Zerstörung der Zellwand

Wi Bakterizid auf proliferierende Keime, bakteriostatisch auf ruhende Keime

UW - **Allergische Reaktionen**: anaphylaktisch (Let. 10%); zytotoxisch (hämolytische Anämie); verzögert zellulär (nach 1-2 d); Spätreaktion = Serumkrankheit (nach 7-10 Tagen), Stevens-Johnson-Syndrom
- Bei hohen Dosen Neutro-, Thrombopenie, Eosinophilie; neurotoxische Reaktion durch kompetitiven Antagonismus an GABA-Rezeptoren (Krämpfe); interstitielle Nephritis, Hepatitis, Hypokaliämie
- Herxheimer-Reaktion = Endotoxinausschüttung bei Erregerzerfall, v.a. bei Th von Lues/anderen Spirochäten-Infektionen, mit „Medikamenten"-Fieber, RR-Abfall, Übelkeit, Diarrhö
- **Pro**: strenge Indikationsstellung, genaue Anamnese, keine lokale Anwendung wegen Sensibilisierungsgefahr (lokal > systemisch > oral)

Resistenzentwicklung
- Betalaktamase (Bakterienenzym) spaltet Betalaktamring der Penicilline ⇒ Inaktivierung
- Aquisition von PBP's mit reduzierter Affinität für Penicilline (MR8A, Pneumo-, Enterokokken)
- Modifikation der äußeren Membran gramnegativer Bakterien ⇒ Penetration von Penicillinen ↓
- Betalaktamasebildung kann durch Penicilline induziert werden
- Genetische Information im Bakterienchromosom oder Plasmid enthalten

Pkin Elimin. v.a. renal (Kumulationsgefahr bei Niereninsuffizienz und Probenecidgabe)

Betalaktamantibiotika 75

■■■ 5.1.2 Benzyl-Penicilline, Oral-Penicilline

Ws
- Benzylpenicilline: Penicillin G, Depotpenicilline
- Oralpenicilline: Penicillin V (Isocillin®, Megacillin®), Propicillin (Baycillin®, ähnlich wirksam wie Penicillin G)

Ind
- **Mittel erster Wahl** v.a. bei Meningokokken und grampositiven Keimen: Pneumo-, Streptokokken (außer Enterokokken = Gruppe D), nicht penicillinasebildende Staphylokokken, Gonokokken, Clostridien (außer Clostridium difficile), Bacillus anthracis, Corynebacterium diphtheriae, Erysipelothrix, Pasteurella, Treponema pallidum, Leptospiren, Actinomyces und Listerien

Pkin
- Appl von Penicillin G nur parenteral, da nicht säurefest, HWZ 30-40 min
- Appl von Penicillin V, Propicillin auch oral, da säurefest („Oral-Penicilline")

Anm Penicillin G stammt aus dem Schimmelpilz Penicillium notatum (von A. Fleming 1929 zufällig entdeckt); alle anderen Penicilline werden halbsynthetisch hergestellt

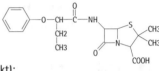

Penicillin G

Penicillin V

Propicillin

■■□ 5.1.3 Depot-Penicilline

Def Depot-Penicillin sind schwer lösliche (Salz-)verbindungen des Penicillin G mit anderen Substanzen, die nach i.m. Injektion zu einer verzögerten Freisetzung führen

Ws
- Procain-Penicillin G (Jenacillin®), Clemizol-Penicillin G
- Benzathin-Penicillin G (Pendysin®, Tardocillin®)

Pkin **Procain-, Clemizol-Penicillin G:** Applikation 1x/d i.m., da Wi-Dauer 24 h
Benzathin-Penicillin: Applikation 1x/Monat, da lange Wi-Dauer

Ind
- Wie Penicillin G
- Rezidivprophylaxe des rheumatischen Fiebers
- Lues

KI - Procain-Penicillin in Gravidität (toxisch für Fötus!)

UW
- Injektion schmerzhaft!
- Allergische Reaktion auf Procain
- **Hoigné-Syndrom bei versehentlicher intravaskulären Applikation:** Mikroembolien in Lungen und Gehirn mit entsprechenden Symptomen; meist rasch und vollständig reversibel, selten tödlich

Antibiotika

5.1.4 Penicillinasefeste Penicilline

Def Keime, die das Enzym Penicillinase bilden, das den Betalaktamring des Penicillins spaltet, sind gegen Penicillin resistent; „Penicillinasefeste Penicilline" sind nun auch bei diesen Keimen wirksam („Staphylokokken-Penicilline")

Ws
- Oxacillin[1]
- Dicloxacillin[2]
- Flucloxacillin[3] (höhere Säurefestigkeit)

Ind
- Penicillinasebildende Keime, v.a. Staphylokokken (Staph. aureus)
- Bei anderen Keimen wesentlich geringere Wi als Penicillin G

Pkin
- HWZ 30-60 min
- Hohe PEB

Oxacillin
Dicloxacillin
Flucloxacillin

5.1.5 Betalaktamase-Inhibitoren

Ws
- Clavulansäure
- Sulbactam
- Tazobactam

Wm Irreversible Hemmung der β-Laktamase (Enzymblocker) ⇒ bei Kombination mit nichtpenicillinasefesten Antibiotika ⇒ Penicillinasefestigkeit des Kombipräparats (selbst keine antibiotische Wirkung!)

UW Übelkeit, Erbrechen, Diarrhö

Anm **Ws-Kombination:**
- Clavulansäure + Amoxicillin[4]
- Sulbactam + Ampicillin[5]
- Piperacillin + Tazobactam[6]

Clavulansäure
Sulbactam

5.1.6 Breitband-Penicilline

Ws
- Ampicillin[7]
- Amoxicillin[8]
- Ampicillinester: Pivampicillin[9], Bacampicillin[10]
- (Auch als Kombination: Amoxicillin + Clavulansäure[4], Ampicillin + Sulbactam[5])

Wi Gegenüber Penicillin G Wirkung auch im gramnegativen Bereich (säurefest, aber nicht penicillinasefest)

Ind
- **1. Wahl bei:** Enterokokken, E. coli, Proteus mirabilis, H. influenzae (leichte Infekte), Actinomyces, Listerien
- **Reservemittel bei:** Shigellen, Salmonellen, Meningokokken, Yersinia pseudotuberculosis

Ampicillin
Amoxicillin

---

[1] Stapenor, [2] Dichlor-Stapenor, [3] Staphylex, [4] Augmentan, [5] Unacid, [6] Tazobac, [7] Pen-Bristol, [8] Amoxypen, [9] Miraxid, [10] Penglobe

Betalaktamantibiotika 77

UW
- Makulöses Exanthem (v.a. bei Patienten mit Mononukleose und chronisch lymphatischer Leukämie = KI !)
- V.a. Ampicillin: gastrointestinale Beschwerden, pseudomembranöse Enterokolitis

Pkin
- Amoxicillin, Pivampicillin: Appl oral (da säurefest); PEB 20%; HWZ 1 h
- Ampicillin: Appl oral, i.m. (geringere enterale Resorption als Amoxicillin, Pivamp.)

5.1.7 Proteus- und Pseudomonas-wirksame Penicilline

Ind Vor allem gramnegative Erreger (Hospitalkeime)

Üs

Ws	Ind
Carboxypenicilline	
Ticarcillin[1]	- Vor allem Pseudomonas, Proteus, E. coli, Enterobacter - Unwirksam bei Staphylococcus aureus, Klebsiellen - Auch kombiniert mit Clavulansäure
Temocillin[2]	- Penicillinasefest - Unwirksam bei Anaerobiern
Acylaminopenicilline (Ureidopenicilline)	
Azlocillin[3]	- Stärker wirksam als Ticarcillin - Vor allem bei Pseudomonas
Mezlocillin[4]	- Bei Pseudomonas schwächer wirksam als Azlocillin - Bei restlichen Enterobakterien besser wirksam
Piperacillin[5]	Spektrum wie Azlocillin u. Mezlocillin zusammen, v.a. Pseudomonas, Bacteroides; mit Ticarcillin, Mezlocillin bei schwerem Infekt vor Ergebnis des Antibiogramms

Ticarcillin

Azlocillin

Pkin Appl i.v., da nicht säurefest; nicht β-Lactamase-fest

5.1.8 Cephalosporine

Üs

Ws-Gruppe	Ws (Bsp.)
Gruppe 1	Cefazolin[6]
Gruppe 2	Cefuroxim[7], Cefamandol[8], Cefotiam[9], Cefaclor[10], Cefuroxim-Axetil[11]
Gruppe 3a	Cefotaxim[12], Ceftizoxim[13], Ceftriaxon[14], Cefmenoxim[15]
Gruppe 3b	Ceftazidim[16], Cefepim[17], Cefoperazon[18]
Gruppe 4	Cefsulodin[19]
Gruppe 5	Cefoxitin[20], Cefotetan[21]

Cephalosporin-Grundstruktur

Wm
- Störung der Zellwandsynthese durch Hemmung einer Transpeptidase (bakterizid auf proliferierende Keime, aber keine Wi auf ruhende Keime)
- Penicillinasefest: Gruppe 3, Cefuroxim, Cefamandol, Cefoxitin

---

[1] Betabactyl, [2] Temopen, [3] Securopen, [4] Baypen, [5] Pipril, Tazobac (= Piperacillin + Tazobactam), [6] Elzogram, [7] Cefuroxim Hexal, Zinacef, [8] Mandokef, [9] Spizef, [10] Panoral, [11] Zinnat, [12] Claforan, [13] Ceftix, [14] Rocephin, [15] Tacef, [16] Fortum, [17] Maxipime, [18] Cefobis, [19] Pseudocef, [20] Mefoxitin, [21] Apatef

Antibiotika

UW	- Allergisch: Hautreaktionen, Neutropenie, anaphylaktischer Schock (Kreuzallergie mit Penicillinen)
	- Nephrotoxizität (v.a. bei Niereninsuffizienz und in Kombination mit Aminoglykosiden)
	- Gastrointestinale Beschwerden (orale Appl), Muskelschmerz (i.m.), Phlebitiden (i.v.)
	- Transaminasen ↑, alkalische Phosphatase ↑, Blutungen (Hemmung des Vit.-K-Stoffwechsels)
	- Alkoholintoleranz v.a. bei Cefamandol, pseudomembranöse Enterokolitis, neurologische Störungen
Pkin	Elimination v.a. renal (wie Penicilline); HWZ 1-2 h, nur Ceftriaxon 8 h
Anm	1945 entdeckte G. Brotzu in Abwasserleitungen den antimikrobiellen Pilz Cephalosporium acremonium; 1953 Isolierung von Ceph.; 1964 Einführung von Cefalotin

5.1.9 Cephalosporine Gruppe 1

Ws Cefalotin („historisches" Präparat), **Cefazolin**[1]

Ind
- **Gut wirksam bei**: Pneumo-, Strepto-, Meningo-, Gono-, Staphylokokken, Fusobakterien, E. coli, Klebsiellen, Proteus
- **Nicht wirksam bei**: Enterokokken, Pseudomonas, Serratia, Chlamydien, Mykoplasmen, Listerien, Legionellen
- Basiscephalosporine bei leichten Infekten, Appl. nur parenteral

Cefazolin

5.1.10 Cephalosporine Gruppe 2

Ws **Cefuroxim**[2], **Cefotiam**[3]

Ind
- Ungezielte Therapie von Infektionen, bei denen mit grampositiven und gramnegativen Erregern gerechnet werden muss, Wundinfekte
- **Wirksam bei**: siehe Gruppe 1; zusätzlich: H. influenzae (leichte Infekte), E. coli, Klebsiellen, Salmonellen, Shigellen, Proteus mirabilis
- **Nicht wirksam bei**: siehe Gruppe 1

Cefuroxim

5.1.11 Cephalosporine Gruppe 3a

Ws **Cefotaxim**[4], **Ceftizoxim**[5], **Ceftriaxon**[6], **Cefmenoxim**[7]

Ind
- Sehr hohe β-Laktamase-Festigkeit, breites Spektrum
- **Wirksam bei**: E. coli, Klebsiellen, Proteus, H. influenzae, Strepto-, Pneumo-, Gono-, Meningokokken, Staphylokokken, Serratia, Enterobacter, Pseudomonas
- **Nicht wirksam bei**: Enterokokken, Legionellen, Mykoplasmen, Chlamydien, Listerien

Cefotaxim

---

[1]Elzogram, [2]Elobact, Zinacef, [3]Mandokef, [4]Claforan, [5]Ceftix, [6]Rocephin, [7]Tacef

Betalaktamantibiotika 79

■■□ **5.1.12 Cephalosporine Gruppe 3b**

Ws Ceftazidim[1], Cefepim[2], Cefoperazon[3]

Ind
- Meningitis (empirisch), schwere Infektionen durch gramnegative Erreger (außer Pseudomonas)
- Initialtherapie bei schwerer Infektion und unbekanntem Erreger in Kombination mit Aminoglykosid (Anmerkung: bei grampositivem Erreger schwächer als Gruppe 2)
- Bei Verdacht auf Pseudomonas (bei schwerem Infekt zusätzlich Aminoglykosid)
- Cefepim bei grampositivem Erreger besser wirksam als Ceftazidim, Cefepim erfasst auch Pseudomonas/Enterobacter
- **Gut wirksam bei:** E. coli, Klebsiellen, Proteus, H. influenzae, Strepto-, Pneumo-, Gono-, Meningokokken, zusätzlich: Pseudomonas (hier 1. Wahl), Salmonellen, Shigellen, Serratia
- **Nicht wirksam:** Enterokoken, Legionellen, Mykoplasmen, Chlamydien, Listerien

■■□ **5.1.13 Cephalosporine Gruppe 4**

Wi Cefsulodin[4]

Ind Infektionen mit Ps. aeruginosa (Harnwege, Geschlechtsorgane, Atemwege, einschl. Mukoviszidose, Osteomyelitis, infizierte Wunden, Verbrennungen, Sepsis)
- **Gut wirksam bei:** Pseudomonas aeruginosa (nur diese therapeutsich bedeutsam)

■■□ **5.1.14 Cephalosporine Gruppe 5**

Ws Cefoxitin[5], Cefotetan[6]

Ind Abdominelle Mischinfektion, sonst Cefuroxim
- **Gut wirksam bei:** E. coli, Klebsiellen, Gonokokken, Salmonellen, Shigellen, Proteus, H. influenzae

■■□ **5.1.15 "Oral-Cephalosporine"**

Ws
- 1. Generation: Cefaclor[7], Cefalexin[8], Cefadroxil[9]
- 2. Generation: Loracarbef[10], Cefuroxim-Axetil[11]
- 3. Generation: Cefixim[12], Ceftibuten[13], Cefpodoxim-Proxetil[14], Cefetamet-Pivoxil[15]

Ind
- 1. Generation: leichtere Infektion von Harn-, Atemwegen, Tonsillitis
- 2. Generation: bis mittelschwere Infektionen von Harn-, Atemwegen, Gonorrhö
- 3. Generation: Infektion: Respirationstrakt, HNO, Weichteilen, Harnwegen, Gonorrhö

Wi
- 1. Generation: Strepto-, Pneumo-, Staphylokokken, Fusobakterien
- 2. Generation: E. coli, Klebsiellen, Proteus, H. influenzae, Gono-, Meningokokken
- 3. Generation: s. 2. Generation (höhere Potenz), jedoch Staphylokokken weitgehen resistent

Cefixim

[1] Fortum, [2] Maxipime, [3] Cefobis, [4] Pseudocef, [5] Mefoxitin, [6] Apatef, [7] Panoral, [8] Oracef, [9] Bidocef, [10] Lorafem, [11] Elobact, [12] Suprax, [13] Keimax, [14] Orelox, [15] Globocef

Antibiotika

5.2 Tetrazykline

5.2.1 Tetrazykline

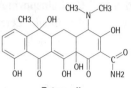
Tetracyclin

Ws Doxyzyklin[1], Chlortetrazyklin[2], Minocyclin[3], Rolitetrazyklin[4]

Wm Störung der Proteinsynthese durch Anlagerung an ribosomale 30s-Untereinheit (geringe Hemmung der Säugetierproteinsynthese ⇒ in hoher Dosis toxisch)

Ind
- Breitbandantibiotikum
- **1. Wahl bei:** Vibrio cholerae, Yersinien, Rickettsien, Chlamydien, Mykoplasmen, Borrelien
- **Reserve bei:** Gonokokken, Meningokokken, Bacillus anthracis, Clostridien, Pasteurellen, Treponema pallidum, Mykoplasmen, Legionellen, Leptospiren, Enterokokken, Haemophilus influenzae, Ulcus molle, Malaria
- **Nicht wirksam bei:** Proteus, Pseudomonas
- Häufig Resistenzen gegen Pneumo-, Strepto-, Staphylokokken und gramnegative Keime
- Dermatologische Ind: Acne vulgaris, Rosazea

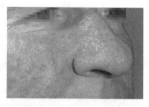
Rosazea
(entnommen aus Derma pocket)

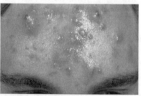
Acne conglobata
(entnommen aus Derma pocket)

WW
- Verzögerter Abbau von Cumarinen
- Wi-abschwächung von β-Laktam-Antibiotika und evtl. Kontrazeptiva
- Resorptionsstörungen von Ca^{2+}, Mg^{2+}, Fe^{2+}
- Tetrazyklinabbau beschleunigt bei Alkoholismus, Barbituraten, Antiepileptika

UW
- Gastrointestinale Störungen, pseudomembranöse Enterokolitis
- Fettige Degeneration der Leber; Hemmung der Eiweißsynthese (Harnstoff ↑)
- Allergische Hauterscheinungen, Photodermatosen, Schädigung der Körperflora mit path. Keimbesiedlung (⇒ Erregerwechsel, pseudomembranöse Enterokolitis)
- Ablagerung in Knochen und Zähnen (Gelbfärbung, Wachstumsstörungen)
- Anstieg des intrakraniellen Drucks, Ataxie (Minocyclin)
- Innenohrschaden nach langer Therapie

KI
- Gravidität, Stillzeit, Kinder im Wachstumsalter
- Leberfunktionsstörungen, Myasthenia gravis (Doxycyclin), Niereninsuffizienz (Minocyclin)

Pkin
- Applikation oral (Resorption durch Nahrung, Milch, Antazida verzögert)
- Elimination renal und biliär (Kumulation bei Niereninsuffizienz); Doxycyclin bei Niereninsuffizienz über Darm ⇒ keine Dosisreduktion
- Anreicherung in lipophilem Gewebe, Gallenblase; liquor- und plazentagängig

---

[1] Vibramycin, [2] Aureomycin, [3] Klinomycin, [4] Reverin

5.3 Aminoglykoside

■■■ 5.3.1 Aminoglykoside

Üs	Ws	Ind
	Gentamycin[1]	Wirksam bei fast allen Gramnegativen; 1. Wahl bei Pseudomonas (Kombination mit Azlocillin), indolpositiven Proteus; Enterobakt.; Reserve bei Serratia, Klebsiellen, Brucellen, Penicillin-resist. Staph., nicht wirksam bei Pneumokokken, Gonokokken, Enterokokken, Neisserien und Anaerobiern
	Tobramycin[2]	Spektrum wie Gentamycin; Neisserien, v.a. Pseudomonas
	Amikacin[3]	Wie Tobramycin (nur geringe Resistenzen), bei Gentamycin-Resistenz
	Kanamycin[4]	Reserve bei β-Laktamase-Bildnern, Applikation meist lokal
	Neomycin[5]	Darmsterilisierung oder lokale Applikation (Komb. mit Bacitracin)
	Streptomycin[6]	Tuberkulose (s. → S.87), Endokarditis
	Spectinomycin[7]	Reserve bei Gonorrhö

Gentamycin

Wm - Störung der Proteinsynthese durch WW mit ribosomaler 30s-Untereinheit
 - Schädigung der Bakterienmembran

UW - **Ototoxizität**: Strepto-, Gentamycin reversibel auf N. vestibularis, Kanamycin, Amikacin auf Nervus cochlearis (oft irreversibel)
 - **Neurotoxizität**: Sehstörungen, Parästhesien, Neuritiden, Kopfschmerz, neuromuskuläre Blockade mit Atemstillstand
 - **Nephrotoxizität**: reversible Tubulusschädigung (Gentamycin > Amikacin > Tobramycin)
 - **Allergische Reaktionen**: Fieber, Eosinopenie, Hauterscheinungen

KI - Gravidität, Kleinkinder
 - Vorschädigung von N. vestibulocochlearis
 - Myasthenia gravis
 - Bei Nierenschäden in Kombination mit Schleifendiuretika und nephrotoxischen Substanzen (Cisplatin)

Pkin - Applikation parenteral (keine enterale Resorption), HWZ 2-3 h
 - Renale Elimination (Kumulationsgefahr!), keine Metabolisierung
 - Anreicherung in Muttermilch, plazentagängig, aber nicht liquorgängig (außer bei Meningitis)

WW - Synergismus zu β-Laktam-Antibiotika
 - Nephrotoxizität durch Cephalosporine und Furosemid verstärkt

---

[1] Sulmycin, [2] Gernebcin, [3] Biklin, [4] Kanamytrex, [5] Nebacetin, [6] Strepto-Fatol, [7] Stanilo

82 Antibiotika

5.4 Glykopeptidantibiotika

■□□ **5.4.1 Glykopeptidantibiotika**

Ws	Vancomycin[1], Teicoplanin[2]
Wm	Vancomycin blockiert die Zellwandsynthese proliferierender Keime (bakterizid)
Ind	- Penicillin- und cephalosporinresistente Staphylokokken - Bei Penicillin-, Cephalosporinunverträglichkeit - Bei Enterokolitis (Staph.), pseudomembranöser Kolitis (Clostridium difficile)
UW	- Allergische Reaktion (Haut), Fieber, Schüttelfrost, Übelkeit, Schock - Ototoxizität, Nephrotoxizität - Thrombophlebitis am Injektionsort - Muskelnekrosen bei i.m. Gabe - Histaminfreisetzung bei zu schneller Infusion („Red-man-Syndrom"), daher Infusion > 1h
KI	Allergie, Gravidität
Pkin	Keine orale Resorption; renale Elimination (glomeruläre Filtration)
Cave	Kontrolle des Serumspiegels (Tal 5-10 mg/l), wenn Talspiegel erhöht, Dosisintervall verlängern; Teicoplanin besser verträglich

5.5 Nitroimidazole

■□□ **5.5.1 Nitroimidazole**

Ws	Metronidazol[3], Nimorazol[4], Tinidazol[5]
Wm	Metronidazol hemmt die Nukleinsäuresynthese (bakterizid)
Ind	- Protozoen: Entamoeba, Trichomonas, Lamblien - Anaerobier: Bacteroides, Clostridien, Kokken - Fusobakterien - Helicobacter pylori - Bei M. Crohn (2. Wahl) - Perioperative Prophylaxe in der Dickdarmchirurgie
UW	- Gastrointestinale Störungen - Verwirrtheit, Ataxie, Schwindel, Krämpfe, Parästhesien, Polyneuropathie - Stomatitis, Glossitis - Urtikaria, Exantheme - Zystitis, Dysurie - **Ausgeprägte Alkoholunverträglichkeit (antabusähnlich!)** - Im Tierversuch kanzerogen
WW	Marcumar, Phenytoin, Cimetidin
KI	- Allergie, Neuropathien - Gravidität, Stillzeit
Pkin	Nach oraler Gabe gute Resorption, auch i.v. verfügbar, lokale (z.B. vaginale) Gabe

Metronidazol

---

[1] Vancomycin Lilly, [2] Targocid, [3] Arilin, Clont, [4] Esclama, [5] Simplotan

Chloramphenicol

5.6 Chloramphenicol

5.6.1 Chloramphenicol

- **Wm** - Chloramphenicol[1] stört die Proteinsynthese durch Reaktion mit ribosomaler 50s-Untereinheit (bakteriostatisch)
  - Bei Haemophilus und grampositiven Kokken in Proliferation bakterizid
- **Ind** - Spektrum: praktisch alle Erreger außer Pseudomonas und Mykobakterien, wegen schwerer UW jedoch selten Mittel der ersten Wahl
  - Einsatz bei: Salmonella typhi, **Meningokokken**, Rickettsien
  - Lokalbehandlung: bei Augeninfektionen
- **UW** - Knochenmarksaplasie: meist irreversibel, nicht dosisabhängig, tödlich (1:25.000)
  - Toxische Schädigung der Erythropoese (reversibel, dosisabhängig)
  - Allergische Hautreaktionen, Übelkeit, Erbrechen, Neuritiden (peripher, N. opticus)
  - Gray-Syndrom: aufgeblähter Bauch, Erbrechen, Zyanose, Schock, bei Früh-, Neugeborenen (unreife Leber ⇒ Kumulation)
  - Herxheimer-Reaktion (Endotoxinfreisetzung) initial bei Typhus, Lues, Brucellose
  - Im Tierversuch teratogen
- **KI** - Allergie, Leberinsuffizienz, Gravidität (letztes Trimenon), bei Neugeborenen
  - Hämatopathien, leichte Infekte
- **Pkin** Appl oral, nur bei Resorptionsstrg. i.v. oder i.m.; HWZ 3-4 h; Glukuronidierung in der Leber, renale Ausscheidung; gut liquor-/plazentagängig

5.7 Makrolide und Clindamycin

5.7.1 Makrolide

- **Ws** **Erythromycin**[2], Roxithromycin[3], Clarithromycin[4], Azithromycin[5]
- **Wm** - Störung der Proteinsynthese: Bindung an 50s-Untereinheit der Bakterienribosomen (bakteriostatisch); Roxithromycin, Clarithromycin ⇒ chemotaktisch auf Makrophagen
- **Ind** - Spektrum ähnlich wie Penicillin G; bei **Infekten der oberen Atemwege und der Augen**, Ersatz bei Penicillinallergie
  - Wirksam bei: Legionellen, Mykoplasmen, Chlamydien, Bordetella, Campylobacter, Borrelien, Corynebacterium diphtheriae
  - Clarithromycin bei atypischen Mykobakterien
  - Azithromycin stärker gegen Hämophilus influenzae wirksam (durch breiten Einsatz Resistenz von Staphylo-, Strepto-, Pneumokokken und H. influenzae ↑)
- **UW** - Übelkeit, Erbrechen, Diarrhö, intrahepatische Cholestase
  - Schwindel, Kopfschmerz, Tinnitus
  - Hauterscheinungen (alle UW insgesamt selten!)
- **KI** Gravidität, Leberfunktionsstörungen
- **Pkin** - Erythromycin: schlechte orale Resorption, biliäre Elimination, HWZ 1,5-3 h
  - Roxithromycin, Clarithromycin: Appl oral, Elimin. biliär, auch renal und pulmonal
  - Azithromycin kumuliert ⇒ 3 Tage Einnahme, 1 Woche Wirkung

---

[1] Berlicetin, Paraxin, [2] Aknefug-EL, Erythrocin, [3] Rulid, [4] Klacid, [5] Zithromax

Antibiotika

5.7.2 Clindamycin

Ind
- Clindamycin[1]: Infekt mit penicillinresistenten Staphylo-, Streptokokken, Bacteroides
- Wirksam bei: Pneumokokken, Corynebact., Bacillus anthracis, Clostridien, Aktinomyzeten
- Gut v.a. gegen Staphylokokken und Anaerobier
- In Kombination mit Pyrimethamin: zerebrale Toxoplasmose bei AIDS
- Resistent: Enterokokken
- Bindet in-vitro Staphylo- und Streptokokkentoxine
- Gut gewebegängig (Osteomyelitis)

UW
- Wie Lincomycin
- Partielle Kreuzresistenz mit Erythromycin

Clindamycin

5.8 Sulfonamide

5.8.1 Sulfonamide

Üs

Typ	Ws	PEB	HWZ
Kurz wirkend	Sulfacarbamid	< 15%	5 h
Mittellang wirkend	Sulfamethoxazol, Sulfamoxol	> 50%	16 h
Lang wirkend	Sulfadiazin[2], Sulfamethoxin[3], Sulfaguanol[4]	ca. 75%	> 50 h

PAMBA

Wm Bakteriostatisch: Hemmung der bakteriellen Folsäuresynthese durch Kompetition mit p-Aminobenzoesäure (Mensch synthetisiert keine Folsäure)

Sulfamoxol

Ind
- Wegen Resistenzen und UW kaum mehr verwendet, nie 1. Wahl
- Wirksam bei Toxoplasmose bei HIV-Infektion, bei Harnwegsinfekt in Kombination mit Trimethoprim
- Reserve bei Chlamydia trachomatis und Malaria

UW Übelkeit, Erbrechen, Hepatitis, Nierenkonkremente aus Abbauprodukten (Auskristallisation ⇒ ausreichende Flüssigkeitszufuhr), interstitielle Nephritis, Exantheme, Fieber, Knochenmarksdepression, Methämoglobinbildung, plazentagängig (KI: Gravidität!), Kernikterus bei Neugeborenen, Erythema nodosum bei Kindern

Pkin Elimination hepatisch und unverändert renal (⇒ wirksame Konzentration im Harn!)

5.8.2 Cotrimoxazol

Ws Cotrimoxazol[5] = Trimethoprim und Sulfamethoxazol

Wm
- T.: hemmt Reduktion von Folsäure zu Tetrahydrofolsäure
- S.: hemmt Folsäuresynthese durch Verdrängung der p-Aminobenzoesäure

Trimethoprim

---

[1] Sobelin, [2] Flammazine, [3] Longum, [4] Enterocura, [5] Bactrim

Chinolone

Ind	- Wirksam gegen grampositive und gramnegative Keime
	- **V.a. bei: Salmonella paratyphi, Shigellen, Pneumocystis carinii** (→ S.140), **Nocardiose**
	- Reserve bei: Bordetella, Brucellen, Legionella, Listerien, Yersinia enterocolitica
	- Einsatz v.a. bei Harnwegsinfektionen, selektiver Darmdekontamination
UW	- Siehe Sulfonamide, → S.84
	- Makrozytäre hyperchrome Anämie, Thrombopenie, Leukopenie
	- Kreatininanstieg durch Hemmung der Ausscheidung, Hyperkaliämie, allerg. Reaktionen (Desensibilisierung möglich)
	- Im Tierversuch teratogen
	- UW häufiger bei alten Menschen
KI	Gravidität, Stillzeit, schwere Niereninsuffizienz, Allergien, schwere Leberfunktionsstörungen
Pkin	- Appl oral, Elimin. renal (Kumulation bei Niereninsuffizienz)
	- Vergleichbare HWZ beider Substanzen (10 h)

5.9 Chinolone

5.9.1 Chinolone

Syn	Gyrasehemmer, Fluorochinolone
Ws	Norfloxacin[1], Ofloxacin[2], Ciprofloxacin[3] (Fluoroch.), Spar-[4], Moxi-[5], Grepafloxacin
Wm	Hemmung der bakteriellen DNS-Gyrase
	⇒ Störung der DNS-Synthese
	⇒ Bakterium platzt (menschliche Gyrase unbeeinflusst!)
Ind	- **Spektrum:** praktisch alle grampositiven und gramnegativen Aerobier, Mykobakterien, Chlamydien, Legionellen
	- **Norfloxacin:** nur Harnwegsinfekte (v.a. Pseudomonas, gramnegativ)
	- **Ofloxacin, Ciprofloxacin:** Infekte der Atemwege, Nieren, ableitenden Harnwege, Knochen, Gallenblase, Haut, Weichteile, Gelenke; bei Sepsis, Peritonitis, Gonorrhö
	- **Sparfloxacin:** besser wirksam gegen Pneumokokken, Chlamydien, Mycoplasmen
	- **Moxifloxacin:** erheblich erweitertes Spektrum, z.T. gegen Anaerobier
UW	- Allergische Hautreaktionen (verstärkt durch Sonne)
	- Gastrointestinale Störungen, Gelenk-, Muskelschmerzen, Tachykardie, Schock
	- Zentralnervöse Störungen, psychotische Reaktionen, Krampfanfälle (1%)
	- Im Tierversuch: Knorpelschäden während Wachstumsphase, Achillessehnenruptur
KI	- Gravidität, Stillzeit, Wachstumsalter
	- Vorsicht bei älteren und zerebral vorgeschädigten Pat. (Krämpfe, Psychosen!)
Pkin	- Appl Norfloxacin nur oral, Ofloxacin und Ciprofloxacin auch i.v.
	- Elimination v.a. renal (⇒ Kumulationsgefahr)

Norfloxacin

[1] Barazan, [2] Tarivid, [3] Ciprobay, [4] Zagam, [5] Avalox

86 Antibiotika

5.10 Harnwegstherapeutika

■□□ **5.10.1 Nalidixinsäure, Nitrofurantoin**

Nalidixinsäure[1] (Chinolon): nicht mehr im Handel

Üs	**Nitrofurantoin[2]**
Ind	Harnwegsinfekte durch resistente Keime
UW	- Schwindel - Kopfschmerzen - Haut-, allergische Reaktionen - Lungenfibrose - Akutes Lungenödem - Irreversible Muskellähmung, - Met-Hb-Bildung bei Glukose-6-P-DH-Mangel - Mutagen, kanzerogen - Polyneuropathie
KI	Gravidität, Niereninsuffizienz, Glucose-6-phosphat-Dehydrogenase-Mangel, Neugeborene bis zum 3. Lebensmonat, Neuritiden, Polyneuritis
Pkin	Wirksame Konzentrationen werden nur im Urin erreicht

Nalidixinsäure

Nitrofurantoin

5.11 Tuberkulostatika

■■□ **5.11.1 Tuberkulostatika**

	Isoniazid[3] (INH)	**Rifampicin[4]**
Üs		
Wm/Wi	Bindet H$^+$, verdrängt NAD$^+$; bakterizid auf prolif. Keime	Behindert m-RNS-Bildung; bakterizid auf prolif. Keime
Pkin	Appl oral, Metabolis. hep. (genetische Schnell- und Langsaminakt.) Elimin. renal	Applikation oral, Elimination biliär, nur wenig renal
KI	Hepatitis, Makrohämaturie, Allergie, Neuritis, Epilepsie, Psychose	Leberzirrhose, Ikterus, Allergie, Gravidität

Isoniazid

	Pyrazinamid[5]	**Ethambutol[6]**
Üs		
Wm/Wi	Bakteriostatisch auf M. tuberculosis (Wm unbekannt)	Hemmt RNS-Synth.; bakteriostatisch (primäre Resistenz ca. 4%)
Pkin	Applikation oral, Elimination renal	Applikation oral, Elimination unverändert renal
KI	Leberschäden, Niereninsuffizienz, Gicht, Allergie	Optikusschäden, Allergie, bei Kleinkinder, relativ: Niereninsuffizienz, Gicht, während Gravidität

Ethambutol

Pyrazinamid

---

[1] Nogram, [2] Furadantin, Urolong, [3] Isozid, [4] Rimactan, [5] Pyrafat, [6] Myambutol

Tuberkulostatika

Streptomycin[1] (s. Aminoglykoside, → S.81)
Reservemittel: Paraaminosalicylsäure (PAS), Etionamid, Protionamid[2], Tetrazykline, Cycloserin, Aminoglykoside (Capreomycin, Kanamycin, Viomycin)

Üs	Ws	UW
	Isoniazid[3]	Periphere Polyneuritis (⇒ Gabe von Vit-B_6, B_{12}), Neuritis N. optici, Krämpfe, Psychosen, Hepatitis, Alkoholunverträglichkeit, Nierenfunktionsstörungen, Leukopenie, Lupus erythematodes, Arthropathien
	Rifampicin[4]	Leberfunktionsstörungen, GI-Beschwerden, Allergien, Drug-Fieber, Pruritus, selten neurologische UW, Abbau oraler Kontrazeptiva ↑
	Pyrazinamid[5]	Leberschäden, Alkoholunverträglichkeit, Hyperurikämie, Arthralgien
	Ethambutol[6]	Optikusneuritis, Rot-Grün-Sehstörungen, Skotome (evtl. irreversibel), periphere Polyneuropathien, GI-Beschwerden, Hyperurikämie
	Streptomycin[1]	Ototoxizität, Sehstörungen, Parästhesien, periphere Neuropathien, Nierenschäden, GI-Störungen, Allergien (Haut), Leukopenie

Cave Wegen starker UW regelmäßige (dreimonatliche) Kontrolluntersuchungen: BB, Leber-, Nierenwerte, Neurostatus, Augenstatus, Audiogramm (je nach Ws)

5.11.2 Tuberkulosetherapie

Kurzzeittherapie
- Kombinationstherapie über 6 Mo, Dosis 1x/d
- Initialphase (2 Mo):
  Isoniazid[3] (INH) + Rifampicin[4] + Pyrazinamid[5] + Streptomycin[1] oder Ethambutol[6]
- Stabilisierungsphase (4 Mo):
  INH[3] + Rifampicin[4]

Langzeittherapie
- Kombinationstherapie über 9-12 Mo, Dosis 1x/d
- Initialphase (3 Mo):
  INH[3] + Rifampicin[4] + Ethambutol[6]
- Stabilisierungsphase (6-9 Mo):
  INH[3] + Rifampicin[4]

Anm Bei Multiresistenz: längere Initialphase und mindestens 3 Medikamente in Stabilisierungsphase

Vorteile der Kombinationstherapie
- Resistenz gegen drei verschiedene Präparate unwahrscheinlich
- Keine sekundäre Resistenzentwicklung
- Schnellere Wirkung bei Verminderung der UWs der einzelnen Präparate

Erfolgskontrolle Bakterieller Sputumtest bei Lungen-Tbc

---

[1] Strepto-Fatol, [2] Ektebin, [3] Isozid, [4] Rimactan, [5] Pyrafat, [6] Myambutol

Antibiotika

5.12 Sonderfälle

■☐☐ **5.12.1 Antibiotika und Schwangerschaft**

Unbedenkliche Ws
Penicilline, Cephalosporine, Erythromycin-Base, Ethambutol[1]

Kontraindizierte Ws
- Tetrazykline, Chloramphenicol[2], Gyrasehemmer, Erythromycin-Estolat Amphotericin B[3], Griseofulvin[4], Ketoconazol[5], Streptomycin[6]
- Während Embryonalperiode: Clindamycin[7], Nitrofurantoin[8]
- Letzte 4 Wo, sub partu, Stillzeit: Sulfonamide, Gyrasehemmer, Cotrimoxazol[9]

■☐☐ **5.12.2 Antibiotika und Niereninsuffizienz**

Keine Dosisanpassung notwendig bei
Cefaclor[10], Cefuroxim[11], Doxyzyklin[12], Minocyclin[13], Clindamycin[6], Miconazol[14], Ketoconazol[5], Fluconazol[15], Amphotericin B[3], Rifampicin[16], Isoniazid[17], Erythromycin

Kontraindizierte Ws
Nitrofurantoin[8], Pipemidsäure[18], Chlortetrazyklin[19]

Cave Bei allen anderen Antibiotika muss die Dosis der Einschränkung der glomerulären Filtrationsrate angepasst werden!

---

[1] Myambutol, [2] Paraxin, [3] Ampho-Moronal, [4] Gricin, [5] Terzolin, [6] Strepto-Fatol, [7] Sobelin [8] Furadantin, Urolong, [9] Bactrim, [10] Panoral, [11] Elobact, [12] Vibramycin, [13] Klinomycin, [14] Daktar, [15] Diflucan, [16] Rimactan, [17] Isozid, [18] Deblaston, [19] Aureomycin

6. Antimykotika

6.1	**Antimykotika**	**90**
6.1.1	Nystatin (Polyenantibiotikum)	90
6.1.2	Amphotericin B (Polyenantibiotikum)	90
6.1.3	Tolnaftat	90
6.1.4	Azolderivate	90
6.1.5	Griseofulvin	91
6.1.6	Flucytosin	91

6. Antimykotika

6.1 Antimykotika

6.1.1 Nystatin (Polyenantibiotikum)
- **Wm** Nystatin[1]: Einlagerung in Zellmembran mit Leckbildung nach Reaktion mit Sterinen
- **Wi** Fungistatisch bei Candida (Soor)
- **Ind** Wegen Toxizität nur lokal und oral (= lokal bei Darmsoor, da nicht resorbierbar)

Nystatin

6.1.2 Amphotericin B (Polyenantibiotikum)
- **Wm/Wi** Amphotericin B[2]: wie Nystatin, fungistatisch
- **Ind**
  - **1. Wahl bei:** Kokzidiose, Histoplasmose, Aspergillose, Phykomykose
  - **Reserve bei:** Kryptokokkose, Kandidose, Sporotrichose, Chromomykose
  - Selektive Darmdekontamination; wegen Toxizität Einsatz nur bei schweren Infektionen
- **UW** Nierenfunktionsstrg., Fieber, Schüttelfrost, Kopf-, Muskelschmerz, Krämpfe, Neuritiden, Hb-Abfall, Thrombophlebitis, Allergien, GI-Strg., Leberschäden
- **Pkin** Appl. i.v., lokal/oral (oral: Resorption ↓), liposomale Form weniger toxisch

6.1.3 Tolnaftat
- **Ind** Tolnaftat[3]: lokal bei Dermatomykose, Tinea, Pityriasis, Erythrasma
- **Cave** Nicht am Auge anwenden!

Erythrasma

6.1.4 Azolderivate
- **Wm** Hemmung der Sterol-14α-Demethylase
  ⇒ Hemmung der Synthese von Sterinen
  (Lanosterol ⇒ Ergosterol)
  ⇒ Permeabilitätsänderung der Membranen (fungistatisch)
- **Wi** Azolderivate sind Breitspektrumantimykotika!

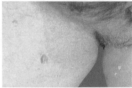

Miconazol

Clotrimazol

- **Üs**

Ws	Ind
Clotrimazol[4]	Candida, Erythrasma, Dermatophyten, lokal bei Pityriasis bei schweren Infektionen systemisch
Miconazol[5]	Candida, Aktinomykose, Schimmelpilze, Dermatophyten lokal, systemisch bei generalisierten Infektionen oder Organmykose
Ketoconazol[6]	Dermatophyten, Hefen, Kokzidien, Histoplasma; Infektionen der Haut, Hautanhangsgebilde/Schleimhäute; Organ-, Systemmykosen (nicht: Aspergillus); zur Prophylaxe bei Immunschwäche
Fluconazol[7]	Candida, Kryptokokkus, Dermatophyten, bei oberflächlichen und systemischen Mykosen
Itraconazol[8]	Wie Fluconazol, ferner Aspergillus, Histoplasma

[1] Moronal, [2] Ampho-Moronal, [3] Tonoftal, [4] Canesten, [5] Daktar, [6] Terzolin, [7] Diflucan, [8] Sempera

Antimykotika

Üs	Ws	UW
	Azole	Gastrointestinale Beschwerden, Leberfunktionsstörungen
	Clotrimazol[1]	NNR-Störungen bei Vorschädigung
	Miconazol[2]	Angina pectoris, Anämie, Allergien, akute Psychose
	Ketoconazol[3]	Juckreiz, Haarausfall, Schläfrigkeit, Störungen der Steroidsynthese, Potenzstörungen, Gynäkomastie
	Fluconazol[4]	Meteorismus, Hautausschlag, periphere Neuropathie, GOT ↑, GPT ↑, AP ↑
	Itraconazol[5]	GI-Beschwerden, Allergie, Kopfschmerzen, Hypertonie, GOT ↑, GPT ↑, AP ↑, K^+ ↓, NNR-Insuffizienz

Pkin **Ketoconazol[3]**: Appl. oral; biliäre Elimination; Anreicherung subkutan und in Haaren
Fluconazol[4]: Appl. oral und i.v.; renale Elimination; liquorgängig!
Itraconazol[5]: Appl. nur oral

KI
- Ketoconazol, Fluconazol nicht während Gravidität
- Fluconazol nicht bis zum 16. Lj.
- Gleichzeitige Therapie mit Polyenen (Antagonismus!)

6.1.5 Griseofulvin

Wi
- Störung der Zellwand- und Proteinsynthese des Pilzes (= fungistatisch)
- Griseofulvin[6] schützt nur nicht-infizierten Zellen vor Befall ⇒ Therapieerfolg erst, wenn befallene Zellen abgestoßen sind (z.B. Nägel 6-12 Mon.)

Ind
- Bei Dermatomykosen (Trichophyten, Epidermophyten, Mikrosporen)
- Wenig wirksam bei Onychomykosen, nicht wirksam bei Candida

UW
- ZNS-, gastrointestinale Störungen, embryotoxisch, mutagen
- Leukopenie, Porphyrinkonzentration ↑, Allergien, Nieren-, Leberschäden

Pkin Applikation oral (lokal ohne Wi)

KI Gravidität, bei Kinderwunsch, Porphyrie

6.1.6 Flucytosin

Wm Flucytosin[7]-Metabolit (5-Fluordesoxyuridinmonophosphat) hemmt Thymidilatsynthetase (Synthese von Thymidinnukleotiden) und z.T. Proteinsynthese

Ind Ggeneralisierte Infekte mit Candida, Cryptococcus neoformans, bei Chromomykose (meist in Kombination mit Amphotericin B)

UW Leukopenie, Thrombopenie, Allergien, Leberfunktionsstrg., GI-Beschwerden

Pkin Applikation oral, liquorgängig, Elimination renal

---

[1] Canesten, [2] Daktar, [3] Terzolin, [4] Diflucan, [5] Sempera, [6] Fulcin, Gricin, [7] Ancotil

Antimykotika

7. Allgemeine Virologie

7.1	Viren	94
7.1.1	Viren	94
7.1.2	Virusmorphologie	94
7.1.3	Klassifikation der Viren	94
7.1.4	DNA-Viren	95
7.1.5	RNA-Viren	95
7.1.6	Vermehrung der Viren	96
7.1.7	Genetik der Viren	97
7.1.8	Nichtgenetische Wechselwirkungen von Viren	97
7.1.9	Reaktionen der Wirtszelle auf Viren	97
7.1.10	RNA-Tumorviren	98
7.1.11	DNA-Tumorviren	98
7.1.12	Abwehrmechanismen bei Virusinfektionen	98
7.1.13	Labordiagnose einer Virusinfektion	99
7.1.14	Chemotherapie von Virusinfektionen	99

7. Allgemeine Virologie

7.1 Viren

7.1.1 Viren

Def Viren sind eigenständige infektiöse Partikel ohne Zellstruktur, die aus Proteinen und Nukleinsäuren (DNA oder RNA) bestehen und keinen eigenen Stoffwechsel besitzen

Vermehrung Findet in den Wirtszellen statt, dabei werden Nukleinsäuren über den zelleigenen Proteinsyntheseapparat transkribiert (→ S.96)

Vork Bei Menschen, Tieren, Pflanzen, Bakterien (= Bakteriophagen, → S.25)

7.1.2 Virusmorphologie

Morph Das Virus setzt sich aus 3 Komponenten zusammen: Kapsid, Nukleinsäure, Hülle

Kapsid Proteinumhüllung der Nukleinsäure (engl. Core); von kubischer, helikaler oder komplexer Symmetrie; Kapsomer ist Untereinheit; Kapsid bestimmt die Antigenität

Nukleinsäure DNA oder RNA, einzelsträngig (ss = single stranded) oder doppelsträngig (ds = double stranded), linear oder zirkulär angeordnet, z.T. auch segmentiert

Nukleokapsid Kapsid und Nukleinsäuren

Hülle Umgibt Kapsid, Abstammung von zellulären Membranen, nicht immer vorhanden (engl. envelope)

Virusmorphologie

Größenvergleich (S. Abb.)

Virion Vollständig aus Nukleokapsid und ggf. Hülle bestehendes infektiöses Virus

Hämagglutinin V.a. bei Myxoviren (→ S.118) und Parvoviren (→ S.106) vorhanden; befähigt zur Agglutination menschlicher oder tierischer Erythrozyten; diagnostische Nutzung im Hämagglutinationshemmtest

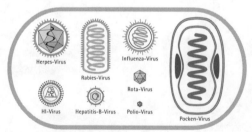

Größenvergleich von Viren (umgeben von einer E. coli)

Enzyme Z.B. Neuraminidase bei Myxoviren (→ S.118), RNA-Polymerasen bei Minus-Strang-Viren (→ S.96), DNA-Polymerasen bei Pockenviren (→ S.110), reverse Transkriptase bei Retroviren (→ S.123)

7.1.3 Klassifikation der Viren

Kriterien Folgende Kriterien werden für die Klassifikation von Viren verwendet: Genom: DNA (→ S.95) oder RNA (→ S.95), einzel- oder doppelsträngige Nukleinsäure, Kapsidsymmetrie, Vorhandensein einer Hülle, Durchmesser des Virions, Molekulargewicht der Nukleinsäuren

7.1.4 DNA-Viren

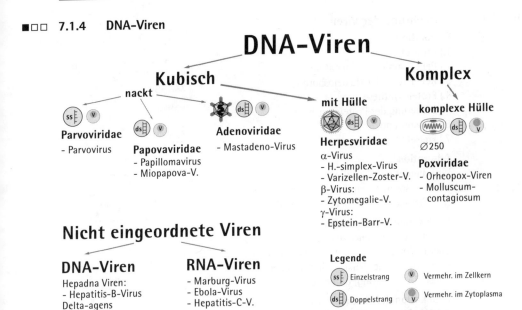

7.1.5 RNA-Viren

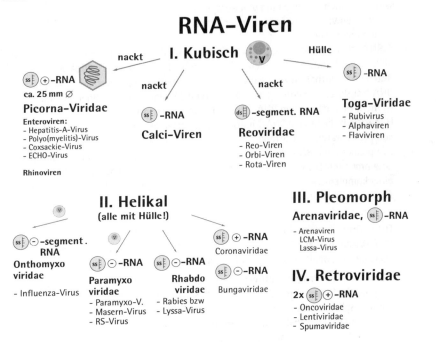

7.1.6 Vermehrung der Viren

Replikation
1.) Adsorption
2.) Penetration und Uncoating
3.) Replikation der Nukleinsäuren
4.) Proteinsynthese
5.) Steuerung der Proteinsynthese
6.) Virusreifung
7.) Freisetzung

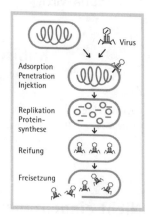

Adsorption
Virus bindet mit Kapsid oder ggf. Hülle an spezifischen Rezeptoren der Zelloberfläche (z.B. CD4-Rezeptoren bei HIV, → S.123)

Penetration und Uncoating
Aufnahme in die Wirtszelle mittels Pinozytose oder Fusion der Hülle mit der Zellmembran → Freisetzung der Nukleinsäure aus dem Kapsid (= Uncoating) durch zelluläre Enzyme

Replikation der Nukleinsäuren
- **dsDNA**: Replikation im Zellkern durch zelluläre oder virale Replikasen
- **RNA**: Replikation durch von Viren synthetisierte Polymerasen
- **ssRNA**: zunächst Herstellung von Komplementärsträngen vom Virusgenom → dann Transkription in Tochterstränge

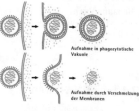

Penetration von Viren

- **dsRNA**: zuerst Herstellung der Plus-Strang-RNA, die als Vorlage zur anschließenden Bildung des Minus-Strangs dient; Einbau der beiden Stränge als dsRNA ins neue Virion
- **Retroviren**: enthalten zwei ssRNA-Plus-Stränge, die durch reverse Transkriptase in DNA transkribiert werden, zur dsDNA vervollständigt und ins Zellgenom eingebaut werden; Herstellung von RNA durch erneute Transkription
- **Hepatitis B**: linearer ssDNA-Minus-Strang, dessen Enden von einem kürzeren komplementären Plus-Strang zusammengehalten werden → Herstellung eines komplementären RNA-Plus-Strangs (= Prägenom) vom Minus-Strang → dies wird zusammen mit DNA-Polymerase in Virusnachkommen eingebaut; Synthetisierung einer komplementären Minus-DNA aus Prägenom → diese wiederum Synthesevorlage für kurzen Plus-Strang

Proteinsynthese
- **DNA-Viren**: Transkription durch zelluläre Polymerasen in mRNA
- **RNA-Viren**: bei Minus-Strang-ssRNA und dsRNA Transkription durch virale Polymerasen, bei Plus-Strang-RNA wirkt Genom direkt als mRNA

Steuerung der Proteinsynthese Folgende Mechanismen stehen zur Verfügung:
- **Segmentierte Genome**: für jedes Protein separates Nukleinsäurestück
- **mRNA-Splicing**: aus primärem Transkript wird richtige mRNA herausgeschnitten
- Frühe und späte **Translation**: zu verschiedenen Zeiten des Infektionszyklus werden verschiedene Gene translatiert
- Posttranslationelle Steuerung: primäres Translationsprodukt wird von viralen Proteasen in funktionelle Untereinheiten gespalten

Viren 97

Virusreifung Zusammenbau der Kapsidproteine und des Virusgenoms zum neuen Virion

Freisetzung Bei hüllenlosen Viren Freisetzung durch Zell-Lyse oder Exozytose; hüllentragende Viren erhalten Hülle beim Austritt aus der Zelle durch sog. Knospung (=budding)

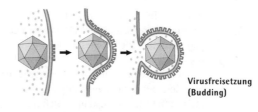

Virusfreisetzung (Budding)

7.1.7 Genetik der Viren

Mutation
Führt z.T. zur Abschwächung der Virulenz (z.B. attenuierte Viren als Impfstoffe), spontane Mutationsrate 10^{-4}-10^{-8}, auch Resistenz gegen Virustatika

Rekombination
- Bei Replikation verschiedener Virusstämme in einer Wirtszelle kann es durch Bruch und Neuverbindung von Nukleinsäurestücken zur Rekombination des genetischen Materials kommen ⇒ Enstehung neuer Virusvarianten
- Auch Insertion des Virusgenoms in Wirts-DNA möglich → Mechanismus der Tumorgenese durch Viren, Möglichkeit des therapeutischen Gentransfers

Komplementation (oder Kompensation)
Wiederherstellende Mutation mit Bildung einer funktionstüchtigen Mutante (Revertante), eines durch Mutation zuvor funktions**un**tüchtigen Genprodukts

7.1.8 Nichtgenetische Wechselwirkungen von Viren

Prinzip
Bei Mischinfektion durch mind. zwei Viren kann es zum Austausch viraler Komponenten (= phänotypische Mischung) kommen, d.h. Genom von Virus A wird in Kapsid von Virus B eingebaut oder Kapsid wird aus Komponenten zweier Viren hergestellt

Interferenz
Viren hemmen sich in der Replikation durch metabolische Veränderungen oder Interferonbildung

Komplementierung
Nichtreplikationsfähige Viren werden durch andere Viren ergänzt, sodass Vermehrung möglich wird

Quasispezies
Bezeichnet genetisch inhomogene Viruspopulation, die durch Mutationen und mangelnde Fehlerkorrektur bei RNA-Viren entsteht

7.1.9 Reaktionen der Wirtszelle auf Viren

Form
- **Zytozide Infektion**: Virusvermehrung führt direkt zur Zellzerstörung (s. lytischer Zyklus, → S.25)
- **Nichtzytozide Infektion**: Zelle wird nicht durch Virusreplikation zerstört, kann aber durch Wirtsabwehr eliminiert werden
- **Latente Infektion**: Virusgenom ist in Wirtszelle vorhanden, jedoch zunächst ohne Virusvermehrung oder Zellzerstörung (s. lysogener Zyklus, → S.25)
- **Tumortransformation**: Virusinfektion führt zur Tumorentstehung

Allgemeine Virologie

■□□ **7.1.10 RNA-Tumorviren**

Syn Onkornaviren (= Onko-RNA-Viren)

Genomaufbau und Vermehrung
Selbständig replizierende Onkornaviren enthalten folgende Gensequenzen:
- gag = gruppenspezifisches Antigen
- pol = Polymerase-Komplex mit reverser Transkriptase, Integrase und Protease
- env = Hülle, eingerahmt von Steuersequenzen (LTR = long terminal repeats)
- onc-Gen: bei einigen Viren anstelle der pol-Region vorhanden; diese Stämme sind meist defektiv, d.h. sie können sich nur mit einem Helfer-Virus replizieren

Onkogene
- Normale, ubiquitär vorkommende wachstumsregulierende Gene
- Von Onkornaviren in RNA transkribierbar und auf andere Zellen übertragbar
- In normaler Form nicht tumorerzeugend, daher auch als Proto-Onkogene bezeichnet
- Aktivierung: z.B. durch Translokation ⇒ Kontrolle durch andere Promotoren ⇒ ständige Überexpression ⇒ Tumorgenese
- Überexpression auch durch Insertion eines anderen Promotors

Tumorinduktion
- Aktivierung von Proto-Onkogenen durch Insertion der LTR von Onkornaviren (ohne eigentliches Onkogen)
- Reverse Transkription eines Onkogens ins Genom einer Wirtszelle
  → LTR-Einfluss d Transkribierung

■■□ **7.1.11 DNA-Tumorviren**

Def DNA-Viren mit tumorinduzierten Genen (Genprodukte binden/inaktivieren Tumorsuppressoren)

Pg
- **Übertragung**: horizontal, d.h. innerhalb einer Gruppe, oder vertikal von Mutter auf Embryo/Fetus
- **Eintrittspforten**: Schleimhäute des Respirations- und Gastrointestinaltrakts, nicht durch intakte Haut (ggf. Vektor als Hilfsmittel, z.B. blutsaugende Arthropoden)
- **Ausbreitung im Organismus**: → lokale/generalisierte Infektion
- **Organtropismus**: Virus kann nur Zelle mit spezifischem Rezeptor infizieren

■■□ **7.1.12 Abwehrmechanismen bei Virusinfektionen**

Unspezifische Abwehr
- Interferon: Interferon-Gene unterliegen i.d.R. einer Repression der Expression; bei Virusinfekt → Deprimierung → Exozytose der Interferone → Bindung an spezifische Rezeptoren von Nachbarzellen → Internalisierung → Bildung antiviraler Proteine (3 Bsp):
- 2`5`-(A)n-Synthetase ⇒ Inaktivierung viraler mRNA
- P1/eIF-2-Kinase ⇒ Hemmung der Proteinsynthese
- Mx-Protein ⇒ unbekannter antiviraler Mechanismus

Spezifische Abwehr
- (1) **Humoral**: Bindung (lediglich) freier Viren durch neutralisierende Antikörper, untergeordnete Rolle, Wirksamkeit nur in Frühphase der Infektion
- (2) **Zellulär**: infizierte Zellen präsentieren Antigene an ihren MHC-Komplexen, werden durch T-Zellen erkannt und eliminiert

Viren

7.1.13 Labordiagnose einer Virusinfektion

Methoden
- Virusisolierung
- Direkter Virusnachweis
- Ak-Nachweis im Patientenserum

Virusisolierung Anzüchten in Zellkulturen, selten im Versuchstier; dann Nachweis

Direkter Virusnachweis Viruspartikel werden im Patientenserum oder Sekreten nachgewiesen (z.B. Herpesvirus in Bläschenflüssigkeit) durch Elektronenmikroskopie, Immunfluoreszenz, EIA, passive Agglutination, In-situ-Hybridisierung, PCR

Anm Sensitivität des Direktnachweises kann durch vorhergehende Virusvermehrung erhöht werden (z.B. nach Amplifikationskultur oder PCR); Vorteil: frühe Diagnose, Anwendung auch bei immundefizienten Patienten

Ak-Nachweis aus Patientenserum
- IgM-Nachweis ohne IgG: frische Infektion
- Vierfacher IgG-Titer-Anstieg innerhalb von 10-14 Tagen und späterer Titerabfall spricht ebenfalls für frische Infektion
- Methoden: KBR, Hämagglutinationshemmtest, indirekte Immunfluoreszenz, Enzym-Immuno-Assay (EIA), Western-Blot

Cave
- Genaue Indikationsstellung, da sehr aufwendig (und teuer)
- Nachteil von Virusisolierung und direktem Virusnachweis: nachgewiesenes Virus muss nicht unbedingt Verursacher der Symptome sein

7.1.14 Chemotherapie von Virusinfektionen

Def Spezifische antivirale Therapie durch Einwirken auf viruseigene Enzyme

Mechanismen
- Hemmung des Uncoating
- DNA- und RNA-Synthesehemmung
- Proteinsynthesehemmung

Hemmung des Uncoating Stabilisierung des Viruskapsids durch Chemotherapeutikum
⇒ Uncoating (Freisetzung der Nukleinsäuren aus dem Kapsid, in der Wirtszelle) nicht mehr möglich (z.B. Amantadin, exper. Disoxaril, Rhodanin, Arildon)

DNA- und RNA-Synthesehemmung
- **Nucleosidanaloga**: halogenierte Pyrimidinderivate (z.B. Fluorodesoxyuridin) oder Nukleosidanaloga (z.B. Di-Desoxy-Cytidin) ⇒ Störung der Basensynthese oder Einbau in DNA anstelle der richtigen Basen ⇒ Beeinträchtigung der Funktion; bei anderen Basenanaloga wird ein anderer Zucker eingebaut, z.B. 9β-D-Arabinofuranosyladenin
- **Polymerasehemmer**: meist ebenfalls Basenanaloga, die Polymerase blockieren (z.B. Aciclovir, Ganciclovir); Acidothymidin hemmt reverse Transkriptase bei HIV-Infektion

Proteinsynthesehemmung
CAVE: da hier auch Hemmung der zellulären Proteinsynthese

Resistenzentwicklung
Durch mutierte Polymerasen, keine oder mutierte Thymidinkinasen

Anm Impfung s. Immunisierung (→ S.15)

100 Allgemeine Virologie

8. Spezielle antivirale Chemotherapie

8.1	**Antivirale Chemotherapie**	**102**
8.1.1	Virostatika	102
8.1.2	Amantadin	102
8.1.3	Idoxuridin	102
8.1.4	Aciclovir	102
8.1.5	Ganciclovir	103
8.1.6	Azidothymidin (Zidovudin)	103
8.1.7	Foscarnet	103
8.1.8	Ribavirin	103
8.1.9	Didanosin	104
8.1.10	Vidarabin	104
8.1.11	Interferon	104

8. Spezielle antivirale Chemotherapie

8.1 Antivirale Chemotherapie

8.1.1 Virostatika

Gruppe		Vertreter
Uncoating-Hemmer		Amantadin (Grippin-Merz®, s.u.), experimentell Disoxaril, Rhodanin, Arildon
Neuraminidasehemmer		Zanamivir, Oseltamivir (binden an Neuraminidasen, verhindert Bildung von Virionen bei Influenza A+B); UW: Rhinorrhö, Übelkeit/Erbrechen; Wi nur bei rascher Einnahme (<24h)
DNA-/RNA-Synthesehemmer		
	Basenanaloga	Idoxuridin (IDU®, s.u.), Fluorodesoxyuridin, Didesoxycytidin (HIViD®)
	Polymerasehemmer	Aciclovir (Zovirax®), Ganciclovir (Cymeven®, → S.103), Azidothymidin (Zido-vudin, Retrovir®, → S.103), Foscarnet (Foscavir®, → S.103), Didanosin (DDI, Videx®, → S.104)
Protein-Synthesehemmer		Indinavir (Crixivan®, → S.123), Saquinavir (Invirase®, → S.123)
		S. auch HIV-Therapie → S.123

8.1.2 Amantadin
- **Wm/Ind** Hemmung des „Uncoating"; prophylaktisch bei Influenza (bei ungeimpften Risikopatienten)
- **UW** Neurolog. Symptome (Antiparkinsonmittel!), Übelkeit
- **Pkin** Applikation oral, Diffusion in Tracheal- und Nasensekret

8.1.3 Idoxuridin
- **Wm** Pyrimidinantagonist: Einbau als Thymidinanalogon in DNA, Transkriptionsfehler
- **Ind/UW** DNS-Viren, Herpesinfektionen; UW wie Zytostatika

8.1.4 Aciclovir
- **Wm** Einbau von Aciclovir als Analogsubstrat (Aciclovirtriphosphat durch virusinduzierte Thymidinkinase ⇒ aktives Monophophat) in Virusgenom (⇒ Kettenabbruch); hemmt DNA-Polymerase (⇒ keine Wi auf Viren in Latenzphase, prophylaktisch nicht wirksam)
- **Ind** Herpes simplex 1+2 (→ S.107), Varizella-Zoster-Virus
- **UW**
  - Kreatinin- und Harnstoffanstieg (nach sofortigem Absetzen meist reversibel)
  - Gastrointestinale Beschwerden, Hautausschläge
  - Bei hohen Dosen: Verwirrtheit, Tremor, Somnolenz; bei paravasaler Injektion -> Entzündung und Ulzeration
- **KI** Relativ bei Neutropenie, Hb < 7,5, Gravidität, Stillzeit, Leber-, Niereninsuffizienz
- **Pkin** Appl oral, lokal und parenteral, Elimination renal; besser: Valaciclovir: Prodrug, bessere Bioverfügbarkeit, Famciclovir

Antivirale Chemotherapie

8.1.5 Ganciclovir
Wm/Ind Wie Aciclovir; bei generalisierten CMV-Infektionen (→ S.109), CMV-Retinitis

UW
- Zytotoxisch, teratogen, kanzerogen
- Leukopenien, Thrombopenien
- Gastrointestinale Beschwerden, Leberschäden, Nierenschäden
- Halluzinationen

Pkin Applikation oral, lokal (Pellets), parenteral

8.1.6 Azidothymidin (Zidovudin)
Wm Nach Phosphorylierung Hemmung von reverser Transkriptase, Virusreplikation und zytopathogenen Effekts des HIV

Wi Hemmt Virusvermehrung, keine Erregerbeseitigung und Heilung, CD4 ↑

UW Hämato-, hepatotoxisch, GI-Strg., Appetit ↓, Kopfschmerz, Parästhesien, Hautausschlag, Fieber

Ind HIV-Infektion (→ S.123)

KI Relative KI: Neutropenie, Hb < 7,5, Stillzeit, Leber-, Niereninsuffizienz; **Anm:** bei infizierten Schwangeren empfohlen! Prophylaxe der Neugeboreneninfektion

Pkin Applikation oral 2 x 250 mg

Azidothymidin

8.1.7 Foscarnet
Wm Reaktion mit Pyrophosphatbindungsstelle → Hemmung von viraler DNA-Polymerase + reverser Transkriptase

Ind Wirkung gegen CMV und HIV → CMV-Infektion (→ S.109) bei Immunschwäche und Ganciclovir-Resistenz

UW/KI **Nephrotoxizität**, genitale Ulzera, GI-, ZNS-, Leberfunktionsstörung, Fieber, Ca^{2+} ↓, PO_4 ↑; **KI:** SS, SZ

Pkin Parenterale Applikation, anschließend 500ml 5%-Glukose od. 0,9%-NaCl ⇒ Nephrotoxizität ↓

8.1.8 Ribavirin
Wm/Wi Nukleosidanalogon: hemmt Replikation von RSV, HIV, HAV, Lassa, HCV

Ind Kombinationstherapie bei chronischer Hepatitis C

UW/KI Anämie, Mundtrockenheit, Kopfschmerz, Schlaflosigkeit; KI: Schwangerschaft

Pkin Aerosol, i.v.

Spezielle antivirale Chemotherapie

■■□ **8.1.9 Didanosin**
- **Syn** Didesoxyinosin, DDI
- **Wm** Hemmung der reversen Transkriptase von Retroviren, Inolin-Analogon
- **Ind** HIV-Infektion (in Kombinationstherapie, → S.123)
- **Wi** Signifikanter Anstieg der CD_4-Zellen
- **UW** Pankreatitis, periphere Neuropathie, Leberfunktionsstörungen

■■□ **8.1.10 Vidarabin**
- **Ind**
  - Herpes simplex (→ S.107): lokal am Auge und bei schwerer generalisierter Infektion
  - Varizellen-Zoster-Virus, Vacciniavirus

■■□ **8.1.11 Interferon**
- **Wm** Bindung an Zelloberfläche ⇒ Aktivierung von Genen
  ⇒ Produktion antiviraler Substanzen ⇒ Hemmung der Virusreplikation
- **Ind** Chronische Hepatitis B (→ S.111) und C (→ S.117)
- **UW** Grippeartige Symptome, GI-Beschwerden, Zytopenie, Anämie, selten ZNS-Störungen, Psychosen
- **KI** Überempfindlichkeit, schwere Herzerkrankung, Epilepsie, Gravidität, Autoimmunerkrankung
- **Pkin** Subkutane Applikation

9. Spezielle Virologie

9.1 DNA-Viren — 106

- 9.1.1 Parvoviren — 106
- 9.1.2 Papovaviren — 106
- 9.1.3 Adenoviren — 107
- 9.1.4 Herpesviren — 107
- 9.1.5 Herpes-simplex-Virus — 108
- 9.1.6 Varizella-/Zoster-Virus (VZV) — 108
- 9.1.7 Zytomegalievirus (CMV) — 109
- 9.1.8 Epstein-Barr-Virus (EBV) — 109
- 9.1.9 Humanes Herpesvirus 6 (HHV 6) — 110
- 9.1.10 Humanes Herpesvirus 8 (HHV 8) — 110
- 9.1.11 Pockenviren (Poxviren) — 110
- 9.1.12 Hepatitis-B-Virus (HBV) — 111
- 9.1.13 Hepatitis-D-Virus (HDV) — 112

9.2 RNA-Viren — 112

- 9.2.1 Picornaviren — 112
- 9.2.2 Enteroviren — 112
- 9.2.3 Hepatitis-A-Virus (HAV) — 113
- 9.2.4 Rhinoviren — 114
- 9.2.5 Astro- und Caliciviren — 114
- 9.2.6 Hepatitis-E-Virus (HEV) — 114
- 9.2.7 Reoviren — 115
- 9.2.8 Orbiviren — 115
- 9.2.9 Reoviren — 115
- 9.2.10 Rotaviren — 115
- 9.2.11 Togaviren (= Arboviren) — 115
- 9.2.12 Alphaviren — 115
- 9.2.13 Rubivirus (Rötelnvirus, Rubellavirus) — 116
- 9.2.14 Flaviviren — 116
- 9.2.15 Gelbfieber-Virus — 117
- 9.2.16 Denguefieber-Virus — 117
- 9.2.17 FSME-Virus — 117
- 9.2.18 Hepatitis-C-Virus (HCV) — 117
- 9.2.19 Orthomyxoviren — 118
- 9.2.20 Paramyxoviren — 119
- 9.2.21 Parainfluenzavirus — 119
- 9.2.22 Mumpsvirus — 119
- 9.2.23 Masernvirus — 119
- 9.2.24 Respiratory-Syncytial-Virus (RS-Virus) — 119
- 9.2.25 Rabiesviren — 120
- 9.2.26 Filoviren (Marburg- und Ebolavirus) — 121
- 9.2.27 Coronaviren — 121
- 9.2.28 Bunyaviren — 121
- 9.2.29 Arenaviren — 122
- 9.2.30 Retroviren — 123
- 9.2.31 HTL-Viren — 123
- 9.2.32 HI-Virus — 123

9.3 Viroide und Prionen — 125

- 9.3.1 Viroide — 125
- 9.3.2 Prionen — 126

9. Spezielle Virologie

9.1 DNA-Viren

9.1.1 Parvoviren

Err
- Kleine DNA-Viren (ssDNA), ikosaedrisch, ohne Hülle
- Drei Gattungen: Parvovirus (menschenpathogen Parvovirus B19, tierpathogene Stämme, autonome Replikation), Dependovirus (nur mit Hilfe eines Herpes- oder Adenovirus vermehrungsfähig), Densovirus (bei Arthropoden)

Epi Aerogene Übertragung, weltweit verbreitet, Blut und Blutprodukte sind infektiös

Pg/Kli **Parvovirus B19**:
- Vermehrung in Erythrozytenvorstufen im Knochenmark ⇒ aplastische Krise bei Anämie, bei Gesunden meist asymptomatisch
- Bei Kindern Erreger des **Erythema infectiosum** (= **Ringelröteln**): harmlose Erkrankung mit plötzlich auftretendem Exanthem im Gesicht und an den Extremitäten

Ko Arthritiden, Hepatitis, Myokarditis, chronische Anämie bei Immunsupprimierten, Aborte bei Schwangeren

Di
- Nachweis von IgG- und IgM-Ak mit ELISA
- Während virämischer Phase auch Direktnachweis im Blut mit Elektronenmikroskop
- Virusnachweis mittels PCR im Fruchtwasser im Rahmen pränataler Diagnostik möglich

Pro Isolierung bei stationärem Aufenthalt

Ringelröteln
(entnommen aus Derma pocket)

9.1.2 Papovaviren

Err
- dsDNA-Viren, ikosaedrisch, unbehüllt
- Name von: **Pa**pillomavirus, **Po**lyomavirus, **Va**cuolating agent (SV, Simian virus 40)

Epi
- **Papillomavirus**: Übertragung durch direkten Kontakt, auch Autoinokulation möglich
- **Polyomavirus**: weit verbreitet; Übertragung unklar

Pg/Kli Viren dieser Gruppe induzieren gut- oder bösartige Tumoren
- **Papillomavirus**: Err der Warzen; vulgäre Warzen, Plantarwarzen, plane, juvenile Warzen und juvenile Larynxpapillome bleiben gutartig; Condylomata acuminata und Epidermodysplasia verruciformis können entarten; verursachen Zervixdysplasien; evtl. auch Zusammenhang mit Basaliomen und Spinaliomen, Mundhöhlen- und Rachenmalignomen, Ösophagus-Karzinom!

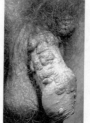
Condylomata acuminata
[aus "Derma pocket", Börm Bruckmeier Verlag]

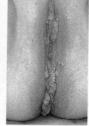
Condylomata acuminata
[IMPP-Prüfungsabbildung]

- **Polyomavirus**: wichtige Vertreter sind JC- und BK-Virus; sie persistieren oft lebenslang in der Niere → Aktivierung bei Immunschwäche:
  → bei AIDS verursacht JC-Virus progressive, multifokale Leukenzephalopathie;
  → bei Knochenmarktransplantierten löst BK-Virus eine hämorrhagische Zystitis aus

Di
- **Papillomavirus**: elektronenmikroskopischer Nachweis oder durch In-situ-Hybridisierung, Ak-Nachweis nicht Routine
- **Polyomavirus**: PCR, post mortem In-situ Hybridisierung bzw. in Biopsie

9.1.3 Adenoviren

Err
- dsDNA-Viren, ikosaedrisch, unbehüllt, aggregieren im Kern zu Kristallen
- Gattungen: Mastadenovirus, Aviadenovirus (bei Vogelarten endemisch)

Epi Sehr verbreitet, Übertragung durch Tröpfchen- und Schmierinfektion, über Instrumente und Wasser

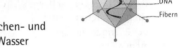
Adeno-Virus

Pg/Kli
- Akute respiratorische Erkrankungen: Rhinitis, Pharyngitis, bei Kleinkindern auch Pneumonie mit hoher Letalität
- Augeninfektion: folliküläre Konjunktivitis, Keratokonjunktivitis epidemica
- Pharyngokonjunktivalfieber: Pharyngitis, Konjunktivits, Lk-Schwellungen
- Gastroenteritiden
- Schwerer Verlauf bei Immunsuppression

Di Ag-Nachweis in Stuhl, Trachealsekret, Abstrich

Th Symptomatisch

9.1.4 Herpesviren

Err	
Herpes-simplex-Virus mit 2 Serotypen	→ S.108
Varizellen-/Zoster-Virus	→ S.108
Zytomegalievirus	→ S.109
Epstein-Barr-Virus	→ S.109
Humane Herpes-Virus 6 und 8	→ S.110

Morph Große, behüllte dsDNA-Viren

Epi Hohe Durchseuchungsrate, lebenslange Persistenz!

Pg Persistenz im Wirtsorganismus, Reaktivierung durch veränderte Immunlage, Stress, Sonnenbestrahlung, Zusammenhang mit Malignomentstehung

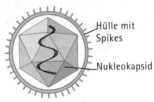
Herpes-Virus

108 Spezielle Virologie

■■■ 9.1.5 Herpes-simplex-Virus

Err Serologisch und biologisch 2 Serotypen: HSV 1 und HSV 2

Üs

	HSV 1	HSV 2
Epi	Durchseuchung ab Kindesalter, Übertragung durch Kontakt oder Bläschenflüssigkeit	Übertragung durch Geschlechtsverkehr ⇒ Durchseuchung ab Pubertät
Pg/Kli	Erstmanifestation im Kindesalter als Gingivostomatitis → Persistenz im Ganglion trigeminale (Gasseri) → bei Reaktivierung Wanderung entlang des 3. Trigeminusastes zu den Lippen → Entstehung des Herpes labialis (Fieberbläschen)	Erstinfektion im Urogenitalbereich → Persistenz in Lumbosakralganglien
Ko	Keratokonjunktivitis, Enzephalitis, Eczema herpeticatum (generalisierte Form)	Selten neurologische Ko; Infektion des Neugeborenen intra partum → hohe Letalität → Indikation zur primären Sectio
Di	Klinik, kultureller Nachweis durch Anzüchtung oder Direktnachweis aus Bläschenflüssigkeit mittels EM	
Th	Aciclovir	

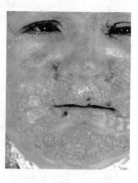

Eczema herpeticatum
entnommen aus Derma pocket

■■■ 9.1.6 Varizella-/Zoster-Virus (VZV)

Epi Aerogene Übertragung, hochkontagiös

Pg/Kli Erstmanifestation als Windpocken im Kindesalter, bei Immunsuppression auch Organmanifestation (Lunge, Gehirn) → Persistenz in sensorischen Spinalganglien bzw. Hirnnervenganglien → Reaktivierung → Zoster (Gürtelrose, auch als Zoster ophthalmicus, oticus) mit Ausbreitung im Hautsegment des betroffenen Nervs und neuralgischen Schmerzen; selten Embryopathie bei intrauteriner Infektion

Di
- Klinik (meist ausreichend)
- Serologie (Methode der Wahl)
- Direkter Virusnachweis mittels EM oder Immunfluoreszenz an zellhaltigen Untersuchungsmaterialien auch möglich

Pro/Th
- Aciclovir in schweren Fällen und bei Immunsuppression
- Impfung mit attenuierten Viren möglich, bzw. passive Impfung mit Hyperimmunglobulin

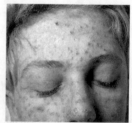

Varizellenexanthem:
Heubnersche Sternenkarte
(IMPP-Prüfungsabbildung)

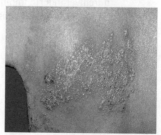

Herpes zoster (Gürtelrose)
(entnommen aus Derma pocket)

DNA-Viren

9.1.7 Zytomegalievirus (CMV)

Epi Übertragung durch Kontakt oder Schmierinfektion in Kindheit oder Adoleszenz

Kli
- Erstinfektion meist inapparent → Latenz in lymphoiden Zellen → Reaktivierung ebenfalls oft asymptomatisch oder leichte, mononukleoseartige Bilder mit Hepatitis
- Bei Immunsuppression Retinitis, CMV-Ulzera im Magen-Darm-Trakt, Pneumonie, Transplantatabstoßung nach Nierentransplantation
- Bei intrauteriner Infektion schwere Missbildungen in 10%

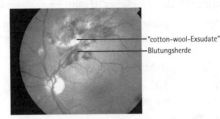

Zytomegalie-Retinitis
(IMPP-Prüfungsabbildung)

Di
- Virus-DNA-Messung oder Virusisolierung oder Amplifikationskultur aus Speichel, Urin oder Gewebe, Nachweis von Eulenaugenzellen
- Ak-ELISA, auch Immunfluoreszenz oder In-situ-Hybridisierung
- CMV-Antigen pp65

Pro/Th
- Ganciclovir, Foscarnet (keine Heilung)
- Auch passive Immunisierung mit Hyperimmunglobulin (Wirksamkeit fraglich)

Mpf Namentliche Labormeldung

9.1.8 Epstein-Barr-Virus (EBV)

Epi Übertragung über Speichel („kissing disease"), Durchseuchung in Adoleszenz, auch Übertragung durch Blut möglich

Erkr Mononukleose, Pfeiffersches Drüsenfieber, M. Pfeiffer

Pg/Kli
- Aufnahme über Mund- und Rachenschleimhaut → Vermehrung in B-Lymphozyten
- Stimulierung von zytotoxischen T-Zellen → Zerstörung der B-Zellen unter dem Bild der Mononukleose mit Fieber, generalisierter Lymphadenitis (Pfeiffersches Drüsenfieber, M. Pfeiffer), Tonsillitis, Pharyngitis, Hepatosplenomegalie mit Hepatitis
- Wahrscheinlich lebenslange Persistenz in immortalisierten B-Zellen
- Burkitt-Lymphom, v.a. in Malariagebieten
- Nasopharynx-Karzinom

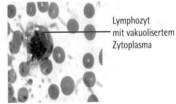

BB bei Mononukleose

Ko Milzruptur

Di
- Nachweis heterogenetischer Ak → agglutinieren Schafsery's (Paul-Bunnell-Reaktion)
- Mittels Immunfluoreszenz Nachweis von:
- IgG und IgM gegen VCA (= virales Capsid-Antigen), erscheinen früh und persistieren lebenslang
- Ak gegen EA (= early antigen), nur während aktiver Erkrankung nachweisbar
- Ak gegen EBNA (= Epstein-Barr-nukleäres Antigen), erscheinen 2-4 Wo nach Krankheitsausbruch und persistieren lebenslang

Pro/Th Nicht bekannt

110 Spezielle Virologie

9.1.9 Humanes Herpesvirus 6 (HHV 6)

Epi
- Isolierung 1986
- Durchseuchung im 6.-18. Lebensmonat
- Übertragung wohl über Speichel

Erkr „Dreitagefieber" (Exanthema subitum, Roseola infantum)

Pg/Kli
- Plötzlich einsetzende Erkrankung mit hohem Fieber, Exanthem; Dauer 2-7 Tage
- Bei Knochenmarkstransplantierten schwere Infektionen und Transplantatabstoßung möglich; z.T. Enzephalitiden
- Latenz in der Speicheldrüse

Di Ak-Nachweis (bei typischer Klinik verzichtbar), PCR, Virusisolierung

Pro/Th Keine

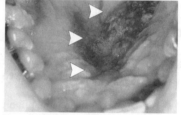

Kaposi-Sarkom
(aus Dermatologie pocket)

9.1.10 Humanes Herpesvirus 8 (HHV 8)

Erkr Kaposi-Sarkom, B-Zell-Lymphom, Castleman-Lymphom

Di In-situ-Hybridisierung, ELISA

9.1.11 Pockenviren (Poxviren)

Err
- **Orthopox-Viren**: Variola (Err der Pocken), Vacciniavirus (Alastrimvirus, Impfvirus gegen Pocken), Kuhpocken-, Affenpockenviren
- **Parapoxviren**: Orf-, Melkerknotenvirus (= Kuhpockenvirus)
- **Molluscipoxviren** (Molluscum-contagiosum-Viren)

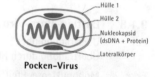

Pocken-Virus

Morph Größte Viren, enthalten dsDNA, Replikation in sog. Virus-Fabriken (abgegrenzte Bezirke im Zytoplasma der Wirtszelle)

Epi
- Pockenvirus durch Impfkampagne seit 1980 offiziell ausgerottet, Virus noch in 2 Labors vorhanden
- Reservoir war nur der Mensch, aerogene Übertragung
- Tierpathogene Viren werden durch Kontakt mit infiziertem Tier übertragen
- Übertragung Mollusca contagiosa: durch Kontakt von Mensch zu Mensch

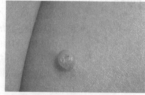

Molluscum contagiosum
(entnommen aus Derma pocket)

Pg/Kli
- **Pockenvirus**: Eintrittspforte oberer Respirationstrakt → Inkubation 2 Wo → Vermehrung in lymphatischen Organen → hämatogene Streuung; an Haut und Schleimhäuten Bildung von typischem, vesikulösem Exanthem (alle Bläschen im gleichen Stadium); Letalität 30%
- **Vacciniavirus**: Impfvirus; Komplikationen: Keratitis durch Autoinokulation, generalisierte Vaccinia-Infektion, postvakzinale Enzephalitis
- **Kuhpocken-, Orf- und Melkerknotenviren**: meist harmlos; an Eintrittsstelle Exanthem mit lokaler Lymphadenitis bei exponierten Personen (Landwirte, Tierärzte)
- **Moll.-contag.-Virus**: Schmierinfektion → kleine, gutartigen Hauttumoren, keine Immunität!

Di Virus-Nachw: EM, Züchtung in Kultur; Molluscum-contagiosum-Viren: Histo

DNA-Viren 111

■■■ 9.1.12 Hepatitis-B-Virus (HBV)

Err DNA-Virus (**Hepadna**-Viren = **Hepa**titis-**DNA**-Viren) mit dsDNA
(bei der Vermehrung z.T. mit RNA-Zwischenphase, → S.96),
Vermehrung nur in Hepatozyten

Morph - Hülle aus zellulärer Lipiddoppelmembran,
enthält HBs-(surface)-Ag
- Darunterliegendes Kapsid entspricht dem
HBc-(core)-Ag
- HBe-Ag ist eine nach Translation
entstandene verkürzte Form des HBc-Ag

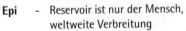

Hepatitis-B-Virus

Epi - Reservoir ist nur der Mensch,
weltweite Verbreitung
- Übertragung durch Blut und Körpersekrete, intrapartal

Pg/Kli - Inkubationszeit 4-12 Wo → akute Infektionsphase (2-4 Wo): Hepatitis mit an- bzw.
ikterischem Verlauf
- Verlauf: gutartig (80-90%) mit Heilung; fulminant (0,5-1%) mit hoher Letalität;
bei gleichzeitiger Infektion mit Hepatitis-D-Viren (→ S.112) erhöhter Anteil
fulminanter Verlaufsformen

Ko - Entwicklung chronischer Hepatitiden (10%): mit geringer Leberschädigung
oder mit progredienter Leberzerstörung (chronisch-aggressive Hepatitis);
Vorkommen gesunder Träger des HBs-Ag möglich
- Entwicklung eines hepatozellulären Karzinoms (v.a. bei chronischer Hepatitis);
bei Diagnosestellung meist schon zu weit fortgeschritten für kurative Therapie

Di Nachweis von Ak gegen die verschiedenen
Virus-Ag (s. Abb.), DNA-Hybridisierung:
- (1) **HBe-Ag:** Zeichen für Virusreplikation
- (2) **HBs-Ag:** tritt mit HBe-Ag zuerst auf
- (3) **Anti-HBc-Ak:** gleichzeitig mit Auftreten der klinischen Symptome
- (4) **Anti-HBe-Ak:** Auftreten gegen Ende
der akuten Phase, nur für wenige Mo
nachweisbar ⇒ Indikator für kürzlich
durchgemachte Infektion
- (5) **Anti-HBs-Ak:** Auftreten, Zeichen der
Rekonvaleszenz und Immunität, bleiben
jahrelang erhalten
- **Zeichen einer chronischen Infektion:**
Persistenz von HBs und HBe > 10 Wo
nach Krankheitsbeginn, Fehlen von
Anti-HBe- und HBs-Antikörpern

Hepatitis-B Virus

	Antigene	Antikörper
diagnostisch bedeutsam:	HBV-DNA	Anti-Hbc/IgM
	HBeAG	Anti-HBe
	PreS1	Anti-PreS
	HBsAG	Anti-HBs

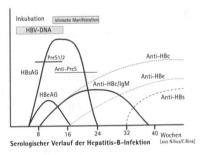

Serologischer Verlauf der Hepatitis-B-Infektion [aus Nilius/C.Rink]

Pro Passive Immunisierung mit humanem Anti-HBs-Antiserum innerhalb der ersten
Stunden nach Exposition bei bekannter Hepatitis-B-Infektion der Quelle; aktive
Immunität mit HBs-Ag empfohlene Impfung im Kindesalter

Th Bei chronisch aggressiver Infektion Interferon-Gabe zur Verminderung der
Leberschädigung und des Zirrhoserisikos

Mpf Erkrankung

9.1.13 Hepatitis-D-Virus (HDV)

Err HDV (sog. Delta-Agens) ist ein RNA-Virus, das nur mit HBV auftritt

Morph - Defektes RNA-Virus (s. auch Viroide, → S.125)
- Kapsid besteht aus HBs (!)
⇒ Vork nur bei HBV-Trägern

Pg/Kli S. Hepatitis-B-Virus (→ S.111)

Mpf Erkrankung

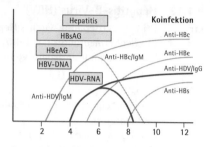

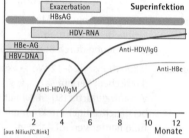

[aus Nilius/C.Rink]
Serologischer Verlauf einer Hepatitis-D-Infektion

9.2 RNA-Viren

9.2.1 Picornaviren

Err Kleine (=pico) RNA-Viren (**Picorna**viren) mit Plus-Polarität

Genera - Enteroviren (menschenpathogen): Polio-, Coxsackie-, ECHO-Viren, Hepatitis-A-Virus (→ S.113)
- Rhinoviren (menschenpathogen, → S.114)
- Aphthoviren: Maul- und Klauenseuche (tierpathogen)
- Kardioviren bei Tieren (tierpathogen)

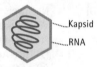

Picorna-Virus

9.2.2 Enteroviren

Err - Poliomyelitisvirus (3 Serotypen)
- Coxsackie-Virus der Gruppe A (24 Serotypen) und der Gruppe B (6 Serotypen)
- CHO-Virus (34 Serotypen)
- Enteroviren Nummer 68-71 (neuere Typen, die seit 1969 nicht mehr in Coxsackie- und ECHO-Viren unterschieden werden)
- Enterovirus 72 (Hepatitis-A-Virus, → S.113)

Epi Reservoir = Mensch; Übertragung fäkal-oral als Schmierinfektion oder über Wasser und kontaminierte Lebensmittel

Pg - Virusaufnahme per os → Vermehrung im lymphatischen Gewebe von Rachen und Darm → Virämie → Erreichen des Zielorgans
- Infektion meist asymptomatisch trotz Virämie (⇒ gute Immunität)
- Ausscheidung der Viren im Stuhl meist über längeren Zeitraum

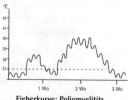

Fieberkurve: Poliomyelitis

RNA-Viren 113

Kli	- **Poliovirus**: grippeähnliche Prodromi → fieberfreies Intervall → ZNS-Symptomatik: aseptische Meningitis oder Befall der Motoneurone mit schlaffer Lähmung v.a. der Beine, seltener Arme, Interkostal- und Zwerchfellmuskulatur (spinale Form) bzw. bulbäre Form mit Atemstörungen (Kinderlähmung, Poliomyelitis) (meist allerdings asymptomatisch) - **Coxsackie- und ECHO-Viren**: leichtere grippeartige Krankheitsbilder mit Lymphadenitis und Myalgien, auch Meningitis, Befall des Respirationstrakts, Myo- und Perikarditis, „hand-foot-and-mouth-disease" mit Exanthem der Hand- und Fußflächen mit Schleimhautenanthem; bei Neugeborenen Diarrhöen; Coxsackie-B-Infektion wird als mögliche Ursache eines Diabetes mellitus (Typ I) diskutiert - **Enterovirus 70**: endemische, akute, hämorrhagische Konjunktivitis
Di	Anzucht von Viren aus Stuhl, Liquor, Rachenabstrich in humanen oder Affennierenzellen
Pro	- Impfung nur bei Polioviren notwendig - 1954 Entwicklung einer inaktivierten, parenteral applizierten Vakzine aus den 3 Serotypen durch Salk; 1959 Entwicklung der Lebendschluckimpfung aus attenuierten Viren der 3 Serotypen durch Sabin - Bei regelmäßiger Durchimpfung praktisch Ausrottung der Kinderlähmung - Übertragung des Impfvirus (Sabin) auf Personen der näheren Umgebung möglich - Rückmutation zum neuropathogenen Virus durch Passage durch einen Impfling ebenfalls möglich, daher immer Impfung aller Familienmitglieder - Mittlerweile mehr Impf- als Wild-Polio, daher Totimpfung (Salk) empfohlen
Mpf	Poliomyelitis: Verdacht, Erkrankung, Tod

■■■ 9.2.3 Hepatitis-A-Virus (HAV)

Err	Charakteristik s. Picorna-Viren (→ S.112), schwer anzüchtbar, nur ein Serotyp bekannt
Epi	Übertragung über Wasser und Lebensmittel, selten als fäkal-orale Schmierinfektion, in tropischen Ländern sehr verbreitet

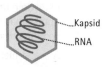

Hepatitis-A-Virus

Kli	Orale Aufnahme → Vermehrung im Darm → dann Virämie → Erreichen des Zielorgans → Hepatitis; keine chronischen Verläufe
Di	Nachweis von IgM-Ak, die sehr früh im Krankheitsverlauf auftreten
Pro	Aktive Immunisierung mit abgetötetem Impfstoff, auch passive Immunisierung möglich
Mpf	Erkrankung

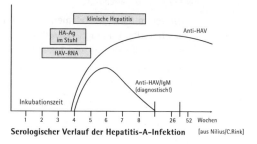

Serologischer Verlauf der Hepatitis-A-Infektion [aus Nilius/C.Rink]

Spezielle Virologie

9.2.4 Rhinoviren

Err S. Picornaviren (→ S.112), Enteroviren (→ S.112), von diesen nur durch erhöhte Säureempfindlichkeit und höhere Dichte unterschieden; 117 Serotypen

Epi
- Tröpfcheninfektion bzw. Übertragung durch Kontakt
- Weltweite Verbreitung, v.a. Spätsommer und Frühjahr
- Nur kurzanhaltende, typenspezifische Immunität

Kli
- Schnupfen
- Viren bleiben streng auf Nasopharynx lokalisiert
- Selten Bronchitis oder Bronchopneumonie bei Kindern
- Z.T. bakterielle Superinfektion

Di Virusanzucht in menschlichen Embryonalzellen möglich, aber nicht nötig

Th Symptomatisch

9.2.5 Astro- und Caliciviren

Err RNA-Viren:
- Astroviren
- Caliciviren: humane Caliciviren (HuCV) und „small round-structured viruses" (= SRSV Typ I mit Noro-Virus und SRSV Typ II)
- Hepatitis-E-Virus (HEV)

Morph
- Viren bestehen aus 1-2 Kapsidproteinen und einer polyadenylierten RNA
- Astroviren: sternartiges Aussehen (**Astro**)
- Caliciviren: HuCV mit kleinen, kelchartigen Vertiefungen (calyx = Kelch) auf der Oberfläche; SRV (small round viruses) sind kleine, pleomorphe, rundliche Viren

Epi Weltweite Verbreitung, Übertragung des Noro-Virus fäkal-oral und über Wasser und Lebensmittel, extrem kontagiös

Kli Astroviren und Caliciviren erzeugen Gastroenteritiden, v.a. im Kindesalter und in Krankenhäusern, Pflegeheimen und im Winter mit kleinen Epidemien („winter vomiting disease")

Di Anzucht nicht möglich ⇒ Direktnachweis mittels EM oder Ag-Nachweis im Stuhl

9.2.6 Hepatitis-E-Virus (HEV)

Err RNA-Virus, zu Caliciviren

Epi
- Endemisch in Asien, Mittelamerika und Teilen Afrikas
- Fäkal-orale Übertragung, Ausbreitung auch über kontaminiertes Trinkwasser
- Einschleppung nach Mitteleuropa als Reisekrankheit

Kli
- Benigne Hepatitiden ohne chronische Verläufe
- Bei Schwangeren im 3. Trimenon 20% Letaltität

Di AK-Nachweis, Erreger-Nachweis mittels RT-PCR im Stuhl

Pro Expositionsprophylaxe

Mpf Erkrankung

RNA-Viren 115

■□□ **9.2.7 Reoviren**
Err 3 Genera mit humanpathogenen Viren (außerdem tier-/pflanzenpathogene Stämme):
- Orbiviren: Colorado-Zeckenfieber-Virus und andere, sporadisch in Ost- und Zentraleuropa auftretende Stämme
- Reoviren (im engeren Sinne): 3 Serotypen
- Rotaviren: Gruppe A-F, unterteilt in Untergruppen

Morph Alle Reoviren haben ein ikosaedrisches doppeltes Kapsid und ein segmentiertes RNA-Genom, z.T. mit doppelsträngigen Untereinheiten

■□□ **9.2.8 Orbiviren**
Epi Übertragung durch Arthropoden, v.a. Zecken, Rocky-Mountains (USA, Kanada)
Pg/Kli Meist mildes Krankheitsbild: Fieber, Myalgie, Übelkeit, Erbrechen; selten Enzephalitis (= Colorado-Zeckenfieber)
Di Serologische Diagnose
Pro Vermeidung von Zeckenbissen

■□□ **9.2.9 Reoviren**
Epi Übertragung aerogen oder fäkal-oral
Pg/Kli Keine klare Assoziation zu Krankheitsbildern, häufig Vork bei symptomlosen Personen
Di Meist nicht notwendig

■■■ **9.2.10 Rotaviren**
Epi Mensch ist Reservoir; in Entwicklungsländern sind Rotavirus-Gastroenteritiden häufige Todesursache bei Kleinkindern; in Europa Vork v.a. in Krankenhäusern, Kinderheimen, v.a. im Winter; Durchseuchung mit Schuleintritt fast 100%; Reinfektion möglich
Pg/Kli
- Aufnahme per os (fäkal-oral) → Vermehrung in Dünndarmzotten → Enteritis (häufigster Enteritiserreger bei Kindern zwischen 6 Mo und 2 Jahren)
- Exsikkose, schwere Krankheitsbilder bei Immunsupprimierten

Di Elektronenmikroskopisch oder Antigennachweis (EIA oder Agglutination)
Pro Strenge Hygiene, da langes Überleben auf Haut; Impfstoff in Erprobung

■■■ **9.2.11 Togaviren (= Arboviren)**
Err Gattung umfasst: **Alphaviren** (25 Arten), **Rubivirus** (= Röteln-, Rubellavirus) und veterinärmedizinisch wichtige Pestviren (Rinder-, Schweine-, Schafspest)
Morph Togaviren sind ikosaedrische Viren mit polyadenylierter RNA von Plus-Polarität; Freisetzung der Viren durch Knospung (= budding, → S.96) an der Zelloberfläche

■■■ **9.2.12 Alphaviren**
Pg/Kli Übertragung durch Arthropoden → meist asymptomatische oder milde Infekte, selten Meningoenzephalitiden oder Enzephalitiden mit hoher Letalität, auch Arthritiden
Di Wenn nötig: Serodiagnose, IgM-Bestimmung durch EIA

Spezielle Virologie

▪▪▪ 9.2.13 Rubivirus (Rötelnvirus, Rubellavirus)

Pg/Kli Übertragung aerogen → Vermehrung in lymphatischen Organen des Nasopharynx → Virämie → Exanthem (Röteln), meist als harmlose Kinderkrankheit, bei ca. 50% inapparent

Ko Intrauterine Rötelninfektion: Abortgefahr, Missbildungen, v.a. Augen (Katarakt), Gehirn (Mikrozephalie), Taubheit und Herzfehler ⇒ Schwangerschaftsabbruch bei IgM-Nachweis oder Ak-Anstieg im 1. Trimenon; Arthritis, Enzephalitis, Peri-Myokarditis

Di
- Serodiagnose, Virusisolierung aus Rachenspülwasser
- Hämagglutinationshemmtest an Vogelerythrozyten bevorzugtes Nachweisverfahren
- IgM-Bestimmung durch EIA

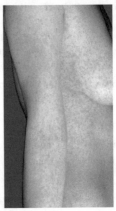

Rötelnexanthem
(entnommen aus Derma pocket)

Pro
- Impfung mit attenuiertem Lebendimpfstoff zusammen mit Masern- und Mumps-Impfung im 15. Lebensmonat, bzw. in Pubertät bei unzureichender Immunität
- Keine Impfung während Schwangerschaft, aber erfolgte Impfung während Schwangerschaft ist keine Indikation zur Interruptio
- Passive Immunisierung wird nicht mehr empfohlen

Mpf Nichtnamentliche Labormeldung

▪▪☐ 9.2.14 Flaviviren

Err 1985 Abtrennung der Gattung von den Togaviren, umfasst 63 Arten, z.B.:
- Gelbfieber-Virus (→ S.117)
- Dengue-Virus (→ S.117)
- Frühsommermeningoenzephalitis-Virus (FSME-Virus, → S.117)
- Wahrscheinlich Hepatitis-C-Virus (→ S.117)

Morph
- Ikosaedrisches Kapsid enthält ssRNA mit Plus-Polarität
- Virussynthese findet am ER statt, in dessen Lumen die fertigen Viren einsprossen

Epi Übertragung durch Arthropoden

Kli Typischerweise biphasische Infektionen mit Allgemeinsymptomen wie Fieber, Kopf- und Muskelschmerzen; in 1. Phase Virämie mit evtl. Exanthem → danach Ausheilung oder Übergang in 2. schwereres Stadium mit Fieber und disseminierter intravasaler Gerinnung (z.B. denguehämorrhagisches Fieber oder Dengue-Schock-Syndrom), hohe Letalität!

Ko Schwere Verlaufsformen meist bei wiederholten Infektionen durch „antibody-dependent enhancement of viral infection": Ak-beladene Zellen können über Fc-Rezeptor von Zellen aufgenommen werden, die eigentlich primär resistent gegen Infektion waren, d.h. die Ak sorgen paradoxerweise für weitere Ausbreitung der Infektion im Wirtsorganismus; ein Schock kann dann entstehen, wenn zytotoxische T-Zellen massenhaft infizierte Zellen lysieren

RNA-Viren 117

■■□ ### 9.2.15 Gelbfieber-Virus
- **Epi** Erregerreservoir: Affen in tropischen Wäldern, Übertragung durch Stechmücken (Aedes- und Haemagogus-Arten), evtl. auch durch Zecken
- **Pg/Kli** Ink 3-6 Tage → plötzlicher Fieberanstieg, Schüttelfrost, Kopf-, Gliederschmerzen, Übelkeit, Erbrechen, relative Bradykardie → kurze Remission (3-4 Tage) → erneuter Fieberanstieg, Hepatitis (Ikterus), Nephritis (Proteinurie), hämorrhagische Diathese mit Haut- und Organblutungen, Kreislaufkollaps
- **Ko** Leber-, Nierenversagen, Meningoenzephalitis
- **Di** Ak-Nachweis (IgM); **Mpf:** V, E, T
- **Pro** Schutzimpfung (attenuierter Lebendimpfstoff; nur bei zugelassenen Impfstellen)

■■□ ### 9.2.16 Denguefieber-Virus
- **Erkr** Sieben-Tage-Fieber, Pokalfieber
- **Epi** Übertragung durch Mücken (Arbovirose), Vorkommen in Subtropen, Tropen
- **Kli**

3 Verlaufsformen möglich:	
Dengue-Fieber	Grippeartige Symptome, gutartiger Verlauf
Hämorrhagisches Dengue-Fieber	Haut- und Organblutungen
Dengue-Schocksyndrom	Massive Organblutungen, häufig letal durch Gehirnblutungen

- **Ko** Kreislaufkollps, Pneumonie
- **Pro** Expositionsprophylaxe: Schutz vor Stich (Kleidung), Mückenbekämpfung

■■■ ### 9.2.17 FSME-Virus
- **Epi**
  - Übertragung durch Zeckenbiss (Zeckengattung: Ixodes ricinus = Holzbock)
  - Endemiegebiete: Bayern, Österreich, Ungarn, Tschechien, Slowakei
- **Pg/Kli** Ink 4-14 Tage
  → häufig asymptomatisch (ca. 65%), sonst subfebrile Temperaturen, Müdigkeit, Kopfschmerzen (grippeähnlich)
  → symptomfreies Intervall
  → ca. 15% der symptomatisch Erkrankten: Meningitis, Enzephalitis, Myelitis
- **Prg** Letalität ca. 1% bei Meningoenzephalitis (= 0,05% der Infizierten)
- **Pro**
  - Aktive Immunisierung
  - Schutz vor Zeckenbiss (Kleidung)

■■■ ### 9.2.18 Hepatitis-C-Virus (HCV)
- **Err** Flavivirus, RNA-Virus mit Hülle, unterschiedliche Subtypen
- **Epi**
  - Übertragung: durch Bluttransfusionen und Geschlechtsverkehr, Needle-Sharing perinatal, 50% unbekannt
  - Inzidenz in Europa 0,1-0,3%, aber 90% der Posttransfusionshepatitiden
- **Kli**
  - Hepatitis; häufig asymptomatischer, anikterischer Verlauf
  - Kryoglobulinämie (Auftreten abnormen Globulins - Kälteglobulins - im Blut)

118 Spezielle Virologie

Prg	- Ausheilung (50%)
	- Chronische Hepatitis (50%); Komplikation: in ca. 20% Zirrhose und damit erhöhtes Risiko eines hepatozellulären Karzinoms
	- Tod (< 1%)
Di	Ak-Nachweis im EIA, wird erst nach Wo positiv (Cave: Ak unterscheiden nicht zw. überstandener und chron. Form); früherer Nachweis mit PCR möglich
Th	- **Ind**: erhöhte Transaminasen, Entzündung und Fibrose bei Leberbiopsie
	- Interferon → S.104 und Ribavirin → S.103
	- Ansprechrate je nach Genotyp
	- **KI**: Zirrhose
	- Immunprophylaxe bisher nicht möglich
Mpf	Erkrankung

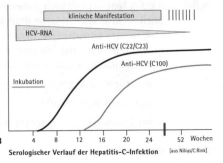

Serologischer Verlauf der Hepatitis-C-Infektion [aus Nilius/C.Rink]

■■■ 9.2.19 Orthomyxoviren

Err
- 1 Genus: Influenzavirus mit 3 Typen A, B und C
- Pleomorphe Viren, teils filamentös, teils kugelig
- Genom aus 8 RNA-Segmenten mit Minus-Polarität; RNA-Synthese im Kern der Wirtszelle; das Nukleoprotein entspricht dem typenspezifischen Ag

Epi
- Aerogene Übertragung
- **Influenza A**: verbreitetster Typ, führt zu Epidemien/Pandemien
- **Influenza B** führt eher zu Endemien
- **Influenza C** ist wenig verbreitet und tritt v.a. bei Jugendlichen auf

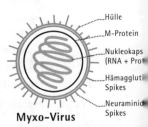

Myxo-Virus

Genetik Genetische Variabilität von Influenza-A-Viren:
- Antigenic drift: kleinere Veränderungen des Hämagglutinins durch Punktmutationen
- Antigenic shift: größere genetische Veränderungen ⇒ starke Ag-Veränderung ⇒ keine Immunität in der Bevölkerung ⇒ Epidemien; Ursache wohl Austausch größerer Genabschnitte zwischen Viren der Reservoire Mensch und Wasservögel, die bei bestimmten Tierarten (z.B. Schweinen) zu Mischinfektionen führen können

Pg/Kli
- Vermehrung in Nasopharynx → Pharyngitis, auch Tracheobronchitis und Pneumonie → meist Superinfektion mit Staphylo-, Pneumo-, Streptokokken und Haem. influenzae
- Selten toxischer Verlauf (hohe Letalität): Befall von Milz, Leber, Nieren und Myokard, besonders bei Immunsupprimierten, im Alter

Di
- In frühem Krankheitsverlauf: Virusisolierung aus Rachenspülwasser/-abstrich oder Anzucht in Zellkulturen/Hühnerembryonen → Identifizierung im Hämagglutinationshemmtest
- Später serologische Diagnose (KBR, ELISA)

Pro Impfung mit inaktiviertem Adsorbatimpfstoff; in Erprobung: DNA-Impfung; Ind: beruflich Exponierte, Immunsupprimierte oder Vorgeschädigte, v.a. Herz-Kreislauf-Kranke

Th
- Amantadin, Rimantadin.
- Nur sinnvoll bei sehr frühem Einsatz (Symptome < 24h)

Mpf Namentliche Labormeldung

RNA-Viren 119

■■■ 9.2.20 Paramyxoviren
Err
- Pleomorphe Viren mit ssRNA von Minus-Polarität
- Hülle aus Zellmembran, in die verschiedene virale Proteine als Spikes eingebaut sind
- 3 Gattungen: Paramyxovirus mit den Arten Parainfluenza- und Mumpsvirus, Morbillivirus (= Masern), Pneumovirus mit RS (= respiratorischer Synzytial)-Virus.

Epi Tröpfcheninfektion mit hoher Durchseuchung ab Kindesalter

■■■ 9.2.21 Parainfluenzavirus
Pg/Kli Grippale Infekte im Kleinkindesalter
Ko Bronchitis, Pneumonie, Pseudokrupp
Di Antigennachweis (falls notwendig)

■■■ 9.2.22 Mumpsvirus
Pg/Kli Vermehrung im oberen Respirationstrakt → Parotitis; Meningitis, Orchitis
Di Serodiagnose mittels Immunfluoreszenz oder EIA
Pro Attenuierte Lebendimpfstoffe [MMR (= Masern-Mumps-Röteln Kombi.impf. 15. Lm.)]

■■■ 9.2.23 Masernvirus
Pg/Kli Vermehrung im lymphatischen Gewebe → hämatogene Aussaat wohl in 2 Schüben → Enanthem der Mundschleimhaut (= Koplik-Flecken) und Masernexanthem unter erneutem Fieberanstieg

Ko
- Bakterielle Superinfektion mit Otitis media, Masernpneumonie, Enzephalitis (1:1000)
- **Subakut sklerosierende Panenzephalitis (SSPE, 1:1 Mio):**
Auftreten ca. 2–10 Jahre nach Maserninfektion, wohl durch Persistenz defekter Masernviren mit Akkumulation von Nukleokapsiden in Gehirnzellen, ohne Bildung reifer Viren; Prognose schlecht!

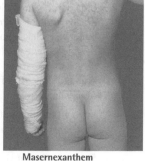

Masernexanthem
(entnommen aus Derma pocket)

Di Serologie: Immunfluoreszenz oder EIA; bei SSPE hohe Ak-Titer in Serum/Liquor
Pro/Mpf Pro: attenuierter Lebendimpfstoffe (Ko: Impfmasern, Enzephalitis 1:100.000); Mpf: Namentliche Labormeldung

■■■ 9.2.24 Respiratory-Syncytial-Virus (RS-Virus)
Pg/Kli Bronchiolitis oder Pneumonie bei Kleinkindern < 6 Mo
Di Serodiagnose mittels Immunfluoreszenz oder EIA

9.2.25 Rabiesviren

Erkr Tollwut, Rabies, Lyssa, Hundswut

Err
- Rabiesvirus (Lyssavirus) ist einziges humanmedizinisch bedeutsames Rhabdovirus, andere Rhabdoviren von untergeordneter oder veterinärmedizinischer Bedeutung
- Vork des Tollwut-Virus als Wildtyp und als „virus fixe" (von Pasteur durch Hirnpassagen an Versuchstieren erzeugt, kann sich extraneural nicht mehr vermehren)

Morp
- Stäbchenförmig, mit abgerundetem Ende, enthält Minus-Strang-RNA
- Hülle enthält Spikes

Epi Verbreitung weltweit (bis auf: Australien, Japan, Brit. Inseln, Island); Deutschland frei von terrestrischer Tollwut, Reservoir nur noch in Fledermäusen; Haustiere sollten geimpft sein! Übertragung über Speichel durch Biss

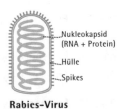

Rabies-Virus

Pg/Kli
- Inkubationszeit 4 Wo bis 6 Mo
- Nach Biss → Virusvermehrung an Eintrittsstelle im Muskelgewebe → Ausbreitung entlang der Nervenfasern ins ZNS → Vermehrung im ZNS → Wanderung in periphere Organe, z.B. Speicheldrüsen, Kornea, Nieren → Tod durch Enzephalitis
- Krankheitsstadien: **Prodromalstadium** mit Brennen an Bisswunde, Übelkeit und Erbrechen, Melancholie; **Exzitationsstadium**: schmerzhafte, v.a. durch Wasser hervorgerufene (Hydrophobie, schon der Anblick reicht) Krämpfe und Spasmen von Larynx und Pharynx, Photophobie; bei akustischen und optischen Reizen Wutanfälle, Krampfanfälle; **Tod** frühestens nach 3-4 Tagen durch aufsteigende Paralyse mit Atemlähmung

Di
- **Intra vitam**: Immunfluoreszenz an Kornea-Abklatsch-Präparat
- **Post mortem**: Immunfluoreszenz an Gehirngewebe oder färberischer Nachweis der Negri-Körperchen (zytoplasmatische Einschlüsse aus viralem Antigen)
- Serologie nur zur Überprüfung der Immunität nach Impfung geeignet, Ak-Nachweis durch EIA oder RFFIT (rapid fluorescent focus inhibition test = Hemmung der durch Immunfluoreszenz nachgewiesenen fokalen Virusvermehrung in Zellkulturen durch Ak)

Th **Th nur symptomatisch**:
- Nach Biss zunächst Wundtoilette mit Auswaschen und Desinfizieren, dann
- Passive Immunisierung mit 20 IU/kg humanem Rabies-IgG (RIG, Hälfte der errechneten Dosis um Wunde instillieren, Rest i.m. injizieren)
- Sofort Beginn der aktiven Immunisierung mit HDCV (human diploid cell vaccine), d.h. i.m. Gabe an Tag 0, 3, 7, 14, 30 und 90

Pro
- Präexpositionelle Immunisierung exponierter Personen mit 3 Dosen HDCV empfohlen
- Bei Haustieren postexpositionelle Pro wirkungslos, daher Impfung notwendig
- Immunisierung freilebender Tiere mittels oraler Vakzine in ausgelegten Ködern

RNA-Viren 121

■■□ **9.2.26 Filoviren (Marburg- und Ebolavirus)**
- **Err**
  - Marburg- und Ebola-Virus sind morphologisch identische Viren ohne Ag-Verwandtschaft
  - Genom besteht aus Minus-Strang-RNA
- **Morph** Fadenförmige, z.T. verzweigte Partikel mit Hülle aus Wirtszellmembran und Spikes
- **Epi**
  - 1967 Isolierung des **Marburg-Virus** bei einem Ausbruch unter Laborpersonal in Marburg, Frankfurt und Belgrad durch Affen aus Uganda; eigentliches Reservoir unbekannt
  - **Ebola-Viren** treten in Afrika auf, Benennung nach Fluss im Kongo, selten Epidemien
- **Kli** Hämorrhagisches Fieber mit Kopf- und Halsschmerzen, Konjunktivitis und Diarrhöen → später Beteiligung sämtlicher Organe, Entwicklung einer Verbrauchskoagulopathie (Letalität 50-90%); nur symptomatische Therapie
- **Di** Serologisch, da bei Virusisolierung oder Anzucht auch das Laborpersonal gefährdet ist!
- **Pro** Bei Patientenversorgung Verwendung von Schutzanzügen und Unterdruckzelten!
- **Mpf** Verdacht, Erkrankung

■□□ **9.2.27 Coronaviren**
- **Err**
  - Mindestens 11 Virusarten mit kranzförmigem Aussehen durch Spikes
  - Genom: langes, helikales Ribonukleoprotein mit Plus-Polarität, in Hülle eingebaut
  - Virussynthese erfolgt im RER, anschließend Transport in Golgi-Apparat
  - Humanpathogen ist nur HCV (= humanes Corona-Virus; Cave: gleiche Abkürzung wie Hepatitis-C-Virus) mit 2 Serotypen

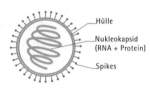
Corona Virus

- **Epi**
  - Weitverbreitet, verursacht ca. 10% der respiratorischen Infekte in Wintermonaten
  - Tröpfcheninfektion
- **Kli**
  - Err banaler respiratorischer Infekte der Nasen-, Rachen- und Trachealschleimhaut
  - Nur kurzanhaltende IgA-abhängige Immunität; große Antigenvariabilität!
- **Di**
  - Serodiagnose mittels EIA, IF und KBR möglich, aber nicht nötig
  - Virusanzucht in humanen Trachealzellen möglich

■■□ **9.2.28 Bunyaviren**
- **Err**
  - 4 Genera: Bunya-, Nairo-, Phlebo- und Uukuvirus, sowie unklassifizierte Viren, darunter auch Hantaan-Virus (einziges nicht durch Arthropoden übertragene B-Virus)
  - Sphärische Viren mit Spikes und Minus-Strang-RNA, Zusammensetzung am glatten ER
  - 3 helikale Nukleoproteine

- **Epi** Übertragung durch Arthropoden
- **Pg/Kli**
  - **Bunyavirus**: Übertragung durch Stechmücken → milde Enzephalitiden (kalifornische Enzephalitis, La-Crosse-Virus in den USA, Oropouche-Virus in Brasilien)
  - **Nairovirus**: Vork in Afrika und Osteuropa; Übertragung durch Zecken → benigne fieberhafte Infektionen, selten hämorrhagisches Fieber (z.B. Crimean-Congo-Virus)

- **Phleboviren**: Übertragung durch Phlebotomus-Mücken → benignes Pappataci- und Phlebotomus-Fieber in Italien, Jugoslawien, Nordafrika, Asien und Südamerika
- **Nichtklassifizierte Bunyaviren**: z.B. Hantaan-Virus in Europa, Reservoir Mäuse und Ratten; Übertragung nicht geklärt
  → **Nephropathia epidemica**: hämorrhagisches Fieber mit renalem Syndrom, Beginn mit Polyurie, später Oligurie; auch pulmonales Syndrom

Di Schwierig (Virusisolierung aus Blut im Akutstadium zwar möglich, aber zeitaufwendig; Serologie durch hohe antigenetische Variation oft nicht verwertbar)

Pro Vermeidung von Insektenstichen durch Repellents, Vakzine in Erprobung

9.2.29 Arenaviren

Err
- Sphärische bis pleomorphe „Ambisense"-Viren, d.h. Genomanteile mit Plus- und Minuspolarität vorhanden
- Hülle von Plasmamembran abgeleitet, trägt Spikes
- Körniges Aussehen (**arenosus** = körnig) des Virusinneren durch Ribosomen
- Prototyp ist das LCM-Virus (lymphozytäre Choriomeningitis), weiterhin sind Lassa-Virus, Junin- und Machupovirus humanpathogen

Epi
- Bei Nagetieren endemisch, lebenslange Ausscheidung der Viren in Exkrementen
- Bei perinataler Infektion der Tiere keine Symptome, wohl durch Immuntoleranz
- Infektion des Menschen meist über Haustiere, z.B. Hamster
- Nur Lassa-Viren sind von Mensch zu Mensch übertragbar

Vork
- LCM-Virus in Europa/Amerika, Lassa-Virus in Afrika
- Junin-, Machupovirus in Südamerika

Pg/Kli
- **LCM-Virus**: meist harmlos grippal, auch Meningitis/Enzephalomyelitis, selten letal
- **Lassa-Virus**: hämorrhagisches Fieber mit hoher Letalität
- **Junin- und Machupovirus**: ähnlich wie Lassa-Virus, häufiger Beteiligung des ZNS, niedrigere Letalität

Di
- Serologie, auch Virusisolierung möglich
- Bei hämorrhagischem Fieber ist die extrem hohe Infektiosität des Blutes zu beachten!

Pro/Th/Mpf
Expositionsprophylaxe; bei Pflege Lassa-Kranker Schutzmasken und Schutzkleidung, Unterbringung in Unterdruckplastikzelten; Th mit Ribavirin und humanem IgG, gegen argentinisches hämorrhagisches Fieber attenuierter Lebendimpfstoff verfügbar; Mpf: Erkrankung

RNA-Viren

9.2.30 Retroviren
Def Familie aller Viren mit „Rückwärtstranskription" von RNA in DNA (Ausnahme: HBV)

Err 3 Subfamilien:
- (1) **Oncoviridae**: HTLV-1/2 sind humanpathogen mit **onkogenen** Eigenschaften
- (2) **Spumaviren**: nur ein humanpathogener Vertreter, wenig untersucht
- (3) **Lentiviren**: HIV 1/2; ähnliche Erreger, die bei Tieren AIDS-artige Erkrankungen hervorrufen

9.2.31 HTL-Viren
Syn Human T-cell leukemia virus

Err Retrovirus mit ausgesprochenem T-Zell-Tropismus; T-Lymphozyten werden immortalisiert durch transaktivierendes tax-Gen (wie tat-Gen des HIV)

Epi
- Sporadisch weltweit, v.a. bei Drogenabhängigen, gehäuft in Japan, Neuguinea, Afrika und Westindien
- Patienten mit T-Zell-Leukämie haben Ak, Familienangehörige bis 40%, Rest <1%
- Übertragung durch Körperflüssigkeiten (analog HIV)

Kli Inkubationszeit 10-20 Jahre → T-Zell-Leukämie (HTLV-1) oder Haarzell-Leukämie (HTLV-2), tropische spastische Paraparese (HTLV-1)

Di Klinik, Histologie, Ak-Nachweis

Th Th bei HTLV-2 mit Interferon, bei T-Zell-Leukämie Chemotherapie

Pro Pro s.u.

9.2.32 HI-Virus
Syn Humanes Immundefizienz-Virus (HIV)

Err
- Lentivirus, 2 Serotypen
- 2 Moleküle Plus-Strang-RNA mit reverser Transkriptase in konischem Kapsid, umgeben von Zweitkapsid und spikestragender Hülle

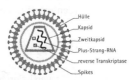

HI-Virus

Steuerungssequenzen und Gene:
- **LTR-Abschnitt**: am 3`- + 5`-Ende mit Promotoren der Genexpression u. Enhancer-Elementen sowie Bindungsstellen für zelluläre Regulationsproteine (z.B. NF KappaB)
- **Gag-Gen**: Spaltung d. primären Genprodukts, Untereinheiten dienen Kapsidaufbau
- **Polymerase-Gen**: kodiert Polymerase, Protease und Integrase (= Endonuklease), die DNA-Retroskript in Wirtsgenom einbaut
- **Env-Gen**: Einbau der Genprodukte gp 41 (⇒ Zellfusion) und gp 120 in Hülle
- **tat-Gen**: Genprodukt ist Aktivator der Genexpression aller viralen Proteine durch Bindung an TAR-Region (=tat-responsive element) im LTR
- **rev-Gen**: bewirkt Expression von Virus-mRNA und Virusstrukturproteinen
- **Vif** (Virus-Infektions-Faktor): steigert Infektiosität bei Adhäsion und Penetration
- **Nef** (am 3`-Ende, negativer Faktor): unterbindet virale mRNA-Synthese

Epi
- Weltweit ca. 36 Mio infiziert (davon in Westeuropa 540.000, in Afrika ca. 26 Mio); BRD: 50 - 60.000 HIV pos; 2000-2500 Neuinfektionen/Jahr; HIV-2 v.a. in Westafrika
- Übertragung durch Blut, Blutprodukte, perinatal, durch Geschlechtsverkehr
- Risikogruppen: in Industrieländern v.a. Homosexuelle, i.v. Drogenabhängige, Empfänger von Blutprodukten; in „3. Welt" v.a. Heterosexuelle

Pro Kondome benutzen, kein Needle-Sharing, Handschuhe tragen, ggf. Schutzbrillen und Masken beim Kontakt mit Blut; bei Nadelstich/Kontamination von Wunde/Schleimhaut sofortige Wundtoilette, Desinfektion, Einnahme antiretroviraler Medikamente

Spezielle Virologie

Pg/Kli Beschreibung als eigenständiges Krankheitsbild AIDS 1981:
- Akute Infektion, oft asymptomatisch oder wie grippaler Infekt bzw. mononukleoseartig → Viruslatenz in CD4-positiven Zellen (T_4-Lymphos, Langerhans-Zellen der Haut, Makrophagen) → Virusreaktivierung nach bis zu 10 J. durch LTR-Aktivierung bei Virussuperinfektionen, antigenen Stimuli u.a. Mechanismus nicht geklärt
- Symptome bei Reaktivierung durch Störung der zellulären Immunität (Verlust CD4-Lymphoz.): opportunistische Infekt., Lymphome, Kaposi-Sarkom, -Enzephalopathie, progressive multifokale Leukenzephalopathie (CDC-Stadien-Tab)

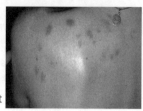

Kaposi-Sarkom
(IMPP-Prüfungsabbildung)

Di
- HIV-Test: Screening mit EIA, wenn positiv Bestätigung im Western-Blot mit Nachweis von zwei verschiedenen Ak
- Direkter HIV-Ag-Nachweis durch EIA auch möglich (Frühdiagnose, z.B. nach Nadelstich)
- Virusnachweis: HIV-Isolierung → elektronenoptischer Nachweis bzw. Ag-Nachweis
- Nachweis der proviralen DNA (Einsatz zum Nachw. einer Neugeborenen-Infektion bei HIV-positiver Mutter, IgG-Ak-Nachw. wegen diaplazentaren Übertritts ohne Aussage)
- PCR zur Bestimmung der Viruslast
- Bestimmung der Helferzellen

Stadieneinteilung (nach CDC 1993)
(Centers of Disease Control & Prevention)

Laborkategorien	1	2	3
Helferzellen /µl	> 500	200 - 499	< 200
Lymphozyten /µl	> 2000	1000 - 1999	< 1000

Stadien (Klinische Kategorien)	
A	Asymptomatische Infektion, persistierende generalisierte Lymphadenopathie, symptomatische Infektion (mononukleoseähnlich)
B	Störungen der Immunität (nach 6 Monaten -10 J.), rezidivierende bakterielle Pneumonien, Meningitiden, Septikämien, oropharyngeale, vulvovaginale Kandidose, zervikale Dysplasien, Karzinome, orale Haarleukoplakie, Fieber > 38,5°C, Diarrhö (> 4 Wo), Gewichtsverlust (> 10%), pulmonale Tuberkulose, periphere Polyneuropathie, Zoster mehrerer Dermatome, idiopathische thrombozytopenische Purpura
C	**AIDS**: Acquired Immunodeficiency Syndrome definierende Erkrankungen: Pneumocystis-carinii-Pneumonie, Toxoplasmen-Enzephalitis, Kandidose von Ösophagus, Trachea, Bronchien, Lunge, chronischer Herpes simplex, Herpesbronchitis, Herpespneumonie, -ösophagitis, Zytomegalie-Retinitis, symptomatische Zytomegalieerkrankung anderer Organe, rezidivierende Salmonella-Septikämien, extrapulmonale Kryptokokkosen, chronisch symptomatische intestinale Kryptosporidiose, atypische Mykobakteriose, Kaposi-Sarkom, maligne Lymphome, -Enzephalopathie, progressive multifokale Leukenzephalopathie, „wasting syndrome"

klinische Eint.		
A	Stadium 1	Stadium 2
B		
C	Stadium 3 (AIDS)	

Viroide und Prionen 125

Th: med.	(Kreuz-)Resistenzen häufig ⇒ Kombinationstherapie [2 RTI + (1 PI od. 1 NNRTI)]	
	(1) Nukleosidanaloga (RTI = Reverse-Transkriptase-Inhibitoren, Nukleosidanaloga)	
	Azidothymidin	AZT, Zidovudin, Retrovir®, → S.103
	Didesoxyinosin	DDI, Didanosin, Videx®; UW: Pankreatitis, Polyneuropathie
	Didesoxycytidin	DDC, Zalcitabin, HIViD®; UW: Polyneuropathie
	3TC	Lanivudin, Epivir®; UW: Übelkeit, Pankreatitis
	d4T	Stavudin, Zerit®; UW: periphere Polyneuropathie
	Abacavir	Ziagen®, ABC; UW: Hypersensitivität
	(2) Nicht-nukleosidale-Reverse-Transkriptase-Inhib. (NNRTI)	
	Delaviridine (Rescriptor®), Nevirapine (Viramune®)	UW: Hautausschlag, Transaminasen ↑
	Efavirenz	EFV, Sustiva®; UW: Albträume, Exanthem
	Proteaseinhibitoren (PI): hemmen HIV-Protease ⇒ unreife, nichtinfektiöse Virushüllen	
	Indinavir	Crixivan®; UW: Urolithiasis
	Saquinavir	Invirase®; UW: Diarrhö, Übelkeit
	Ritonavir (Norvir®), Nelfinavir (Viracept®), Lopinavir/Ritonavir (LPV/r, Kaletra®/Norvir®), **neu:** Amprenavir (APV, Agenerase®)	UW: Durchfall, Exanthem (Amprenavir), perorale Parästhesien (Ritonavir)
Sonst. Th	**Pro/Th von:** Pneumocystis-carinii-Pneumonie [(CD4 <200); Pentamidin (Pentacarinat®), Cotrimoxazol (Bactrim®)], Toxoplasmose (Cotrimoxazol); Soor[(CD4<100); Fluconazol (Diflucan®)]; psychosoziale Unterstützung	
Prg	Ca. 50% der Infizierten haben nach zehn Jahren noch keine Beschwerden!	

9.3 Viroide und Prionen

■■□ 9.3.1 Viroide

Err
- Nackte, infektiöse ssRNA, 10mal kleiner als kleinste Virusnukleinsäure
- Delta-Agens (HDV) zeigt Ähnlichkeit (→ S.112)

Epi Auslöser von Pflanzenkrankheiten (phytopathologisch)

Pg
- Vermehrung durch zelluläre Proteine (genauer Mechanismus unbekannt)
- Hypothetischer Pathomechanismus: Viroide haben komplementäre Sequenz zu 7S-RNA (= Teil des signal-recognition-particle), dieser steuert die posttranslationelle Membraninsertion von Proteinen; Anlagerung des Viroids
⇒ Störung des Membranaufbaus

126 Spezielle Virologie

■■☐ 9.3.2 **Prionen**

Err Prionen (= proteinaceous infectious particle) sind übertragbare infektiöse Proteine ohne Nukleinsäuren (Nachweisgrenze 100 Nukleotide), die widerstandsfähig gegenüber Hitze, UV- und Gamma-Bestrahlung, sowie Desinfektion sind

Morph - Prionen bestehen aus einem einzigen Protein, dem **PrP** (= Prion-Protein)
- Prion-Protein entspricht modifizierter Form eines neuronalen Proteins, dessen Funktion noch unklar ist und das Speziesspezifität zeigt
- Das Prion-Protein ist resistent gegen Proteasen und akkumuliert
- Möglicherweise bewirkt das infektiöse PrP eine Umwandlung des natürlich vorkommenden (neuronalen) PrP in infektiöses PrP (= autokatalytische Kettenreaktion)

PrP-Formen
- Prion: infektiöses Partikel, Erreger verschiedener Krankheiten des ZNS (Prion-Hypothese)
- PrP^C: celluläres, natürlich vorkommendes Prion Protein
- PrP^{sc}: Scrapie-Erreger

Epi - **Creutzfeldt-Jakob-Krankheit** (= CJD) (1): Häufigkeit 1:1 Mio, entsteht durch Neumutation oder wird iatrogen übertragen (z.B. Hirnelektroden)
- **Gerstmann-Sträussler-Scheinker-Erkrankung** (= GSS) (2): ebenfalls Punktmutation, auch familiäre Form bekannt
- **Kuru** (3): Verbreitung in Neuguinea durch Kannibalismus, heute ausgestorben
- **Scrapie (TSE** (4) = Transmissible spongiforme Enzephalopathie): Erkrankung der Schafe, wurde durch Tiermehlverfütterung auf Rinder übertragen (**BSE** (5) = bovine spongiforme Enzephalopathie), Übertragung auf Menschen möglich
- Bei Tieren außerdem (6): transmissible mink encephalopathy bei Nerzen, „wasting disease" bei Hirschen

Kli **Alle Prionenerkrankungen:** jahrelange Inkubation → spongiforme Enzephalopathien mit Demenz und Bewegungsstörungen, lange Krankheitsdauer
→ immer letal (bisher nicht unumstritten)

Di - Keine Immunantwort nachweisbar ⇒ keine serologische Diagnose möglich
- Histologischer Nachweis post mortem: Vakuolisierung der Astrozyten, Gliazellproliferation, amyloide Plaques (aus PrP27-30)

10. Protozoologie

10.1	**Protozoologie**	**128**
10.1.1	Trypanosoma brucei	128
10.1.2	Trypanosoma cruzi	129
10.1.3	Leishmania	129
10.1.4	Trichomonas vaginalis	130
10.1.5	Giardia lamblia	130
10.1.6	Entamoeba histolytica und andere Darmamöben	131
10.1.7	Toxoplasma gondii	132
10.1.8	Cryptosporidium parvum	132
10.1.9	Plasmodien	133

10. Protozoologie

10.1 Protozoologie

10.1.1 Trypanosoma brucei

Err Trypanosoma brucei gambiense und rhodesiense: morphologisch kein Unterschied, Differenzierung anhand biologischer und biochemischer Kriterien

Erkr Schlafkrankheit

Morph Spindelförmige bis rundliche Blut- und Gewebsparasiten; mittelständiger Kern; Kinetoplasten, aus denen Geißel entspringt (Geißel kann sich an Zellleib anheften und den Eindruck einer undulierenden Membran hervorrufen)

Zyklus
- Während des Entwicklungsganges charakteristischer Formenwandel
- Vermehrung durch Zweiteilung, z.T. Genaustausch
- Entwicklungszyklus mit Wirtswechsel zwischen Vertebraten und Insekten verbunden

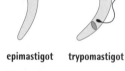

epimastigot   trypomastigot
Trypanosoma

Epi
- Übertragung durch Tsetsefliegen (tagaktiv)
- **T. brucei gambiense:** Vork in Westafrika, Hauptreservoir ist der Mensch
- **T. brucei rhodesiense:** Verbreitung in Ostafrika, Hauptreservoir sind Wildtiere

Pg/Kli
- Übertragung → extrazelluläre Zirkulation im Blut, hier auch Vermehrung → Ausbreitung in Interzellulärflüssigkeit und Liquor
- Lokale Schwellung an Stichstelle → Generalisation mit Fieber, Lymphadenopathie, Erytheme, Splenomegalie, Ödeme → Meningoenzephalitis → Schlafbedürfnis ↑ (sog. **Schlafkrankheit**), unregelmäßig Fieber, Lymphknotenschwellung
- Immunität: B-Zell-Proliferation mit Hypergammaglobulinämie und Ausbildung spezifischer Ak; aber Durchbrechung der Immunität durch Ag-Varianten (Bildung während der Infektion oder bei Neuinfektion)
- Immunevasion durch Antigenwechsel, dadurch jahrelange Erregerpersistenz

Di Err-Nachweis in Blutausstrich oder dickem Tropfen nach Giemsa-Färbung, v.a. in febriler Phase, auch in Ausstrichen von Lymphknotenpunktat und Liquor

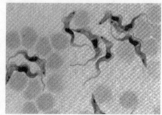

Trypanosomen [© P. de Raadt WHO]

Th
- **In febriler Phase:** Suramin oder Pentamidin
  → (P. nur bei T. brucei gambiense wirksam)
- **In meningoenzephalischer Phase:** Melarsoprol (Arsenverbindung)

Pro
- Schutzmaßnahmen gegen Tsetsefliegen (nur am Tag erforderlich, da Glossinen tagaktiv)
- Bekämpfung der Vektoren durch Insektizide

Protozoologie 129

■■■ 10.1.2 Trypanosoma cruzi

Err
- Wie Trypanosoma brucei (→ S.128)
- Vork auch als rundliche unbegeißelte Gewebsform (= amastigote Form)

Erkr Chagas-Krankheit

Epi
- Übertragung durch den Kot nachtaktiver Raubwanzen, Bluttransfusionen in Endemiegebieten
- Reservoir sind Wild- und Haussäugetiere
- Vork in Süd- und Mittelamerika, auch Kalifornien
- In Endemiegebieten Infektionsrate bis 30%
- Manifest Erkrankte nach WHO 1991 ca. 5 Mio

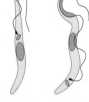

epimastigot   trypomastigot
Trypanosoma

Pg/Kli
- Infektion → Eindringen in Zellen des RES, Muskulatur und Neuroglia → Umwandlung in amastigote Form → Vermehrung durch Zweiteilung → nach 5 d Übertritt ins Blut als trypomastigote Form → Infektion neuer Zellen
- Aufnahme der trypomastigoten Form durch Raubwanzen beim Stich → Ausscheidung mit dem Kot, der während weiterer Stiche auf die Haut eines anderen Wirts gelangt → Eindringen in den Körper durch kleine Läsionen → lokale Rötung an Eintrittsstelle → Inkubationszeit 7-30 d → **akute Phase:** Fieber und Lymphadenitis, Hepatosplenomegalie, Myokarditis, Meningoenzephalitis → **latente Phase** (asympt.) mit Ak-Nachweis → **chronische Phase** nach Jahren bis Jahrzehnten mit Organomegalie (z.B. Megakolon, Megaösophagus, Megacor)

Di
- **Err-Nachweis** im Ausstrich oder „Dicken Tropfen" 1-2 Wo nach Infektion
- **Serologie** in chronischer Phase (Err-Nachweis dann selten möglich)
- **Xenodiagnose:** bei Verdacht auf Infektion wird nichtinfizierte Raubwanze angesetzt, nach einigen Wo Err-Nachweis in Fäzes der Raubwanze

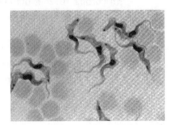

Trypanosomen [© P. de Raadt WHO]

Th In Frühphase Nifurtimox oder Metronidazol

Pro Vektorbekämpfung, Schutz vor Stich, Vermeidung von Bluttransfusionen

■■■ 10.1.3 Leishmania

Err Familie Trypanosomatidae, Ordnung Kinetoplastida: amastigote Form (im Menschen): rundlich, stäbchenförmige Kinetoplasten, ohne Geißel; promastigote Form (in Überträger und Kultur): länglich, begeißelt

Erkr Leishmaniose

Epi
- Übertragung durch Phlebotomus (= sand flies), nachtaktiv
- Vork in ländl. Regionen der Tropen u. Subtropen, v.a. in Ställen u. einfachen Häusern; auch im Elsass und in der Schweiz; Reservoir: Säugetiere, z.B. Hunde und Nager
- Neuerkrankungen ca. 400.000/Jahr

Pg/Kli
- Stich → Aufnahme in Makrophagen → Vermehrung durch Zweiteilung, bis Zelle platzt
- **Viszerale Leishmaniose (Kala-Azar):** Err sind L. donovani und L. infantum; Vermehrung in regionalen Lk und Milz → Generalisation, schleichender Verlauf mit Hepatosplenomegalie, remittierendem Fieber → später Leukopenie, Anämie, Kachexie, dunkle Hautpigmentierung → unbehandelt Tod nach 1-2 Jahren

130 Protozoologie

- **Kutane Leishmaniose (Orientbeule)**: Err sind L. tropica, L. major; Stich → Inkubationszeit von Wo bis Mo → Entstehung einer ulzerierenden Papel → Ausheilung unter Narbenbildung nach ca. einem Jahr
- **Haut- und Schleimhautleishmaniose**: Erreger L. braziliensis; solitäre oder multiple, trockene später ulzerierend zerfallende Papeln (s. Abb.)

Di
- **Kala-Azar**: Err-Nachweis in Ausstrich oder Punktionsmaterial, Ak-Nachweis im Serum
- **Hautleishmaniosen**: Klinik, Biopsie (Erregernachweis)

Th
- **Viszerale und mukokutane Leishmaniose**: Antimonpräparate wie Pentostam, z.T. in Kombination mit Amphotericin B, Pentamidin, Allopurinol
- **Kutane Leishmaniose**: Inj. v. Antimonpräparaten

Pro Schutz vor Stich, Vektorbekämpfung

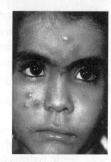
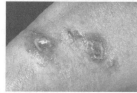

Leishmaniose
(entnommen aus Derma pocket)

■■■ ## 10.1.4 Trichomonas vaginalis

Err Rundlich-oval mit 5 Geißeln und undulierender Membran; Vermehrung durch longitudinale Zweiteilung

Epi
- Weltweite Verbreitung, ca. 200 Mio. Infektionen/Jahr
- In Europa 10-20% der Frauen infiziert, ca. 5% der Männer
- Err besiedelt Schleimhäute des Urogenitaltrakts; Übertragung durch Geschlechtsverkehr
- Perinatale Infektion möglich

Kli
- Asymptomatisch (20-50%)
- Frauen: Vulvovaginitis mit brennenden Schmerzen und fauligem Fluor
- Männer: selten Symptome, dann Urethritis, Prostatitis

Di Erregernachweis im Abstrich

Th
- Nitroimidazole (oral bzw. vaginal)
- Immer beide Geschlechtspartner behandeln!

Ko 3 x häufiger vaginale Dysplasien und Präkanzerosen bei chronischem Trichomonadeninfekt

Pro Kondome

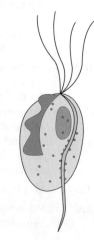

Trichomonas vaginalis

■■□ ## 10.1.5 Giardia lamblia

Err
- 2 Formen: birnenförmige Trophozoiten (2 Kerne, 8 Geißeln), ovale Zysten (4 Kerne, Geißelanlagen)
- Vermehrung durch Längsteilung
- Zysten in feuchter Umgebung bis 3 Mo lebensfähig

Epi
- Weltweite Verbreitung, Reservoir ist der Mensch
- Fäkal-orale Infektion: durch im Stuhl ausgeschiedene Zysten über kontaminiertes Wasser und Nahrungsmittel
- Auch Infektion von Tieren (ob sie als Reservoir dienen, ist unklar)

Protozoologie 131

Pg/Kli - Fakultativ pathogener Erreger
- Trophozoiten heften sich an die Dünndarmwand
  → evtl. Resorptionsstörungen und Enteritiden, auch Infektion der Gallenblase möglich
  → spontane Erregerelimination innerhalb von Wo möglich, aber auch jahrelange Persistenz mit Steatorrhoe

Di - Err-Nachweis im Stuhl oder Duodenalsaft
- Nachweis von Giardia-Kopro-Ag und Zysten im Stuhl

Th Nitroimidazole (Heilung 80%)

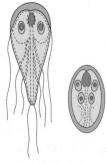
Giardia lamblia
Trophozoit, Zyste

10.1.6 Entamoeba histolytica und andere Darmamöben

Erkr Amöbenruhr (s. auch Shigellenruhr, → S.41), Amöbiasis

Err - **Trophozoit** (= vegetatives Stadium) (1): keine formgebende äußere Hülle, Bewegung + Nahrungsaufnahme über Lobopodien (Ausstülpungen von Zellmembran und Ektoplasma); ringförmiger Kern mit zentralem Nukleolus
- **Kleine (= Minuta-) Formen** (2) als Kommensalen im Darmlumen/Stuhl chronisch Infizierter; weniger beweglich, enthält bakteriengefüllte Nahrungsvakuolen
- **Große (= Magna-) Formen** (3) im Stuhl/Gewebe bei Dysenterie; beweglich, kann Erythrozyten enthalten
- **Zysten** (4): aus Minutaformen, Ausscheidung im Stuhl asymptomatischer, chronisch Infizierter

Epi - Weltweite Verbreitung, v.a. in warmen Ländern
- Infektion über Zysten: in feuchter, kühler Umgebung sind Zysten mehrere Mo infektiös, bei Temperaturen >55°C schnelle Abtötung
- Voraussetzung für Infektion: klimatische Bedingungen, schlechte Ernährung sowie z.T. bakterielle Darminfektionen

 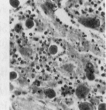
Amöbenabszess
(Histologie, IMPP-Prüfungsabbildung)

Pg/Kli - **Infektion**: Ausscheidung von Zysten → Verunreinigung von Trinkwasser/Nahrungsmitteln → orale Aufnahme → Öffnung der Zystenmembran im Darm → Freisetzung der Amöbe → Teilung der Amöben zu Minutaformen → Ansiedlung im Dickdarm → Umwandlung in Magnaform unter unbekannten Bedingungen ⇒ **invasive intestinale Amöbiasis**: Eindringen der Magnaformen in tiefere Darmschichten → Vermehrung in herdförmigen Ansammlungen → Bildung flaschenförmiger Geschwüre unter Gewebsauflösung evtl. bis zur Serosa (Gefahr der Perforation in Peritonealhöhle) → evtl. tumorartige Vernarbungen der Darmwand (= Amöbom) und Einengungen des Darmlumens; schleim- und himbeergeleeartige Blutbeimengungen im Stuhl, selten wässrige Durchfälle oder Fieber
- **Invasive extraintestinale Amöbiasis**: Einbrechen der Trophozoiten in Pfortaderkreislauf während Geschwürbildung → Dissemination in Leber, von dort in andere Organe (Lunge, Milz, Gehirn, Haut) → Abszessbildung; Manifestation oft Jahre nach intestinaler Amöbiasis

Di - Err-Nachweis in möglichst noch warmem Stuhl oder Darmbiopsie, Nachweis von Kopro-Ag, Serologie bei V.a. extraintestinale Amöbiasis

Th Nitroimidazole; bei Zystenausscheidern Furamid oder Paromomycin

Pro - Bei Tropenreisen Wasser/Nahrung kochen, keine Salate, nur schälbares Obst essen

Protozoologie

10.1.7 Toxoplasma gondii

Erkr Toxoplasmose

Err
- **3 Stadien**: Toxoplasmen sind obligat intrazelluläre, sichelförmige Einzelparasiten; Oozysten sind eiförmige Dauerstadien im Katzenkot;
  1. Oozysten
  2. Tachyzoit: teilt sich schnell (frühe Phase der Infektion)
  3. Bradyzoit: langsam wachsende Form in Gewebszysten
- **Vermehrung**: intrazelluläre Vermehrung durch Zweiteilung im Wirt, geschlechtliche Vermehrung nur im Endwirt (Katze)

Epi Weltweite Verbreitung; Zwischenwirt: Mensch, Säugetiere uns Vögel mit hoher Durchseuchungsrate; Endwirt: nur Katze; Übertragung: orale Aufnahme von Zysten in rohem Fleisch oder Oozysten aus Katzenkot

Pg/Kli
- Orale Aufnahme → Penetration der Darmwand → Ausbreitung über Blut und Lymphe in alle Organe und Gewebe, besonders RES, Muskulatur, ZNS → intrazelluläre Vermehrung der Err → Platzen der Zelle → Bildung von Nekroseherden
- Meist asymptomatisch oder Fieber, Mattigkeit, Myalgien, Lymphadenitis
- Bei Immunschwäche (z.B. AIDS) Entwicklung zerebraler Infektionsherde mit neurologischer Symptomatik und Chorioretinitis
- Bei Infektion Gravider: Befall der Plazenta → Abort oder pränatale Infektion → intrazerebrale Verkalkungen und Chorioretinitis → geistige Retardierung, Erblindung

Prg Wahrscheinlich lebenslange Persistenz, evtl. Reaktivierung bei Immunsuppression

Di
- Serologie: Ak-Nachweis mit Immunfluoreszenz, Enzymimmunoassay (bei akuter Infektion IgG-Anstieg)
- Klinik
- Histo bei Immunsuppression, da häufig fehlende Immunreaktion

Th
- **Mittel der Wahl**: Sulfonamid/Pyrimethamin oder Rovamycin
- **Ind**: symptomatische Infektionen, Infektion bei Immunsupprimierten, Erstinfektionen bei Schwangeren

Pro
- Rohes Fleisch meiden, Hygiene im Umgang mit Katzen
- Serologische Untersuchung Schwangerer

Mpf Labormeldung

10.1.8 Cryptosporidium parvum

Err Mikrosporidie; infektiöse Form sind rundliche Oozysten, die je 4 Sporozoiten enthalten

Epi
- Infektion durch orale Aufnahme von mit Kot ausgeschiedenen Oozysten
- Bei Mensch und Wirbeltieren meist latente Infektionen, bei Immunsupprimierten manifeste Infektionen

Pg/Kli
- Orale Aufnahme → Freisetzung von Sporozoiten im Darm → Eindringen in Mikrovillussaum des Dünndarms → Vermehrung dicht unterhalb der Zellmembran ⇒ Ausscheidung von Oozysten → erneute Freisetzung von Sporozoiten → evtl. endogene Autoinfektion; bei Immunkompetenten nur selten Ausscheidung von Oozysten, bei Immunsuppression wesentlich häufiger

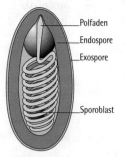

Mikrosporidie

Protozoologie

- Zerstörung der Mikrovilli und des Zottenreliefs
  ⇒ **Kryptosporidiose**: meist milder Durchfall; bei Immunsuppression schwerere Krankheitsbilder mit wässrigen Diarrhöen, auch Befall anderer Organe wie Gallenblase, übriger Gastrointestinal-, Respirationstrakt

Di   Err-Nachweis im gefärbten Stuhlausstrich
Th   Keine kausale Therapie bekannt
Pro   Hygiene bei Umgang mit Ausscheidern

■■■ 10.1.9 Plasmodien

Erkr   Malaria (mala aria = schlechte Luft), Wechselfieber

Err
- **4 Arten**: Plasmodium malariae (Malaria quartana), Plasmodium vivax, ovale (Malaria tertiana), Plasmodium falciparum („maligne" Malaria tropica; Protozoa)
- Rundliche bis längliche Protozoen, die die Größe eines Erythrozyten erreichen können

Epi
- 300-500 Mio Menschen erkranken pro Jahr, 2 Mio sterben!
- Übertragung durch Stich der weiblichen Anopheles-Mücke, auch parenteral, perinatal
- Inkubation: M. tertiana, M. tropica 1-2 Wo, M. quartana 3-4 Wo

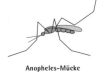
Anopheles-Mücke

Vork
- In (Sub-)Tropen unter 2000 m Höhe: Süd-/Mittelamerika, Afrika, Asien, Naher Osten
- Eint der **Malariagebiete** in drei Zonen (WHO):

Zone A	Keine Chloroquinresistenz, geringes Infektionsrisiko
Zone B	Chloroquinresistenz, mittleres Infektionsrisiko
Zone C	Chloroquinresistenz, Multiresistenzen, hohes Infektionsrisiko

Pg
- **Exoerythrozytär**: Stich der Anopheles-Mücke → Übertragung der Sporozoiten → nach kurzer Zeit erreichen Sporozoiten die Leber →
  1.) Bei P. falciparum und P. malariae: Entwicklung von Gewebsschizonten in Leber → nach einigen Tagen Bildung Tausender Merozoiten → Freisetzung durch Platzen der Hepatozyten → Infizierung von Erythrozyten
  2.) Bei P. vivax und ovale: aus den Sporozoiten Bildung von Schizonten und Hypnozoiten (können in Hepatozyten jahrelang persistieren und zu Rückfällen führen)
- **Erythrozytär**: in Erys eingedrungene Merozoiten werden zu Schizonten → zyklische Lyse von Erys (⇒ Fieberzyklen); andere Merozoiten werden zu Gametozyten → Aufnahme durch Anopheles-Mücke ⇒ dort Bildung von Sporozoiten

Kli
- Kopfschmerzen, Gliederschmerzen; Übelkeit, Erbrechen, Durchfall
- Fieber, Schüttelfrost, charakter. Fieberrhythmus: M. quart. Fieber alle 72h, M. tert. alle 48h, bei Malaria tropica evtl. subfebrile Temp., unregelmäßig. Rhythmus

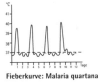
Fieberkurve: Malaria quartana

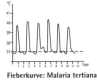
Fieberkurve: Malaria tertiana

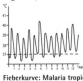
Fieberkurve: Malaria tropica

- Hepato-, Splenomegalie, Schmerzen im rechten Oberbauch, evtl. Ikterus
- Hämolyt. Anämie, Leuko-, Thrombozytopenie, disseminierte intravasale Gerinnung

134 Protozoologie

Ko - Hämolytische Krise (meist durch Th ausgelöst) mit Hämoglobinurie, Oligo-, Anurie, Azidose, Koma (sog. „Schwarzwasserfieber", häufig letal)
- Durch Mikrozirkulationsstörungen (Wandadhärenz von befallenen Erys bei M. tropica) ⇒ Organischämie ⇒ Lungenödem, Kollaps, Schock, zerebrale Malaria (Paresen, Meningismus, Koma)
- Immunkomplex-Glomerulonephritis

Di - Mikroskopischer Err-Nachweis: Blutausstrich (Blut auf Objektträger verrühren, Lufttrocknung, Giemsa-Färbung)
- Evtl. serologischer Ak-Nachweis (Immunfluoreszenz, KBR)

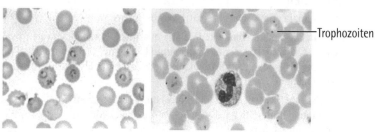

Malaria
(IMPP-Prüfungsabbildung) — Trophozoiten

Th - M. tertiana/quartana: Chloroquin[1], M. tertiana: Primaquin[2] - Abschlussbehandl.: Leberformen/ Gametozyten
- M. tropica: first line: Mefloquin[3], Atovaquone/ Proguanil[4], Artemether/Lumefantrin[5]
- Komplizierte M. tropica: Parasitämie > 5%, neurologische Symptome, Oligurie, Ikterus, Anämie, Hypoglykämie, Thrombopenie, Organversagen: Chinin, Artesunate, Arthemether i.v.

Chloroquin

Pro

Expositionsprophylaxe	
Tragen von hautbedeckender Kleidung unbedeckte Stellen mit Repellenzien einreiben (z.B. Autan®)	
V.a. bei Dämmerung und nachts (Aktivitätszeit der Mücke) Aufenthalt in mückensicheren Räumen (Fliegengitter, Moskitonetz, Rauchspiralen)	
Chemoprophylaxe: (jeweils aktuell bei Tropeninstitut informieren)	
Zone A	Keine	„Stand-by": Chloroquin[1]
Zone B	Chloroquin[1] und/oder Proguanil[6]	„Stand-by-Mittel": Mefloquin[3]
Zone C	Chloroquin[1] und Proguanil[6]	„Stand-by-Mittel": Mefloquin[3] oder Mefloquin als Pro ohne "Stand by" oder Doxycyclin als Pro (Kambodscha/Thailand)
„Stand-by-Mittel"	
Sind für den Fall der Erkrankung (Notfall) mitzuführen; **Auswahl je nach Resistenzlage: Pyrimethamin[7], Mefloquin[3]**	

Prg M. tertiana, M. quartana: gut; M. tropica unbehandelt Letalität gegen 100%! bei schwerer Malaria

Mpf Nicht namentliche Labormeldung

---

[1]Resochin, [2]int. Apotheke, [3]Lariam, [4]Malarone, [5]Riamet, [6]Paludrine, [7]Daraprim

11. Helminthosen

11.1 Helminthosen — 136

- 11.1.1 Schistosoma — 136
- 11.1.2 Taenia — 136
- 11.1.3 Cysticercus cellulosae — 137
- 11.1.4 Echinococcus — 137
- 11.1.5 Enterobius vermicularis — 138
- 11.1.6 Ascaris lumbricoides — 138
- 11.1.7 Trichinella spiralis — 138
- 11.1.8 Ancylostoma duodenale — 139
- 11.1.9 Filarien — 139
- 11.1.10 Wuchereria bancrofti — 140
- 11.1.11 Onchocerca volvulus — 140
- 11.1.12 Pneumocystis carinii — 140

136 Helminthosen

11. Helminthosen

11.1 Helminthosen

11.1.1 Schistosoma

Syn	Bilharzia, Pärchenegel
Erkr	Schistosomiasis, Bilharziose
Err	Platte Trematode, um Längsachse eingerollt (um sog. Canalis gynaecophorus); med. wichtige Schistosoma-Arten: Sch. haematobium, Sch. mansoni
Epi	Vork in Tropen/Subtropen, häufig bei Reisbauern; ca. 300 Mill. Erkrankte weltweit; Übertragung durch Kontakt mit zerkarienhaltigem Wasser (Baden, Trinken), in Europa harmlose Art der Schistosomiasis verbreitet
Pg	Ausscheidung der Eier mit Urin oder Stuhl → Ausschlüpfen der Mirazidien im Wasser → Weiterentwicklung in Wasserschneckenarten (Zwischenwirt) → Entstehung von Zerkarien → Abgabe ins Wasser → Penetration der Haut des Endwirts → hämatogene Dissemination v.a. in Leber, Darm oder Blase
Kli	- Penetration der Haut ⇒ Zerkariendermatitis mit Pruritus (= swimmer's itch) (evtl. auch allergische Dermatitis), bei tropischen Formen folgt: - **Urogenitalschistosomiasis** (Mo nach Infektion): Zystitis, Hämaturie, später evtl. Fibrose der Blasenwand, Ostieneinengung, Hydroureter, Hydronephrose, Pyelonephritis, Blasenkarzinom - **Darmschistosomiasis**: evtl. ulzeröse Kolitis, später Polyposis, Darmstenosierung - Evtl. hepatolienale Schistosomiasis, Invasion anderer Organe, v.a. Lunge u. Gehirn
Di	Wurmeiernachweis in Stuhl und Harn, Biopsien, Serologie
Th/Pro	Praziquantel, evtl. Niridazol; Schneckenbekämpfung, Massentherapie, Aufklärung

11.1.2 Taenia

Err	- 4-12 m lange Darmparasiten von Säugetieren, Zestoden - Bestehend aus Skolex (Kopf, birnenförmig mit 4 Saugnäpfen, haftet sich an Darmwand an) und Bandwurmgliedern (Proglottiden) - Taenia saginata (Rinderbandwurm) und Taenia solium (Schweinebandwurm)
Erkr	Taeniasis, Bandwurmbefall (Taenia = Band), Zystizerkose (→ S.137)
Epi	- Ubiquitäres Vork, in Deutschland durch Fleischbeschau und Hygiene selten - Mensch ist einziger Endwirt

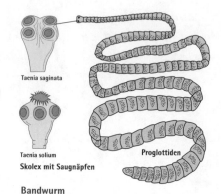

Taenia saginata

Taenia solium
Skolex mit Saugnäpfen

Proglottiden

Bandwurm

Helminthosen

Pg - Abgang reifer, aktiver Proglottiden im Stuhl
→ Zerfall der Glieder und Freisetzung von Eiern → Entwicklung zu Larven im Darm des Zwischenwirts, d.h. Rinderdarm (T. saginata) bzw. Schweinedarm (T. solium)
→ Penetration der Darmschleimhaut → hämatogene Dissemination in Muskulatur
→ Ansiedlung als Finnen
- Orale Aufnahme rohen, finnenhaltigen Fleisches durch Endwirt (Mensch)
→ Verdauung der Finnen → Entwicklung zum adulten Wurm im Darm

Kli - Meist asymptomatisch
- Evtl. Bauchschmerzen, Gewichtsverlust, Schwäche, Pruritus ani
- Ausscheidung aktiver Proglottiden

Di Nachweis von Proglottiden im Stuhl, selten Eier

Th/Pro - Niclosamid, Praziquantel
- Fleischbeschau
- Vermeidung von Konsum rohen Fleisches

11.1.3 Cysticercus cellulosae

Err Finnen von Taenia solium (→ S.136)

Erkr Zystizerkose

Pg - Exogene Infektion: orale Aufnahme von Eiern aus Faeces von Bandwurmträgern
- Endogene Infektion: Freiwerden von Eiern im Darm eines Bandwurmträgers

Kli - Zystizerkose des ZNS: Erhöhung des intrakraniellen Drucks, epileptische Anfälle, Ausfallerscheinungen durch Zysten
- Ansiedlung der Finnen auch im Auge (okuläre Zystizerkose), Haut, Herz, Muskulatur

Di Röntgen, immunologisch (Western-Blot)

Th Praziquantel, Glukokortikoide

11.1.4 Echinococcus

Err - Menschenpathogen: Echinococcus granulosus, Echinococcus multilocularis
- Bandwurmparasiten (Zestoden) im Dünndarm v. Karnivoren (Endwirt: Hund, Fuchs)
- Finnen in Säugetieren (Zwischenwirt: z.B. Mensch)
- Skolex mit vier Saugnäpfen

Erkr Echinokokkose

Pg/Kli - Orale Aufnahme von Bandwurmeiern
→ Dissemination der Larven in Leber und Lunge
→ Entwicklung bis zum Finnenstadium
(Mensch = Fehlzwischenwirt)
- Solitäre, bis kindskopfgroße Zysten (Hydatidenzyste; E. granulosus) oder kleinzystische Hohlraumsysteme (E. multilocularis) in Leber und Lunge, 3% ZNS
- Meist keine Frühsymptome (!); Spätsymptome durch Verdrängung: Druckgefühl, Inappetenz, evtl. Ikterus, portale Hypertension

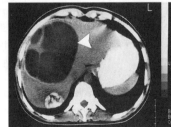

Echinokokkus-Zyste
(IMPP-Prüfungsabbildung)

Ko Hydatidenruptur, evtl. Perforation und peritoneale Dissemination mit allergischen Erscheinungen bis hin zum Schock

Di Serologie (z.B. ELISA, IFT); Sono, CT

Th - Zystektomie od. Perizystektomie nach intrazystischer Instillation hypertoner NaCl-Lösung (Abtötung der Echinokokken), evtl. Leberteilresektion
- Evtl. adjuvante Therapie mit Mebendazol, Albendazol

138 Helminthosen

■■■ 11.1.5 Enterobius vermicularis
- **Syn** Madenwurm, Oxyuris vermicularis
- **Err** 5-10 mm langer Darmparasit, Fadenwurm (Nematode)
- **Epi** Weltweites Vork, v.a. bei Kindern
- **Pg** Orale Aufnahme der Larven (verunreinigte Wäsche, Nahrungsmittel)
  - → Entwicklung zu adulten Würmern in Schleimhaut des Dünndarms
  - → Evtl. starker Befall durch Retroinfektion (Autoinfektion)
  - → Wanderung der Weibchen in tiefere Darmabschnitte
  - → Eiablage in Analfalten
  - → Dort Entwicklung infektiöser Larven
- **Kli** Enterobiasis: Afterjucken, Durchfall
- **Di** Analabstrich, Klebestreifen-Test, Stuhlprobe → Einachweis
- **Th** Mebendazol[1], Tiabendazol, Pyrantel[2]

■■■ 11.1.6 Ascaris lumbricoides
- **Erkr** Askariasis
- **Err** Bleistiftdicker, 20-40 cm langer Spulwurm (Nematode)
- **Epi** Weltweit verbreitet, v.a. in ländlichen Gebieten; Tropen; Infektionsquelle: Salat, rohes Gemüse bei Fäkaldüngung
- **Pg** Ablage der Wurmeier in Darm
  - → Abgang im Stuhl
  - → Orale Aufnahme durch infizierte Nahrung
  - → Schlüpfen der herangereiften Larven im Dünndarm
  - → Penetration der Darmwand
  - → Hämatogene „Migration" in Lunge und über Luftröhre
  - → Husten → Verschlucken → zurück in den Darm
  - → Dort Entwicklung zum adulten Wurm (Darmparasit)

Ascaris lumbricoides

- **Kli**
  - Bei Massenbefall: toxisch-allergische Wirkung, Bronchitis, Lungeninfiltrate, Magen-Darm-Störungen, Eosinophilie
  - Evtl. Abszesse der Darmmukosa, Pankreatitis, Cholangitis; evtl. Verstopfung der Gallen-/Pankreasgänge, des Dünndarms, terminalen Ileums (Askaridenileus)
- **Di** Wurmnachweis im Stuhl, mikroskopischer Wurmeiernachweis
- **Th** Albendazol[3], Mebendazol[1], Pyrantel[2]

■■■ 11.1.7 Trichinella spiralis
- **Err** 2-4 mm langer, parasitärer Fadenwurm (Nematode)
- **Erkr** Trichinose, Trichinelliasis
- **Epi** Vork v.a. bei Carnivoren; in Deutschland wegen Fleischbeschau selten
- **Pg** Orale Aufnahme durch Verzehr von Larven enthaltendem (Schweine-)Fleisch
  - → Entwicklung der Larven zu Adultwürmern in Dünndarmschleimhaut
  - → Abgabe von Larven
  - → Hämatogene und lymphogene Dissemination
  - → Befall von quergestreiftem Muskelgewebe (auch Myokard!)
  - → Dort Einkapselung + Verkalkung der Kapsel

[1]Vermox, [2]Helmex, [3]Eskazole

Helminthosen

Kli - Inkubationszeit 5-10 Tage; evtl. gastrointestinale Symptome
- Allergische Symptome bis zum allergischen Schock, Eosinophilie
- Haut-, v.a. Gesichtsödem, Fieber, Muskelschmerzen, Myokarditis

Di   Muskelbiopsie, Ak-Nachweis (IFT, ELISA)
Th   Mebendazol (Früh- und Spätstadium), Tiabendazol (Frühstadium)
Pro Fleisch gar kochen/braten, Fleischbeschau
Mpf Erkrankung

■■■ 11.1.8 Ancylostoma duodenale

Err - Blutsaugender Dünndarmparasit (Hakenwurm, Nematode) des Menschen
- Tierpathogen: A. brasiliense (Hunde, Katzen), A. canium (Hunde), Vork von Larven auch beim Menschen

Erkr Ankylostomiasis, Hakenwurmkrankheit
Epi   Vork: Tropen/Subtropen; A. duodenale: in nicht-tropischen Gebieten bei Tunnel-/Bergbau-arbeitern (Berufskrankheit)

Pg/Kli - Eiausscheidung mit dem Stuhl
→ Larvenentwicklung im Erdboden
→ Infektion durch perkutanes Eindringen der Larven beim Barfußgehen
→ Hämatogene Wanderung in Lunge
→ Dann über Trachea, Pharynx ins Jejunum (nicht Duodenum) → dort Ansiedlung
- Pruritus
→ Bronchitis, respirator. Beschwerden
→ Enteritis (hohe Eosinophilie)
→ Später hypochrome, mikrozytäre Anämie, (chronischer Blutverlust) mit Müdigkeit

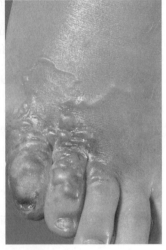

Larva migrans
entnommen aus Derma pocket

Di   Wurmeiernachweis im Stuhl
Th/Pro - Mebendazol
- Tragen fester Schuhe

■■■ 11.1.9 Filarien

Err - Nematoden
- Gattungen: Wuchereria, Brugia, Loa, Mansonella, Onchocerca, Dirofilaria

Epi   Vork nur in Tropen und Subtropen
Pg   Aufnahme infektiöser Larven durch Insektenstich
→ Entwicklung zu Adultwürmern im Lymphsystem oder im subkutanen/peritonealen Bindegewebe
→ Weiterentwicklung in blutsaugenden Insekten (= Zwischenwirte, Überträger)

Erkr Filariosen

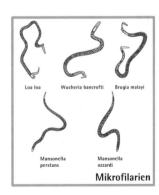

Mikrofilarien

11.1.10 Wuchereria bancrofti

Erkr Elephantiasis (Filariose)

Kli Anfangs Eosinophilie, Fieber, Lymphangitis; später Funikulitis, Orchitis, Hydrozele; später Obstruktion der Lymphgefäße durch Filarien, Lymphvarikose, Elephantiasis

Di Err-Nachweis im Blut (zirkadianer Rhythmus: Vork zwischen 22 und 24 h); Serologie (IFT, EIA)

Th Versuch mit Diethylcarbamazin

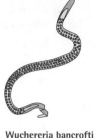

Wuchereria bancrofti

11.1.11 Onchocerca volvulus

Erkr Onchozerkose

Pg
- Übertragung infektiöser Larven von Mensch zu Mensch durch Mücken
- Vork in Afrika, Mittel- und Südamerika

Kli
- Adulte Würmer in **Bindegewebsknoten** der Subkutis und Muskulatur
- Larven in der Haut: Juckreiz, chronische Dermatitis mit Atrophie, Depigmentation
- Larven im Auge: Erblinden (sog. Flussblindheit)

Mücke

Di Nachweis der Larven und Adultwürmer in Biopsien/Histo der Haut und der Knoten

Th/Pro
- Ivermectin (Diethylcarbamazin)
- Antihistaminika
- Suramin
- Bekämpfung der Mücken

11.1.12 Pneumocystis carinii

Erkr Pneumocystis-carinii-Pneumonie

Err Zu Protozoen oder Pilzen gehörender Einzeller

Epi
- Ubiquitär vorkommend
- Bei Immundefekten (häufigste Erstmanifestation von AIDS, häufigste opportunistische Infektion bei AIDS)
- Bei Immunsuppression (Kortikosteroide, Zytostatika)

Kli Pneumocystis-carinii-Pneumonie (Alveolen angefüllt mit Pneumocystis carinii):
- Schleichender (meist) Verlauf, uncharakteristische Symptomatik, Husten, progrediente Dyspnoe
- Akuter Verlauf (selten): Dyspnoe, Tachypnoe, trockener Husten, Fieber

Di
- Err-Nachweis (Lavageflüssigkeit, Grocott-Versilberungsfärbung)
- Histo (Biopsie)
- Klinik, Anamnese (Fieber, Husten, Krankheitsgefühl), Rö (interstitielle Infiltration)

Th Cotrimoxazol[1], Pentamidin[2] (systemisch oder zur Prophylaxe als Aerosol), bei schwerer Erkrankung zusätzlich Steroide

Pro Bei AIDS (HIV-Inf. St. III): Cotrimoxazol[1], Pentamidin[2]

---

[1] Bactrim, [2] Pentacarinat

12. Antiprotozoenmittel, Anthelminthika

12.1	**Antiprotozoenmittel, Anthelminthika**	**142**
12.1.1	Antimalariamittel	142
12.1.2	Chloroquin	142
12.1.3	Chinin	142
12.1.4	Mefloquin	143
12.1.5	Primaquin	143
12.1.6	Proguanil	143
12.1.7	Pyrimethamin	143
12.1.8	Halofantrin	143
12.1.9	Artemisin/Arthemeter in Kombination mit Lumefantrin	143
12.1.10	Weitere Antiprotozoenmittel	144
12.1.11	Anthelminthika	144

12. Antiprotozoenmittel, Anthelminthika

12.1 Antiprotozoenmittel, Anthelminthika

12.1.1 Antimalariamittel

Err
- Plasmodium malariae (Malaria quartana)
- Plasmodium vivax, ovale (M. tertiana)
- Plasmodium falciparum („maligne" Malaria tropica)

Ws
- **Chinolonderivate**: Chloroquin[1], Chinin[2], Mefloquin[3], Primaquin
- Atovaquone/Proguanil[4], Pyrimethamin[5], Halofantrin[6], Tetrazykline, Arthemeter/Lumefantrin[7]

Die Malariagebiete werden in drei Zonen eingeteilt (WHO):
- Zone A: geringes Risiko, keine Resistenzen
- Zone B: mittleres Risiko, chloroquinresistente Pl.-falciparum-Stämme
- Zone C: hohes Risiko, multiresistente Stämme

Pro
- Zone A: Chloroquin[1]
- Zone B: Chloroquin[1] und/oder Proguanil[4] und „Stand-by-Mittel"
- Zone C: Chloroquin[1] und Proguanil[4]/Mefloquin[3] und „Stand-by-Mittel"

„Stand-by-Mittel"
Sind für den Fall der Erkrankung (Notfall) mitzuführen;
Auswahl je nach Resistenzlage: Pyrimethamin[5], Mefloquin[3]

Tetrazykline Ind: M. tropica bei Chloroquinresistenz (→ S.80)

12.1.2 Chloroquin (Chinolonderivat)

Wi Chloroquin[1] hemmt Schizogonie in Erythrozyten (alle Plasmodien) und Gametogonie (außer Plasmodium falciparum)

Ind Malariaprophylaxe (in allen Malariazonen) und Therapie (auch Th: rheumatoide Arthritis, Lupus erythematodes)

UW
- Gastrointestinale Störungen, allergische Hautreaktionen, Photosensibilität
- RR-Abfall, bei G-6-PD-Mangel evtl. hämolytische Krise
- Bei Langzeittherapie: Neuropathie, Kardiomyopathie, reversible Korneaablagerungen, irreverse Retinopathia pigmentosa

KI G-6-PD-Mangel, Retinopathie, Niereninsuffizienz, Epilepsie

12.1.3 Chinin (Chinolonderivat)

Wi Chinin[2]: wie Chloroquin

Ind Kombinationstherapie einer komplizierten Malaria tropica, Chloroquinresistenz

UW Kopfschmerz, Tinnitus, Schwindel, Allergien, Hämolyse bei G-6-PD-Mangel, BB-Veränderungen, Erregungsleitungsstrg., RR-Abfall (toxischer als Chloroquin!)

KI Allergie, G-6-PD-Mangel, Herzrhythmusstörungen

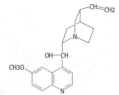

Chinin

---

[1] Resochin, [2] Limptar, [3] Lariam, [4] Malarone, [5] Daraprim, [6] Halfan, [7] Riamet

Antiprotozoenmittel, Anthelminthika

■■□ 12.1.4 Mefloquin (Chinolonderivate)
- **Wi** Mefloquin[1] tötet erythrozytäre Schizonten aller Plasmodienformen ab, gametozid (mit Ausnahme Plasmodium falciparum)
- **Ind** Th der Malaria tropica in Zone B, C
- **UW** Gastrointestinale Störungen; ZNS-Störungen, Psychosen; Extrasystolen, AV-Block; Leuko-, Thrombopenie; Ekzem, Haarausfall, Myalgien
- **KI** Gravidität, Stillzeit, Niereninsuffizienz, Leberfunktionsstörungen, Epilepsie, Psychosen, Kardiomyopathie; nicht kombiniert mit Betablockern, Antiarrhythmika
- **Pkin** HWZ 21 Tage (!), PEB 98% (!)

■■□ 12.1.5 Primaquin (Chinolonderivat)
- **Wi** Gametozid (alle Pl.-Formen), hemmt extraerythrozytäre Schizogonie (Pl. falciparum), sporontozid, hypnozoizid
- **Ind** In Kombination mit blutschizontoziden Ws zur Rezidivprophylaxe und Radikalkur
- **UW** Gastrointestinale Störungen; bei G-6-PD-Mangel hämolytische Anämie
- **KI** G-6-PD-Mangel

■■□ 12.1.6 Proguanil
- **Wm** Proguanil[2] hemmt Dihydrofolatreduktase der Plasmodien
- **Ind** Malariaprophylaxe (in Kombination mit Chloroquin) in Malariazone B, C
- **UW** Gastrointestinale Störungen, Schleimhautulzera

■■□ 12.1.7 Pyrimethamin
- **Wm** Pyrimethamin[3] hemmt die Dihydrofolatreduktase
- **Wi** Auf Gametozyten, extraerythrozytäre und (weniger) erythrozytäre Schizonten
- **Ind** Therapie der Malaria tropica in Malariazone B, Th der Toxoplasmose
- **UW/KI** GI-Beschwerden, Leberfunktionsstörungen, Neurotoxizität, Hämatopoesestörungen, Exantheme; KI: SS

■■□ 12.1.8 Halofantrin
- **Ind** Halofantrin[4]: Therapie der Malaria tropica in Zone B, C
- **UW** Schwere Herzrhythmusstörungen (⇒ Gabe nur unter ärztlicher Kontrolle), gastrointestinale Störungen, Transaminasen ↑, Schwindel, Hautreaktionen
- **KI** Gravidität, Stillzeit, nicht als Stand-by-Mittel

■■□ 12.1.9 Artemisin/Arthemeter in Kombination mit Lumefantrin[5]
- **Wm** Wirkt gegen Blutschizonten
- **Ind** Malariatherapie
- **UW** Drug-fever, Retikulozyten ↓

---

[1] Lariam, [2] Paludrine, [3] Daraprim, [4] Halfan, [5] Riamet

144 Antiprotozoenmittel, Anthelminthika

■□□ **12.1.10 Weitere Antiprotozoenmittel**

Def Gegen Protozoen wirksame Medikamente

Üs

Ws	Ind/UW
Melarsoprol	Ind: Trypanosoma UW: Enzephalopathie, allerg. Reaktionen, Übelkeit/Erbrechen
Metronidazol (Arilin®, Clont®)	Ind: Leishmania, Trichomonas, Giardia, Amöben, Trypanosoma; s. Nitroimidazole (→ S.82)
Nifurtimox	Ind: Trypanosoma cruzi (Chagas); UW: allergische Reaktionen, Dermatitis, Ikterus, GI-Störungen, periphere Neuropathie
Pentamidin (Pentacarinat®)	Ind: Pneumocystis carinii, Leishmania, Trypanosoma (v.a. Pro) UW: Kreislaufschwäche, Kopfschmerzen, Urtikaria
Pentostam (=Stibogluconat®)	Ind: Leishmania; UW: Schmerz an Injektionsstelle, GI-Störungen, Arrhythmien
Sulfonamide	Ind: Toxoplasma; s. Sulfonamide (→ S.84), Cotrimoxazol (Bactrim® → S.84)
Suramin (=Germanin®)	Ind: Trypanosoma, Onchocerca; UW: Übelkeit, Kreislaufschwäche, Kopfschmerzen, Urtikaria

■□□ **12.1.11 Anthelminthika**

Def Gegen Würmer wirksame Medikamente (Fadenwürmer und Plattwürmer)

Üs

Ws	Ind
Mebendazol (Vermox®)	Echinokokken, Askariden, Trichiuren, Oxyuren, Ancylostoma, Strongyloides; UW: Granulopenie, Anämie, GI-Störungen, Diarrhö, Transaminasen ↑
Niclosamid (Yomesan®)	Cestoden (Bandwürmer); Wm: ATP-Prod. ↓ ⇒ Absterben und Verdauung der Würmer; bei T. solium Abführmittel geben ⇒ schnelle Elimination der Eier
Praziquantel (Biltricide®)	Trematoden (z.B. Schistosoma), Zestoden
Pyrantel (Helmex®)	Askariden, Oxyuren, Ancylostoma
Pyrviniumembonat (Molevac®)	Oxyuren
Piperazin	Askariden, Oxyuren; Wm: Blockade der neuromuskulären Übertragung ⇒ Lähmung des Wurms; UW: GI-Störungen, Kopfschmerzen, Schwindel, Urtikaria (ähnlich wie Phenothiazine); WW: verstärken Wi von Neuroleptika

13. Arthropoden

13.1	**Gliederfüßler**	**146**
13.1.1	Arthropoden	146
13.1.2	Zecken	146
13.1.3	Krätzmilben (Sarcoptes scabiei)	147
13.1.4	Läuse	147
13.1.5	Flöhe	147

13. Arthropoden

13.1 Gliederfüßler

13.1.1 Arthropoden

Syn Gliederfüßler

Morph Symmetrische, segmentäre Körper mit Chitin-Außenskelett (Skelett kann nicht mitwachsen ⇒ Häutungen)

Eint humanparasitärer Arthropoden			
Unterstamm	Klasse	Ordnung	Unterordnung (Gattung, z.B.)
Chelicerata (Fühlerlose)	**Arachnea**	Araneae (Webspinnen)	
		Scorpiones (Skorpione)	
		Acari (Zecken und Milben)	Zecken (Ixodes ricinus)
			Milben → S.147 (Sarcoptes scabiei)
Tracheata (Antennata) (durch Tracheen atmend, ein Paar Antennen)	**Insekten** (3 Segmente, 3 Beinpaare)	Anoplurida (Läuse)	(Pediculus) → S.147
		Heteropterida (Wanzen)	
		Siphonapterida (Flöhe)	(Pulex) → S.147
		Dipterida (Zweiflügler)	Mücken (Anopheles), Fliegen (Tsetsefliege)

13.1.2 Zecken

Err Blutsaugende Parasiten

Epi Häufigste humanpathogene Art Ixodes ricinus (Holzbock), Vork v.a. in Gebüsch, Gras

Erkr Vektor von Borrelia (→ S.58), FSME-Virus (→ S.117), Francisella (→ S.48), Rickettsia (→ S.60)

Th Schnellstmögliche Extraktion (z.B. mit Pinzette)

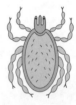

Ixodes ricinus (Holzbock)

Gliederfüßler 147

■■☐ **13.1.3 Krätzmilben (Sarcoptes scabiei)**

Pg/Kli - Übertragung durch direkten Kontakt
→ Milbe gräbt Gang in Oberhaut (max. 1 cm lang), an deren Ende sitzt weibliche Milbe
- Ekzem (Knötchen, Krusten) mit starkem Pruritus
- Milbenkot wirkt allergen → Asthma bronchiale, evtl. atopisches Ekzem

Di Mikroskopie

Th - Auftragen von Lindan (= Hexachlorcyclohexan = Jacutin®); bei Kindern, Schwangeren und Stillenden Benzylbenzoat (Acarosan®)
- Evtl. Hyposensibilisierung
- Wäschewechsel, Wohntextilien mit Benzylbenzoat behandeln
- Kontaktpersonen mituntersuchen, mitbehandeln

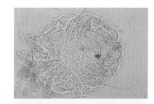
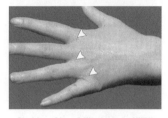

Skabies: Oben Milbe, unten Klinik
entnommen aus Derma pocket

■■☐ **13.1.4 Läuse**

Art Filzlaus (Phthirus pubis, Schamlaus), Kleiderlaus (Pediculus humanus), Kopflaus (Pediculus capitis)

Err - Saugende oder stechende flügellose Ektoparasiten (Insekten)
- Z.T. Überträger von Krankheits-Erregern (Borrelien, → S.58, Rickettsien, → S.60)
- Unterschiedliche Überlebensfähigkeit und Lebensdauer (ca. 1-4 Wochen)

Pg Meist direkte Übertragung Mensch zu Mensch
→ Anheftung der Eier (Nissen) an Haare (Filz- und Kopflaus) oder an Kleidungsstücke (Kleiderlaus)
→ dort Entwicklung der Larve zur Imago

Kli **Pedikulose:** rote bis blaue Einstichstellen, Pruritus, meist Kratzspuren, evtl. Superinfektionen; im Schambereich als sog. Phthiriasis (Filzlausbefall)

Di M Makroskopischer Nachweis (Nissen, Läuse)

Th Auftragen von Pyrethrinen oder Malathion (Insektizid) bei Kleider- und Filzläusen Desinfektion der Kleidungsstücke

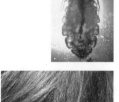

Oben: Kopflaus; unten: Nissen
(entnommen aus Derma pocket)

■■☐ **13.1.5 Flöhe**

Art Menschen-, Hunde-, Katzen-, Ratten-, Sandfloh (Tierflöhe zum Teil auf Mensch übertragbar)

Err 1-8 mm große, abgeplattete blutsaugende Insekten; nur gering humanpathogen, selten Krankheitsüberträger (z.B. von Yersinia, → S.42, Rickettsia, → S.60, Taenia, → S.136)

Th/Pro Entfernen der Flöhe, strenge Hygiene

Frage- und Antwort-Teil

1. Infektiologie, Epidemiolgie

1.1 Allgemeine Infektiologie

1.1.1 Was ist eine opportunistische Infektion?

Infektion durch Organismen mit niedriger Virulenz bei immunsupprimierten Patienten. Beim Gesunden kommt es nicht zur Erkrankung.

1.1.2 Nennen Sie die Henle-Koch'schen Postulate! (3)

Der Erreger muss regelmäßig in Proben des infizierten Körpers nachweisbar sein; der Erreger muss isolierbar und in Reinkulturen züchtbar sein; mit Reinkulturen des Erregers müssen experimentell ähnliche Krankheitsbilder hervorgerufen werden können.

1.1.3 Nennen Sie antiphagozytäre Faktoren! (3)

Kapseln aus hochpolymeren Zuckern oder Polypeptiden, Fimbrienbestandteile, Protein A, das Antikörper am Fc-Stück bindet und dadurch unschädlich macht.

1.1.4 Was sind Endotoxine und was bewirken sie? (5)

Zellwandbestandteile gramnegativer Bakterien, die beim Zerfall frei werden. Thermostabile Lipopolysaccharide, die nicht antigen wirken und Fieber hervorrufen, d.h. pyrogen sind. Multiple Wirkungen auf das Wirtsimmunsystem, z.B. Makrophagenaktivierung, Aktivierung des Komplementsystems, Interaktionen mit dem Gerinnungssystem, z.B. Verbrauchskoagulopathie.

1.1.5 Nennen und erklären Sie zwei unspezifische Abwehrmechanismen! (2)

1. **Enzymatisch/oxidativ**: Lysozym (Murein-spaltendes bakterizides Enzym, z.B. in Tränenflüssigkeit), Peroxidasen (bilden mikrobizide Sauerstoffverbindungen), Laktoferrin (entzieht dem bakteriellen Stoffwechsel Eisen), Proteasen, saure Hydrolasen, Amylasen und Lipasen (Lyse der Bakterienzellwand).

2. **Standortflora**: z.B. in Mundhöhle, Darm: physiolog. Keimbesiedelung von Haut und Schleimhäuten; verhindert Vermehrung von eindringenden Err durch Konkurrenz um Nahrung. Antibiotische Therapie zerstört physiolog. Keimflora und fördert dadurch Infektion mit Fremdkeimen.

1.1.6 Über welche lokalen Resistenzfaktoren verfügt der Gastrointestinaltrakt? (5)

Hydrolysierende Speichelenzyme, Magensäure, proteolytische Enzyme des Pankreassekrets, Makrophagen, Standortflora in Speiseröhre und Dickdarm.

1.1.7 Was ist ein attenuierter Impfstoff?

Impfstoff aus nichtvirulenten, aber immunogenen Virusstämmen.

Infektiologie, Epidemiolgie 151

1.1.8 Welche Impfungen werden für Kinder empfohlen?

Erkr	Impf-stoff	Lebensmonat					Lebensjahr		
		2	3	4	5	12	6	11–16	Erw.
Hepatitis B	HB	1.Im			2.Im	3.Im	G		
Diphtherie Tetanus Pertussis	DTP		1.Im	2.Im	3.Im	4.Im		A.Im	
Tetanus Diphtherie	TD*						A.Im	A.Im	A.Im
Haemophilus influenzae B	Hib		1.Im	2.Im	3.Im	4.Im			
Poliomyelitis	PV		1.Im		2.Im	3.Im		A.Im	A.Im
Masern Mumps Röteln	MMR					1.Im	2.Im		
Röteln	Röteln							Mäd.	

*Ab Beginn des 6. Lj. reduzierter Diphtherietoxoidgehalt: Td

1.2 Allgemeine Epidemiologie

1.2.1 Definieren Sie Anthroponose und Anthropozoonose.
Anthroponose: Erkrankung, die i.d.R. nur beim Menschen auftritt.
Anthropozoonose: Infektion, die vom Tier auf den Menschen übertragen wird.

1.2.2 Nennen Sie drei Arten der direkten Infektionsübertragung! (3)
Erfolgt durch Tröpfchen, Muttermilch, während der Geburt oder beim Geschlechtsverkehr.

1.2.3 Was ist eine heterologe Infektkette?
Erreger wird an verschiedene Wirtsspezies übertragen.

1.2.4 Was bezeichnet der Begriff Inzidenz?
Anzahl der Neuerkrankungsfälle einer bestimmten Erkrankung in einem bestimmten Zeitraum (bezogen auf 1000, 10.000 oder 100.000).

1.2.5 Nennen Sie mindestens sechs meldepflichtige Erkrankungen! (6)
Botulismus, Cholera, Milzbrand, Paratyphus, Tollwut, Virushepatitis.

2. Allgemeine Bakteriologie

2.1 Bakterienzelle

2.1.1 Beschreiben Sie den Aufbau der Zellwand eines gram-positiven Bakteriums! (7)

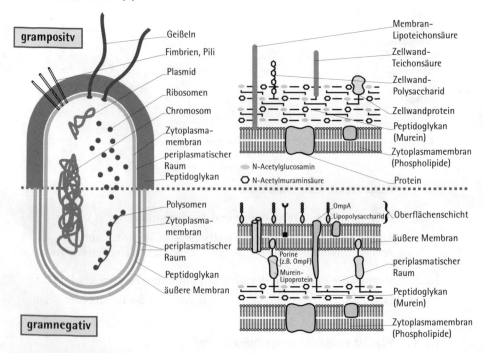

2.1.2 Nennen Sie die drei verschiedenen Grundformen, in denen Bakterien auftreten. (3)

Kugelbakterien (Kokken), Stäbchen, schraubenförmige Bakterien (Spirochäten und Spirillen).

2.1.3 Nennen Sie fünf Funktionen der Bakterienwand! (5)

Stützelement (bestimmt die färberischen Eigenschaften), Permeabilitätsbarriere, Träger von Virulenzfaktoren, Beeinflussung des Immunsystems, Sitz von Phagenrezeptoren.

2.1.4 Was sind Pili?

Dünne, kurze, starre Gebilde; inserieren an Zytoplasmamembran.

2.1.5 Nennen Sie zwei zellwandlose Bakterien? (2)

L-(Lister)-Formen, Mykoplasmen.

Allgemeine Bakteriologie 153

2.2 Diagnostisch wichtige Eigenschaften von Bakterien

2.2.1 Nach welchen Kriterien unterscheidet man Bakterien in der Kultur? (6)
Kolonieform, Farbe, Geruch, Wachstumsverhalten unter verschiedenen Bedingungen, Stoffwechselleistungen, Hämolyseverhalten auf Blutagar.

2.2.2 Welche Eigenschaften von Bakterien werden in der sog. „Bunten Reihe" geprüft? (6)
Umwandlung von Tryptophan zu Indol; Abspaltung von H_2S aus Cystein oder Methionin; Säurebildung aus Saccharose, Dextrose und Laktose; Freisetzung von NH_3 aus Harnstoff; Gasbildung aus Dextrose; Umwandlung von Glukose in Acetyl-Methyl-Carbinol.

2.2.3 Erläutern Sie den Begriff Betahämolyse und nennen Sie zwei Beispiele.
Vollständige Hämolyse durch Schädigung der Erythrozytenzellmembran. A-Streptokokken (Str. pyogenes), B-Streptokokken.

2.2.4 Nennen Sie Beispiele für fakultative und für obligate Anaerobier! (4) (2)
Fakultative Anaerobier: Staphylo-, Strepto-, Pneumokokken, Mehrzahl der gramnegativen Bakterien.
Obligate Anaerobier: Clostridium tetani, gramneg. Bacteroides-Arten.

2.2.5 Beschreiben Sie, wie eine Gramfärbung durchgeführt wird. (10)
Hitzefixation 2 Min. → Gentianaviolett einwirken lassen → abkippen → 2 Min. Lugol-Lösung einwirken lassen → abkippen → mit Alkohol entfärben, bis keine Farbwolken mehr sichtbar → mit Wasser spülen → 1 Min. Fuchsin einwirken lassen zur Gegenfärbung der entfärbten gramnegativen Keime → mit Wasser abwaschen und trocknen ⇒ gramneg. Keime sind rot, grampositive blau.

2.2.6 Erläutern Sie den Begriff Lysotypie.
Differenzierung von Bakterientypen durch standardisierbare Bakteriophagen.

2.3 Bakteriengenetik

2.3.1 Was sind Plasmide und wozu werden sie in der experimentellen Genetik eingesetzt?
Zirkuläre doppelsträngige DNA-Moleküle, die neben dem Kernäquivalent vorkommen und unabhängig weitervererbt werden. Plasmide können in der experimentellen Genetik dazu benutzt werden, Gene in Bakterien einzuschleusen.

2.3.2 Erklären Sie den Begriff Transduktion?
Bakteriophagen können bakterielle genetische Information übertragen, wenn beim Einpacken von Phagen-DNA in das Hüllprotein bakterielle Gene mitgenommen werden.

2.3.3 Welche grundsätzlichen Kriterien gibt es zur Diagnose einer bakteriellen Infektion? (3)

Klinische Kriterien zur Erkennung einer Infektion, Erregernachweis, Antikörpernachweis.

2.3.4 Welche Möglichkeiten des Erregernachweises gibt es? (6)

Lichtmikroskopie: Morphologie, Färbung; Kultur: z.B. Blutkultur, Urinkultur; Nachweis spezifischer Stoffwechselleistungen: z.B. bei Aerobiern/Anaerobiern; Antigenanalyse; Phagentypisierung (Lysotypie); molekulargenetisch: DNA-Analyse, Polymerase-Kettenreaktion.

2.3.5 Beschreiben Sie die Polymerase-Kettenreaktion (PCR). (6)

Nachweis kleinster Mengen von DNA: Hitzedenaturierung der im Gewebe oder im Serum vermuteten DNA (Sequenz muss bekannt sein) → Hybridisierung mit Primern (synthetischen Oligonukleotiden, die komplementär zum Anfang und Ende der gesuchten Sequenz sind) → Synthetisierung der fehlenden komplementären DNA-Abschnitte an die Primer mittels DNA-Polymerase → Denaturierung auch der neugebildeten DNA → Anlagerung der Primer und erneute DNA-Synthetisierung ⇒ Amplifizierung auch geringer Mengen DNA innerhalb kurzer Zeit.

2.4 Normale Bakterienflora

2.4.1 Erläutern Sie den Begriff „transiente Flora".

Pathogene oder potenziell pathogene Keime, die vorübergehend den Körper besiedeln, jedoch erst zu einer Infektion führen, wenn die residente Flora gestört ist.

2.4.2 Nennen Sie typische Keime der Hautflora! (5)

Staph. epidermidis, Staph. saprophyticus, α-hämol. Streptokokken, apathogene Korynebakterien (z.B. Propionibacterium acnes), z.T. apathogene Mycobakterien.

2.5 Bakterienklassifikation

2.5.1 Nennen Sie Beispiele für grampositive Kokken. (4)

Staphylokokken, Streptokokken, Pneumokokken, Enterokokken.

3. Spezielle Bakteriologie

3.1 Grampositive Kokken

3.1.1 Nennen Sie mindestens vier Staphylokokken-Toxine. Was bewirken sie jeweils. (8)

Koagulase: Fibrinogen → Fibrin (Fkt. wie clumping Factor, wird aber sezerniert); **α-Toxin/-Hämolysin**: Membranschädigung von Haut (Nekrosen), Gehirn (letal); **Leucocidin**: Degranulierung von Makrophagen und Phagozyten; **Exfoliatin**: bewirkt Dermatitis exfoliativa; **Enterotoxine**: → Lebensmittelintoxikation; **Toxisches-Schocksyndrom-Toxin-1**: stimuliert Makrophagen zur Ausschüttung von Mediatoren (Interleukin-1 und Tumornekrosefaktor) ⇒ toxischer Schock; **Penicillinase**: Spaltung und Inaktivierung von Penicillin.

3.1.2 Nennen Sie drei typische Krankheitsbilder, die durch Staphylococcus aureus verursacht werden! (3)

Lokal begrenzt mit Eiterbildung (Furunkel, Karbunkel, Wundinfekte, Sinusitiden, Otitis media, Mastitis puerperalis, posttraumatische Osteomyelitis); ferner Endokarditis.

3.1.3 Welche Infektionen kann Staphylococcus epidermis hervorrufen? (3)

Endokarditis nach Klappenersatz; Infektionen nach Liquorshuntanlage, intravasalen Kathetern, Prothesenimplantation und Osteosynthesen; Neugeborenensepsis.

3.1.4 Wie werden Streptokokken eingeteilt?

Streptokokken mit Zellwand-Ag (nach Lancefield)			
Ag	Art	Pathogenität	Hämolyse
A	Streptococcus pyogenes	Mensch	β
B	Streptococcus agalactiae	Tier, Mensch	β
C	z.B. Streptococcus equi, galacticae	Tier	β (α, γ)
D	Enterococcus faecalis, E. faecium (E. nicht mehr zu Str. gerechnet)	Mensch (gering)	α (β, γ)
E	z.B. Streptococcus uberis		keine
F	Streptococcus minutus	Mensch	
G	Streptococcus anginosus	Mensch	β
H	z.B. Streptococcus sanguis	Mensch (gering)	
K-M	nicht benannt	Mensch, Tier	
N	Streptococcus lactis, cremoris	Mensch	
O-V	nicht benannt		keine
Streptokokken ohne Zellwand-Ag			
-	Streptococcus pneumoniae	Mensch	α
(-)	Streptococcus viridans (=orale Str., meist ohne Zellwand-Ag)	Mensch	α (γ)

3.1.5 Nennen Sie lokal eitrige Erkrankungen, die durch A-Streptokokken verursacht werden. (6)

Impetigo, Erysipel, Phlegmone, nekrotisierende Fasciitis, Sinusitis, Otitis media, Tonsillitis evtl. mit Scharlachexanthem.

3.1.6 Welche Infektionen werden durch B-Streptokokken hervorgerufen? (3)

Infektion des Neugeborenen v.a. bei Frühgeburten → Sepsis, Meningitis; Sepsis, Pneumonie u.a. bei Immunsuppression.

3.1.7 Nennen Sie prädisponierende Faktoren für eine Pneumokokkeninfektionen. (4)

Kardiopulmonale Grundleiden, C2-Abusus, Niereninsuffizienz, vorausgegangene Infekte, Milzexstirpation, Komplementdefekte.

3.1.8 Bei welchen Krankheitsbildern spielt Streptococcus viridans eine Rolle? (2)

Endocarditis lenta, Karies.

3.1.9 Wie weisen Sie eine Enterokokkeninfektion nach? (1)

Kultur.

3.2 Gramnegative Kokken

3.2.1 Beschreiben Sie Neisseriae gonorrhoeae!

Gramnegative, aerobe Diplokokken.

3.2.2 Wie diagnostiziert man, bei klinischem Verdacht, eine Gonorrhoe? (2)

Verdachtsdiagnose mittels Methylenblau- oder Gram-Präparat, Bestätigung durch Kultur oder Ag-Nachweis.

3.2.3 Welche Prophylaxe empfiehlt man bei Kontakt zu Meningokokken-Infizierten? (3)

Bei engem Kontakt mit Erkrankten Chemoprophylaxe: Rifampicin (600 mg/d für 4 d), Ciprofloxacin (500 mg p.o. single dose) und Ceftriaxon (200 mg i.m.).

3.3 Gramnegative Stäbchen

3.3.1 Wo findet man Moraxellen?

Bestandteil der normalen Rachenflora.

3.3.2 Nennen Sie acht wichtige Gattungen der Enterobacteriaceae! (8)

Salmonella, Shigella, Klebsiella, Enterobacter, Serratia, Escherichia coli, Proteus, Yersinia.

Spezielle Bakteriologie 157

3.3.3 Nennen Sie die unterschiedlichen klinischen Manifestationsformen der Enterobacteriaceae-Infektionen. Nennen Sie je einen Erreger. (6)

Nichtentzündliche Enteritis: E.coli, Vibrio cholerae, Rotaviren; **entzündliche Enteritis**: Shigellen, Salmonella enteritidis, E.coli, Campylobacter jejuni; **Systemmanifestation enteraler Infekte**: Salmonella typhi et paratyphi, Yersinia enterocolitica.

3.3.4 Wo finden sich gehäuft Infekte mit Keimen der KES-Gruppe?

Alle drei Erreger rufen v.a. bei abwehrgeschwächten Personen und hospitalisierten Patienten Harn- und Atemwegsinfekte sowie Sepsis hervor ⇒ Hospitalismuskeime!

3.3.5 Beschreiben Sie Klinik und Diagnose einer Salmonellen-Enteritis.

Err-Nachweis: Erreger noch 2-4 Wo nach Erkrankung im Stuhl vorhanden, Anzucht auf Selektiv- und Differenzialnährböden, Identifizierung mittels Leistungsprüfung und Serotypisierung.

3.3.6 Was bedeutet der Begriff Typhus!

Bewusstseinstrübung (Typhus = Nebel).

3.3.7 Wie diagnostiziert man Typhus? (3)

In den ersten 3 Wo Blutkultur, erst danach Err-Nachweis im Stuhl möglich; Antikörper-Titer ↑.

3.3.8 Nennen Sie die Symptome einer Shigelleninfektion! (3)

Fieber, Tenesmen, schleimig-blutige Diarrhö.

3.3.9 Nennen Sie die Hauptinfektionsquellen für Yersinia enterocolitica? (2)

Durch tierische Fäkalien verunreinigte Gewässer und Nahrungsmittel.

3.3.10 Beschreiben Sie den klinischen Verlauf der sog. Bubonenpest. (3)

Bildung eines Primärkomplexes mit Schwellung eines lokalen Lymphknotens ⇒ hämatogene Dissemination mit generalisierter, schmerzhafter Lymphadenopathie (geschwollene, bläulich-verfärbte Lk = Bubonen) ⇒ Sepsis mit disseminierter, intravasaler Gerinnung, evtl. Organmanifestationen wie Meningitis oder Pneumonie (sek. Lungenpest) mit hämorrhagisch-eitrigen Nekrosen.

3.3.11 Wie werden darmpathogene Escherichia coli klassifiziert? (4)

EPEC: enteropathogene E. coli; **EIEC**: enteroinvasive E. coli, **ETEC**: enterotoxigene E. coli, **EHEC**: enterohämorrhagische E. coli.

3.3.12 Nennen Sie zwei relativ häufige Infektionen, die durch Proteus hervorgerufen werden. (2)

Harnwegsinfekte (am häufigsten), seltener Sepsis (Urosepsis).

3.3.13 Erläutern Sie den Pathomechanismus der Cholera. (6)

Orale Aufnahme → Anheftung an Dünndarmepithel mittels Fimbrien, Inkubationszeit 2-5 Tage → Choleratoxin aktiviert Adenylatzyklase ⇒ Anstieg von intrazellulärem cAMP ⇒ isotoner Flüssigkeitsverlust ⇒ sekretorische Diarrhö.

3.3.14 Was bezeichnet der in Zusammenhang mit Haemophilus influenzae verwendete Begriff „Ammenphänomen"?

Haemophilus influenzae wächst neben Staphylococcus aureus, da dieser NAD = Wachstumsfaktor V produziert; kleine, runde, hellgraue Kolonien.

3.3.15 Welche Infektion wird durch Haemophilus ducreyi hervorgerufen?

Ulcus molle (weicher Schanker).

3.3.16 Bei welchen Erkrankungen spielt Helicobacter pylori eine Rolle? (5)

Ulcus ventriculi und duodeni, chronische Gastritis (Ko: Magenkarzinom), MALT-Lymphom.

3.3.17 Welche Patienten neigen zu Pseudomonas-Infekten? (4)

Infektion v.a. bei abwehrgeschwächten, Intensiv- und Verbrennungspatienten, Mukoviszidosepatienten.

3.3.18 Wie werden Legionellen übertragen?

Aerogene Übertragung (Aerosole/Staub).

3.3.19 Beschreiben Sie die drei Pertussis-Stadien! (3)

Stadium catarrhale (nach Inkubationszeit von 1-2 Wo): Schnupfen, Husten, Fieber, nach 1-2 Wo Übergang ins Stadium convulsivum;
Stadium convulsivum: typische krampfartige Hustenanfälle (Keuchhusten);
Stadium decrementi (kann mehrere Wo andauern): Abklingen der Krankheit unter den Symptomen einer Bronchitis.

3.3.20 Wann ist die antibiotische Therapie einer Bordetelleninfektion sinnvoll und warum nur dann?

Antibiotikatherapie nur im Stadium catarrhale sinnvoll, danach keine Beeinflussung des Krankheitsverlaufs mehr möglich.

3.3.21 Wie werden Brucellen übertragen? (2)

Übertragung durch Genuss von Milchprodukten und Umgang mit infizierten Tieren.

3.3.22 Wie weisen Sie eine Francisellen-Infektion nach? (2)

Direkte Immunfluoreszenz aus Wundabstrich oder Lymphknotenpunktaten; Ak-Nachweis nach 2. Woche.

3.3.23 Beschreiben Sie die Symptomatik der Katzenkratzkrankheit! (2)

Entwicklung einer primären Läsion an Eintrittsstelle, anschließend lokale Lymphadenopathie.

Spezielle Bakteriologie

3.3.24 Beschreiben Sie Bacteroidaceae.
Obligat anaerobe, gramnegative, pleomorphe Stäbchen.

3.4 Grampositive Stäbchen

3.4.1 Nennen Sie drei Formen von Milzbrand. (3)
Hautmilzbrand, Lungenmilzbrand, Darmmilzbrand.

3.4.2 Welche Formen der Übertragung einer Listeriose kennen Sie? (3)
Übertragung durch Haustiere, Lebensmittel (Milch, Käse), transplazentar.

3.4.3 Wie kann einer Listeriose vorgebeugt werden? (3)
Erkrankte isolieren, Exposition von Schwangeren vermeiden (keine Rohmilchprodukte), Genuss roher Lebensmittel (v.a. Milchprodukte) vermeiden.

3.4.4 Beschreiben Sie die Therapie einer Diphtherie? (2)
Antitoxingabe! Penicillin G oder Erythromycin zur Erregerelimination.

3.4.5 Wie behandeln Sie Gasbrand? (3)
Chirurgische Sanierung, bis hin zu Resektion und Amputation (rasches Handeln entscheidet über Lebensrettung); Penicillin G, hyperbare O_2-Therapie.

3.4.6 Wie kommt es bei einer Tetanusinfektion zu den auftretenden Muskelkrämpfen.
Toxinausbreitung in den Vorderhörnern von Rückenmark u. Hirnstamm mit Blockade der postsynaptischen Inhibition spinaler Motoneurone ⇒ Muskelkrämpfe.

3.4.7 Wie treten beim sog. Botulismus Lähmungen auf? (5)
Enterale Toxinaufnahme → nach 12-36 h Hemmung der cholinergen Erregungsübertragung → Lähmung der gestreiften Muskulatur ⇒ leichte Lähmung der Augenmuskulatur, Mundtrockenheit, Sprach- /Schluckstörungen → später Atemlähmung und Tod.

3.4.8 Wie kommt es zur Ausbildung der sog. pseudomembranösen Kolitis? (5)
Langdauernde orale antibiotische Therapie ⇒ Zerstörung der normalen Darmflora ⇒ Begünstigung der Vermehrung von C. difficile ⇒ Toxinbildung ⇒ pseudomembranöse Kolitis, hämorrhagische Diarrhö.

3.4.9 Nennen Sie die Prädilektionsstelle einer Aktinomykose.
Zervikofazialregion.

3.5 (Partiell) säurefeste Stäbchen

3.5.1 Nennen Sie die Übetragungsweise der Tuberkulose.
Übertragung durch Tröpfcheninfektion.

3.5.2 Was verstehen Sie unter dem Begriff Landouzy-Sepsis?

Bei extrem schlechter Infektabwehr werden keine Granulome mehr gebildet, die Tuberkel können sich ungehindert ausbreiten, Bildung areaktiver Nekrosen; hohe Mortalität.

3.5.3 Wie diagnostizieren Sie eine Tbc? (3)

Mikroskopisch nach Ziehl-Neelsen-Färbung; PCR schnellster Nachweis; Tine-Test: intrakutane Verabreichung von Tuberkulin, Infiltration bei Kontakt oder Z.n. Impfung, Screening-Test.

3.5.4 Wie diagnostiziert man Lepra? (2)

Mikroskopischer Nachweis aus Läsionen; Lepromintest

3.5.5 Wann kann es zu Infektionen mit atypischen Mykobakterien kommen?

Bei herabgesetzter zellulärer Infektabwehr (v.a. bei HIV-Infektion).

3.6 Spirochäten

3.6.1 Wie wird Trepomena pallidum übertragen? (2)

Übertragung über Schleimhautläsionen durch Geschlechtsverkehr und transplazentar.

3.6.2 Beschreiben Sie die Stigmata bei Lues connata tarda. (5)

Sattelnase, Tonnenzähne, Periostitis, Keratitis, Innenohrschwerhörigkeit; (nicht ansteckend).

3.6.3 Wie behandeln Sie eine Frühsyphilis, wie eine Syphilis im Tertiär? (2)

Frühsyphilis, Sekundär, Frühlatent (Infektion liegt < 2 Jahre zurück): 1 x 2,4 Mio E Benzathin-Penicillin i.m.; **Spätlatent, Tertiär**: Benzathin-Penicillin 3 x 2,4 Mio E i.m. im Abstand von 1 Wo.

3.6.4 Was ist eine Frambösie?

Erkrankung nach Ansteckung mit Treponema pallidum pertenue.

3.6.5 Wie diagnostiziert man eine Borreliose? (4)

Ak-Nachw. mittels ELISA oder Immunfluoreszenz; direkter Err-Nachweis in Haut oder Gelenkpunktat; PCR; Lebendbeobachtung mittels Dunkelfeld- oder Phasenkontrastmikroskop; Kultur sehr aufwendig.

3.6.6 Wie diagnostizieren Sie das sog. Rückfallfieber?

Blutentnahme während eines Fieberschubs → mikroskopischer Err-Nachweis mittels Dunkelfeld- oder Phasenkontrastmikroskop, ggf. Tierversuch.

3.6.7 Nennen Sie die zwei Verlaufsformen der Leptospirose. (2)

Anikterische Form, ikterische Leptospirose.

Spezielle Bakteriologie

3.7 Obligate Zellparasiten

3.7.1 Nennen Sie die drei pathogenen Gattungen der Rickettsien. (3)

Coxiella, Rickettsia, Rochalimea.

3.7.2 Beschreiben Sie die Pathogenese des epidemischen Fleckfiebers. (6)

Ausscheidung der Erreger mit Läusekot → Inhalation/Aufnahme durch Hautverletzungen → Phagozytose → Aufnahme in Endothelzellen kleiner Blutgefäße → intrazelluläre Keimvermehrung → Vaskulitis mit Verschluss der Gefäße

3.7.3 Nennen Sie die für den Menschen in Frage kommenden Quellen einer Q-Fieber-Infektion. (3)

Infektionsquellen für den Menschen sind Schafe, Ziegen und Rinder, v.a. trächtige Tiere und Tiere nach dem Wurf.

3.7.4 Beschreiben Sie die Klinik einer Ornithose. (3)

Fieber, Kopfschmerzen, atypische Pneumonie.

3.7.5 Welche durch Chlamydia trachomatis verursachten Krankheiten kennen Sie? (4)

Trachom, Einschlusskörperchenkonjunktivitis, Genitalinfektionen, Lymphogranuloma venerum.

3.7.6 Nennen Sie Erkrankungen, die im Gefolge einer akuten Mycoplasmen-Infektion auftreten können. (6)

Erythema nodosum, hämolytische Anämie, Arthritis, Peri-/ Myokarditis, Pankreatitis und Polyneuritiden.

4. Mykologie

4.1 Allgemeines

4.1.1 Welche Pilzarten kennen Sie? (3)
Dermatophyten, Hefen, Schimmelpilze.

4.1.2 Erläutern Sie den Begriff „Dimorphismus".
Einige Pilze können in Hefe- und Myzelform vorliegen, je nach vorherrschenden Umweltbedingungen.

4.1.3 Nennen Sie zwei wichtige Fakten zum Metabolismus von Pilzen. (2)
Pilze sind obligate Aerobier; sie sind kohlenstoffheterotroph, d.h. sie benötigen aufgrund ihrer Unfähigkeit zur Photosynthese organische Nährsubstrate

4.1.4 Welche Färbungen werden in der Pilzdiagnostik eingesetzt? (4)
Färbungen mit Methylenblau, Lactophenolblau, PAS, Tusche.

4.2 Erreger primärer Systemmykosen

4.2.1 Welche Organe sind bei einer Histoplasmose hauptsächlich betroffen? (3)
Milz, Lymphknoten und Leber.

4.2.2 Wo ist Coccidioides immitis endemisch verbreitet? (5)
In Wüstengebieten von Kalifornien, Arizona, Texas, Neumexiko und Utah.

4.2.3 Welches Organ wird bei der nordamerikanischen Blastomykose primär befallen?
Lunge.

4.2.4 Wie entsteht die südamerikanische Blastomykose? (3)
Inhalation sporenhaltigen Staubs → eitrige und/oder granulomatöse Herde in der Lunge → hämatogene oder lymphogene Dissemination in Haut, Schleimhäute oder lymphatische Organe.

4.3 Erreger opportunistischer Systemmykosen

4.3.1 Wann kommt es zu einer Candida-Infektion?
Endogene Infekte (Ausnahme: Neugeborenenkandidose) bei herabgesetzter zellulärer Immunität.

4.3.2 Welche Toxine bildet Aspergillus und wo kommen diese besonders häufig vor?
Aflatoxine: Vorkommen v.a. auf Lebensmitteln wie Nüssen, Getreide.

Mykologie 163

4.3.3 Wie therapieren Sie eine Kryptokokkose? (2)
Fluconazol, Amphotericin B.

4.3.4 Wo vermehren sich Mucoraceae? (1)
Besonders gut auf faulenden Pflanzen.

4.4 Erreger von Hautmykosen

4.4.1 Welche Krankheit ruft Malassezia furfur hervor?
Pityriasis versicolor.

4.4.2 Welche Gattungen der Dermatophyten kennen Sie? (3)
Trichophyton, Microsporum, Epidermophyton.

4.5 Antimikrobielle Therapie

4.5.1 Was bedeutet „bakteriostatisch"?
Wirkstoff hemmt Wachstum und Vermehrung der Bakterien.

4.5.2 An welcher Zellstruktur greifen Penicilline an? (1)

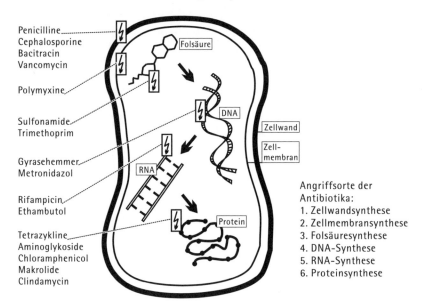

4.5.3 Nennen Sie vier bakterizid wirkende Antibiotika-Gruppen. (4)
Penicilline, Cephalosporine, Vancomycin, Gyrasehemmer.

4.5.4 Nennen Sie mindestens drei Ursachen für Antibiotika-Resistenz. (3)

Spontanmutation; Transduktion; Transformation; Konjugation; anschließende Selektion.

4.5.5 Erläutern Sie den Begriff minimale Hemmkonzentration (MHK).

Kleinste Konzentration eines Chemotherapeutikums, das die Keimvermehrung in der Kultur noch verhindert.

4.5.6 Was bedeutet „Initialtherapie"?

Bei einer bakteriellen Infektion wird nach der Materialentnahme (zur Erreger- und Resistenzbestimmung) zunächst ohne Kenntnis des Erregers eine antibiotische Therapie eingeleitet. Abhängig von der Erkrankung wird das Antibiotikum gewählt, das gegen das zu erwartende Keimspektrum die beste Wirkung hat.

5. Antibiotika

5.1 Betalaktamantibiotika

5.1.1 Nennen Sie mindestens ein betalactamasefestes Penicillin. (1)
Oxacillin (Stapenor®), Dicloxacillin (Dichlor-Stapenor®), Flucloxacillin (Staphylex®).

5.1.2 Erläutern Sie die Betalactamasewirkung anhand der allgemeinen Strukturformel der Penicilline.
Betalaktamase (Bakterienenzym) spaltet Betalaktamring der Penicilline ⇒ Inaktivierung.

5.1.3 Wie wird Penicillin G appliziert? (1)
Applikation von Penicillin G nur parenteral, da nicht säurefest.

5.1.4 Nennen Sie Indikationen für den Einsatz von Depot-Penicillinen. (2)
Rezidivprophylaxe des rheumatischen Fiebers, Lues.

5.1.5 Welche Vertreter der sog. Staphylokokkenpenicilline kennen Sie? (3)
Oxacillin, Dicloxacillin, Flucloxacillin.

5.1.6 Mit welchen anderen Antibiotika werden Betalactamaseinhibitoren kombiniert und warum?
Irreversible Hemmung der β-Laktamase (Enzymblocker) ⇒ bei Kombination mit nichtpenicillinasefesten Antibiotika Penicillinasefestigkeit des Kombipräparats.

5.1.7 Nennen Sie wichtige Nebenwirkungen der sog. Breitbandpenicilline. (3)
Makulöses Exanthem; v.a. Ampicillin: gastrointestinale Beschwerden, pseudomembranöse Enterokolitis.

5.1.8 Wann werden die sog. Pseudomonas-Penicilline insbesondere eingesetzt?
Bei Verdacht auf gramnegative Erreger (Hospitalkeime).

5.1.9 Erklären Sie den Wirkmechanismus der Cephalosporine.
Störung der Zellwandsynthese durch Hemmung einer Transpeptidase.

5.1.10 Gegen welche Keime können Cephalosporine der Gruppe 1 eingesetzt werden? (9)
Pneumo-, Strepto-, Meningo-, Gono- und Staphylokokken, Fusobakterien, E. coli, Klebsiella, Proteus.

5.1.11 Nennen Sie vier Vertreter der sog. Oralcephalosporine. (4)
Cefaclor, Cefalexin, Cefradin, Cefadroxil, Cefuroxim-Axetil.

5.2 Tetrazykline

5.2.1 Bei welchen Infektionen sind Tetrazykline 1. Wahl? (6)
Vibrio cholerae, Yersinien, Rickettsien, Chlamydien, Mykoplasmen, Borrelien.

5.2.2 Nennen Sie wichtige Kontraindikationen der Tetrazykline. (6)
Gravidität, Stillzeit, Kinder im Wachstumsalter, Leberfunktionsstörungen, Myasthenia gravis (Doxycyclin), Niereninsuffizienz (Minocyclin).

5.3 Aminoglykoside

5.3.1 Auf welche Weise wirken Aminoglykoside? (2)
Störung der Proteinsynthese durch WW mit ribosomaler 30s-Untereinheit; Schädigung der Bakterienmembran.

5.3.2 Nennen Sie drei wichtige Nebenwirkungen der Aminoglykoside. (3)
Ototoxizität, Neurotoxizität, Nephrotoxizität.

5.4 Glykopeptidantibiotika

5.4.1 Welche wichtigen Indikationsgebiete der Glykopeptidantibiotika kennen Sie? (4)
Penicillin- und cephalosporinresistente Staphylokokken; bei Penicillin-, Cephalosporinunverträglichkeit; bei Enterokolitis (Staph.), pseudomembranöser Kolitis (Clostridium difficile).

5.5 Nitroimidazole

5.5.1 Wie werden Nitroimidazole verabreicht? (3)
Orale Gabe, auch i.v. verfügbar; lokale (z.B. vaginale) Gabe.

5.6 Chloramphenicol

5.6.1 Warum wird Chloramphenicol selten eingesetzt?
Wegen schwerer UW selten Mittel der ersten Wahl ⇒ Knochenmarksaplasie: meist irreversibel, nicht dosisabhängig, tödlich in 1:25.000 Fällen.

5.7 Makrolide und Clindamycin

5.7.1 Beschreiben Sie den Wirkmechanismus der Makrolide.
Proteinsynthesestrg.: Bindung an 50s-Untereinheit der Bakterienribosomen.

5.7.2 Wann wird Clindamycin eingesetzt?
Infekt: penicillinresistente Staphylo-, Streptokokken, Bacteroides; wirksam bei: Pneumokokken, Corynebact., Bac. anthracis, Clostridien, Aktinomyzeten.

Antibiotika 167

5.8 Sulfonamide

5.8.1 Welches Sulfonamid wird zuammen mit Trimethoprim in dem Kombinationspräparat „Cotrimoxazol" häufig verwendet?

Sulfamethoxazol.

5.8.2 Nennen Sie drei typische Nebenwirkungen von Cotrimoxazol. (3)

Makrozytäre hyperchrome Anämie, Thrombopenie, Leukopenie; Kreatininanstieg durch Hemmung der Ausscheidung, Hyperkaliämie, allergische Reaktionen (Desensibilisierung möglich).

5.9 Chinolone

5.9.1 Wie funktionieren die sog. Gyrasehemmer?

Hemmung der bakteriellen DNS-Gyrase ⇒ Störung der DNS-Synthese ⇒ Bakterium platzt (menschliche Gyrase unbeeinflusst!).

5.10 Harnwegstherapeutika

5.10.1 Warum werden Nalidixinsäure und Nitrofurantoin, wenn überhaupt, lediglich bei Harnwegsinfekten verwendet?

Wirksame Konzentrationen werden nur im Urin erreicht.

5.11 Tuberkulostatika

5.11.1 Beschreiben Sie die Eliminationswege von Isoniazid, Rifampicin, Pyrazinamid und Ethambutol. (4)

Isoniazid/Pyrazinamid/Ethambutol: Elimination renal;
Rifampicin: Elimination biliär, kaum renal.

5.11.2 Welche Kontrolluntersuchungen sind bei einer tuberkulostatischen Therapie notwendig? (5)

Wegen starker UW regelmäßige (dreimonatliche) Kontrolluntersuchungen: BB, Leber-, Nierenwerte, Neurostatus, Augenstatus, Audiogramm (je nach Ws).

5.11.3 Beschreiben Sie den Ablauf einer Tuberkulose-Langzeittherapie.

Kombinationstherapie über 9-12 Mo, Dosis 1x/d;
Initialphase (3 Mo): INH + Rifampicin + Ethambutol;
Stabilisierungsphase (6-9 Mo): INH + Rifampicin.

5.12 Sonderfälle

5.12.1 Nennen Sie vier antibiotische Substanzen, die für eine Anwendung während der Schwangerschaft unbedenklich sind. (4)

Penicilline, Cephalosporine, Erythromycin-Base, Ethambutol.

6. Antimykotika

6.1 Antimykotika

6.1.1 Nennen Sie einige häufig auftretende Nebenwirkungen von Amphotericin B. (8)

Nierenfunktionsstörungen, Fieber, Schüttelfrost, Kopf-, Muskelschmerz, Krämpfe, Neuritiden, Hb-Abfall, Thrombophlebitis, Allergien, GI-Störungen, Leberschäden.

6.1.2 Nennen Sie ein aspergilluswirksames Azolderivat. (1)

Itraconazol.

6.1.3 Nennen Sie zwei unerwünschte Wirkungen, die bei allen Azolderivaten vorkommen. (2)

Gastrointestinale Beschwerden, Leberfunktionsstörungen.

6.1.4 Wie wird Flucytosin appliziert? (1)

Applikation oral.

7. Allgemeine Virologie

7.1 Viren

7.1.1 Woraus besteht ein Virus? (3) Was ist ein Kapsid? (4)
Das Virus setzt sich aus 3 Komponenten zusammen: Kapsid, Nukleinsäure, Hülle; ein Kapsid ist eine Proteinumhüllung der Nukleinsäure (engl. Core) von kubischer, helikaler oder komplexer Symmetrie.

7.1.2 Welche Kriterien werden für die Klassifikation von Viren verwendet? (6)
Genom: DNA oder RNA, einzel- oder doppelsträngige Nukleinsäure, Kapsidsymmetrie, Vorhandensein einer Hülle, Durchmesser des Virions, Molekulargewicht der Nukleinsäuren.

7.1.3 Nennen Sie fünf Viren, die nicht klassifiziert sind. (5)
DNA-Viren: Hepadna Viren: Hepatitis-B-Virus, Delta agens; RNA-Viren: Marburg-Virus, Ebola-Virus, Hepatitis-C-Virus.

7.1.4 Welche Viren gehören zu den sog. Picorna-Viridae? (5)
Enteroviren: Hepatitis-A-Virus, Polio(myelitis)-Virus, Coxsackie-Virus, ECHO-Virus; **Rhinoviren**.

7.1.5 Nennen Sie die sieben Phasen der Virusreplikation. (7)
Adsorption, Penetration und Uncoating, Replikation der Nukleinsäuren, Proteinsynthese, Steuerung der Proteinsynthese, Virusreifung, Freisetzung.

7.1.6 Erläutern Sie die Besonderheit der Replikation von Retroviren.
Enthalten zwei ssRNA-Plus-Stränge, die durch reverse Transkriptase in DNA transkribiert, zur dsDNA vervollständigt und ins Zellgenom eingebaut werden; Herstellung von RNA durch erneute Transkription.

7.1.7 Was bedeutet „splicing"?
Aus primärem Transkript wird richtige mRNA herausgeschnitten.

7.1.8 Was bedeutet Komplementation?
Wiederherstellende Mutation mit Bildung einer funktionstüchtigen Mutante (Revertante), eines durch Mutation zuvor funktionsuntüchtigen Genprodukts.

7.1.9 Erklären Sie den Begriff nichtzytozide Infektion.
Zelle wird nicht durch Virusreplikation zerstört, kann aber durch Wirtsabwehr eliminiert werden.

7.1.10 Wie kommt es zur sog. Tumorinduktion durch RNA-Tumorviren?
Aktivierung von Proto-Onkogenen durch Insertion der LTR von Onkornaviren (ohne eigentliches Onkogen), reverse Transkription eines Onkogens ins Genom einer Wirtszelle → LTR-Einfluss → Transkribierung.

7.1.11 Nennen Sie Komponenten der spezifischen Abwehr bei Virusinfekten. (2)

Humoral, spezifisch.

7.1.12 Warum sollte die Durchführung einer exakten Labordiagnose bei Virusinfektionen wohlüberlegt sein?

Nachgewiesenes Virus muss nicht unbedingt Verursacher der Symptome sein.

7.1.13 Welche vier Mechanismen, die bei einer antiviralen Therapie genutzt werden, kennen Sie? (4)

Hemmung des Uncoating, DNA- und RNA-Synthesehemmung, Proteinsynthesehemmung, Neuraminidasehemmung.

8. Spezielle antivirale Chemotherapie

8.1 Chemotherapie

8.1.1 Welche Gruppen von Virostatika kennen Sie? (3)

Uncoating-Hemmer, DNA-/RNA-Synthesehemmer, Protein-Synthesehemmer.

8.1.2 Nennen Sie unerwünschte Wirkungen von Aciclovir. (6)

Kreatinin- und Harnstoffanstieg (nach sofortigem Absetzen meist reversibel); gastrointestinale Beschwerden, Hautausschläge; bei hohen Dosen: Verwirrtheit, Tremor, Somnolenz; bei paravasaler Injektion: Entzündung und Ulzeration.

8.1.3 Beschreiben Sie den Wirkmechanismus von Azidothymidin. (3)

Nach Phosphorylierung Hemmung von reverser Transkriptase, Virusreplikation und zytopathogenen Effekts des HIV.

8.1.4 Nennen Sie die Indikationen für Vidarabin. (4)

Herpes simplex: lokal am Auge und bei schwerer generalisierter Infektion; Varizellen-Zoster-Virus, Vacciniavirus.

9. Spezielle Virologie

9.1 DNA-Viren

9.1.1 Beschreiben Sie die Symptomatik einer Parvovirus B19-Infektion bei Kindern.

Bei Kindern Erreger des Erythema infectiosum (= Ringelröteln): harmlose Erkrankung mit plötzlich auftretendem Exanthem im Gesicht und an den Extremitäten.

9.1.2 Für welche Malignome existiert ein Zusammenhang mit Papilloma-Infektionen? (5)

Zusammenhang mit Basaliomen und Spinaliomen, Mundhöhlen- und Rachenmalignomen, Ösophagus-Karzinom.

9.1.3 Nennen Sie drei durch Adenoviren verursachte Krankheitsbilder. (3)

Akute respiratorische Erkrankungen: Rhinitis, Pharyngitis, bei Kleinkindern auch Pneumonie mit hoher Letalität; Augeninfektion: folliluläre Konjunktivitis, Keratokonjunktivitis epidemica; Pharyngokonjunktivalfieber: Pharyngitis, Konjunktivits, Lymphknoten-Schwellungen.

9.1.4 Welche Viren umfasst die Herpes-Gruppe? (5)

Herpes-simplex-Virus mit 2 Serotypen, Varizellen-/Zoster-Virus, Zytomegalievirus, Epstein-Barr-Virus, humanes Herpes-Virus 6 und 8.

9.1.5 Nennen Sie jeweils eine Komplikation einer HSV 1- bzw. HSV 2-Infektion. (2)

HSV-1-Infektion: Keratokonjunktivitis, Enzephalitis, Eczema herpeticatum (generalisierte Form); HSV-2-Infektion: selten neurologische Komplikationen; Infektion des Neugeborenen intra partum → hohe Letalität → Indikation zur primären Sectio.

9.1.6 Wie und in welchen Fällen behandeln Sie eine VZV-Infektion?

Aciclovir in schweren Fällen und bei Immunsuppression.

9.1.7 Wie therapieren Sie eine CMV- Infektion? (2)

Ganciclovir, Foscarnet (keine Heilung).

9.1.8 Beschreiben Sie die Übertragungswege des Epstein-Barr-Virus (EBV). (2)

Übertragung über Speichel („kissing disease"), Durchseuchung in Adoleszenz; auch Übertragung durch Blut möglich.

9.1.9 Beschreiben Sie die Infektionserkrankung, die durch das humane Herpesvirus 6 verursacht wird.

„Dreitagefieber" (Exanthema subitum, Roseola infantum); plötzlich einsetzende Erkrankung mit hohem Fieber, Exanthem; Dauer 2–7 Tage.

Spezielle Virologie 173

9.1.10 Beschreiben Sie das Pockenvirus.
Größtes Virus, enthält dsDNA.

9.1.11 Welche Verlaufsformen einer Hepatitis B kennen Sie? Wie häufig kommen diese vor und wie gefährlich sind sie jeweils?
Verlauf: gutartig (80-90%) mit Heilung; fulminant (0,5-1%) mit hoher Letalität; Entwicklung chronischer Hepatitiden (10%): mit geringer Leberschädigung oder mit progredienter Leberzerstörung (chronisch-aggressive Hepatitis).

9.1.12 Welche Hepatitis-B-Antikörper kennen Sie und wann werden diese während einer Infektion gebildet? (3)
Anti-HBc-Ak: gleichzeitig mit Auftreten der klinischen Symptome;
Anti-HBe-Ak: Auftreten gegen Ende der akuten Phase, nur für wenige Mo nachweisbar ⇒ Indikator für kürzlich durchgemachte Infektion;
Anti-HBs-Ak: Auftreten, Zeichen der Rekonvaleszenz/Immunität, bleiben jahrelang erhalten.

9.1.13 Welche Besonderheit weist das Hepatitis-D-Virus auf?
RNA-Virus, das nur mit HBV auftritt.

9.2 RNA-Viren

9.2.1 Nennen Sie vier Enteroviren. (4)
Polio-, Coxsackie-, ECHO-Viren, Hepatitis-A-Virus.

9.2.2 Beschreiben Sie die Klinik der Poliomyelitis.
Grippeähnliche Prodromi → fieberfreies Intervall → ZNS-Symptomatik: aseptische Meningitis oder Befall der Motoneurone mit schlaffer Lähmung v.a. der Beine, seltener Arme, Interkostal- und Zwerchfellmuskulatur (spinale Form) bzw. bulbäre Form mit Atemstörungen (Kinderlähmung, Poliomyelitis) ⇒ meist allerdings asymptomatisch.

9.2.3 Wie wird das Hepatitis-A-Virus auf den Menschen übertragen? (3)
Übertragung über Wasser und Lebensmittel, selten als fäkal-orale Schmierinfektion.

9.2.4 Warum gibt es bei Rhinoviren keine dauerhafte Immunität?
Immunität typenspezifisch: daher nur kurzanhaltend.

9.2.5 Welche Symptomatik rufen Astro- und Caliciviren hervor?
Astroviren und Caliciviren erzeugen Gastroenteritiden, v.a. im Kindesalter, in Krankenhäusern/Pflegeheimen und v.a. im Winter mit kleinen Epidemien („winter vomiting disease").

9.2.6 Beschreiben Sie den Verlauf von HEV-Infektionen.
Benigne Hepatitiden ohne chronische Verläufe.

Fragen und Antworten

9.2.7 Auf welche Weise werden Orbiviren übertagen? (1)
Übertragung durch Arthropoden, v.a. Zecken.

9.2.8 Beschreiben Sie die Symptomatik der Rotavirus-Infektion. (2)
Enteritis (häufigster Enteritiserreger bei Kindern zwischen 6 Mo und 2 Jahren); Exsikkose, schwere Krankheitsbilder bei Immunsuprimierten.

9.2.9 Nennen Sie Missbildungen, die durch eine intrauterine Rötelninfektion hervorgerufen werden können. (4)
Missbildungen, v.a. an Augen (Katarakt), Gehirn (Mikrozephalie); Taubheit, und Herzfehler.

9.2.10 Welche Viren gehören zu der Familie der Flaviviren? (4)
Gelbfieber-Virus, Dengue-Virus, Frühsommermeningoenzephalitis-Virus, wahrscheinlich Hepatitis-C-Virus.

9.2.11 Beschreiben Sie die Symptomatik einer Gelbfieber-Infektion.
Plötzlicher Fieberanstieg, Schüttelfrost, Kopf-, Gliederschmerzen, Übelkeit, Erbrechen, relative Bradykardie → kurze Remission (3-4 Tage) → erneuter Fieberanstieg, Hepatitis (Ikterus), Nephritis (Proteinurie), hämorrhagische Diathese mit Haut- und Organblutungen, Kreislaufkollaps.

9.2.12 Wie hoch ist Letalität bei FSME? (2)
Letalität ca. 1% bei Meningoenzephalitis (= 0,05% der Infizierten).

9.2.13 Nennen Sie die verschiedenen Verlaufsformen der HCV-Infektion. Wie häufig kommen diese jeweils vor? (6)
Ausheilung (50%); chronische Hepatitis (50%); Komplikation: in ca. 20% Zirrhose und damit erhöhtes Risiko eines hepatozellulären Karzinoms; Tod (< 1%).

9.2.14 Wodurch entstehen Influenza-Epidemien?
Größere genetische Veränderungen ⇒ starke Ag-Veränderung ⇒ keine Immunität in der Bevölkerung ⇒ Epidemien.

9.2.15 Wie stellen Sie die Diagnose einer Orthomyxovirusinfektion?
In frühem Krankheitsverlauf: Virusisolierung aus Rachenspülwasser/-abstrich oder Anzucht in Zellkulturen/Hühnerembryonen → Identifizierung im Hämagglutinationshemmtest; später serologische Diagnose (KBR, ELISA).

9.2.16 Erläutern Sie das Krankheitsbild der subakut sklerosierenden Panenzephalitis.
Auftreten ca. 2-10 Jahre nach Maserninfektion, wohl durch Persistenz defekter Masernviren mit Akkumulation von Nukleokapsiden in Gehirnzellen, ohne Bildung reifer Viren; Progose schlecht!

9.2.17 Nennen Sie die drei Krankheitsstadien der Tollwutinfektion. (3)
Prodromalstadium, Exzitationsstadium, Tod.

Spezielle Virologie 175

9.2.18 Wie behandeln Sie eine Tollwutinfektion? (3)
Nach Biss zunächst Wundtoilette mit Auswaschen und Desinfizieren, dann passive Immunisierung mit 20 IU/kg humanem Rabies-IgG (RIG, Hälfte der errechneten Dosis um Wunde instillieren, Rest i.m. injizieren); sofort Beginn der aktiven Immunisierung mit HDCV (human diploid cell vaccine), d.h. i.m. Gabe an Tag 0, 3, 7, 14, 30 und 90.

9.2.19 Beschreiben Sie das Krankheitsbild bei einer Ebola-Infektion.
Hämorrhagisches Fieber mit Kopf- und Halsschmerzen, Konjunktivitis und Diarrhöen → später Beteiligung sämtlicher Organe, Entwicklung einer Verbrauchskoagulopathie.

9.2.20 Welche Infektionen werden durch Coronaviren verursacht? (3)
Banale respiratorische Infekte der Nasen-, Rachen- und Trachealschleimhaut.

9.2.21 Wie werden Bunyaviren übertragen? (1)
Übertragung durch Arthropoden.

9.2.22 Nennen Sie das Erregerreservoir der Arenaviren? (1)
Bei Nagetieren endemisch.

9.2.23 Nennen Sie die drei Subfamilien der Retroviren. (3)
Oncoviridae, Spumaviren, Lentiviren.

9.2.24 Beschreiben Sie die Struktur des HI-Virus.
2 Moleküle Plus-Strang-RNA mit reverser Transkriptase in konischem Kapsid, umgeben von Zweitkapsid und spikestragender Hülle.

9.2.25 Welche diagnostischen Methoden gibt es bei HIV-Infektionen? (6)
HIV-Test: Screening mit EIA, wenn positiv Bestätigung im Western-Blot mit Nachweis von zwei verschiedenen Ak; dir. HIV-Ag-Nachweis durch EIA auch möglich (Frühdiagnose, z.B. nach Nadelstich); Virusnachweis: HIV-Isolierung → elektronenoptischer Nachweis bzw. Ag-Nachweis; Nachweis der proviralen DNA (Einsatz zum Nachweis einer Neugeborenen-Inf. bei HIV-pos. Mutter, IgG-Ak-Nachweis wegen diaplazentaren Übertritts ja ohne Aussage); PCR zur Bestimmung der Viruslast; Bestimmung der Helferzellen.

9.2.26 Nennen Sie verschiedene Krankheitsbilder, die bei dem Vollbild einer HIV-Infektion auftreten. (10)
Pneumocystis-carinii-Pneumonie, Toxoplasmen-Enzephalitis, Kandidose von Ösophagus, Trachea, Bronchien, Lunge, chronisches Herpes simplex, Herpesbronchitis, Herpespneumonie, -ösophagitis, Zytomegalie-Retinitis, sympt. Zytomegalieerkrankung anderer Organe, rezidivierende Salmonella-Septikämien, extrapulmonale Kryptokokkosen, chronisch symptomatische intestinale Kryptosporidiose, atypische Mykobakteriose, Kaposi-Sarkom, maligne Lymphome, -Enzephalopathie, progressive multifokale Leukenzephalopathie, „wasting syndrome".

9.2.27 Welche drei Wirkstoffgruppen werden bei der Kombinationstherapie einer HIV-Infektion verwendet? (3)

Nukleosidanaloga (RTI = Reverse-Transkriptase-Inhibitoren, Nukleosidanaloga); Nicht-nukleosidale-Reverse-Transkriptase-Inhibtoren (NNRTI); Proteaseinhibitoren (PI): hemmen HIV-Protease ⇒ unreife, nichtinfektiöse Virushüllen.

9.3 Viroide und Prionen

9.3.1 Was sind Prionen?

Prionen (= proteinaceous infectious particle) sind übertragbare infektiöse Proteine ohne Nukleinsäuren (Nachweisgrenze 100 Nukleotide), die widerstandsfähig gegenüber Hitze, UV- und Gamma-Bestrahlung, sowie Desinfektion sind.

9.3.2 Welche Erkrankungen werden durch Prionen hervorgerufen? (6)

Creutzfeldt-Jakob-Krankheit, Gerstmann-Sträussler-Scheinker-Erkrankung, Kuru, Scrapie, BSE, transmissible mink encephalopathy bei Nerzen, „wasting disease" bei Hirschen.

10. Protozoologie

10.1 Protozoologie

10.1.1 Beschreiben Sie die Morphologie von Trypanosoma brucei.

Spindelförmige bis rundliche Blut- und Gewebeparasiten; mittelständiger Kern; Kinetoplasten, aus denen Geißel entspringt (Geißel kann sich an Zellleib anheften und den Eindruck einer undulierenden Membran hervorrufen).

10.1.2 Wie entsteht eine Immunität gegen Trypanosoma brucei und welche Besonderheit tritt hier auf?

Immunität: B-Zell-Proliferation mit Hypergammaglobulinämie und Ausbildung spezifischer Ak; aber Durchbrechung der Immunität durch Ag-Varianten (Bildung während der Infektion oder bei Neuinfektion).

10.1.3 Beschreiben Sie die Pathogenese der Trypanosoma cruzi Infektion. (6)

Infektion → Eindringen in Zellen des RES, Muskulatur und Neuroglia → Umwandlung in amastigote Form → Vermehrung durch Zweiteilung → nach 5 d Übertritt ins Blut als trypomastigote Form → Infektion neuer Zellen.

10.1.4 Beschreiben Sie die Morphologie von Leishmania.

Amastigote Form (im Menschen): rundlich, stäbchenförmige Kinetoplasten, ohne Geißel; promastigote Form (in Überträger und Kultur): länglich, begeißelt.

10.1.5 Welche Formen der Leishmaniose gibt es? (3)

Viszerale Leishmaniose (Kala-Azar), kutane Leishmaniose (Orientbeule), Haut- und Schleimhautleishmaniose.

10.1.6 Welche Übertragungswege gibt es bei Trichomonas vaginalis? (2)

Übertragung durch Geschlechtsverkehr; perinatale Infektion möglich.

10.1.7 Wie stellen Sie bei einer Infektion durch Giardia lamblia die Diagnose? (2)

Erregernachweis im Stuhl oder Duodenalsaft; Nachweis von Giardia-Kopro-Ag und Zysten im Stuhl.

10.1.8 Welche Erregerformen gibt es bei Entamoeba histolytica u.a. Darmamöben? (4)

Trophozoiten, kleine (= Minuta-) Formen, große (= Magna-) Formen, Zysten.

10.1.9 Welche zwei Formen der Amöbiasis gibt es? (2)

Invasive intestinale Amöbiasis, invasive extraintestinale Amöbiasis.

10.1.10 Beschreiben Sie die Pathogenese der Toxoplasmose. (6)

Orale Aufnahme → Penetration der Darmwand → Ausbreitung über Blut und Lymphe in alle Organe und Gewebe, besonders RES, Muskulatur, ZNS → intrazelluläre Vermehrung der Erreger → Platzen der Zelle → Bildung von Nekroseherden.

10.1.11 Wie stellt man die Diagnose einer Toxoplasmose bei Immunsuppression und warum ist dies so?

Durch Histologie, da bei Immunsuppression häufig fehlende Immunreaktion.

10.1.12 Beschreiben Sie die Pathogenese bzw. den Pathomechanismus bei Cryptosporidium parvum. (7)

Orale Aufnahme → Freisetzung von Sporozoiten im Darm → Eindringen in Mikrovillussaum des Dünndarms → Vermehrung dicht unterhalb der Zellmembran → Ausscheidung von Oozysten → erneute Freisetzung von Sporozoiten → evtl. endogene Autoinfektion; bei Immunkompetenten nur selten Ausscheidung von Oozysten, bei Immunsuppression wesentlich häufiger.

10.1.13 Welche Arten von Plasmodien gibt es? (4)

Plasmodium malariae, Plasmodium vivax et ovale, Plasmodium falciparum.

10.1.14 Beschreiben Sie die Symptomatik der Malaria. (12)

Kopfschmerzen, Gliederschmerzen; Übelkeit, Erbrechen, Durchfall; Fieber, Schüttelfrost, charakter. Fieberrhythmus; Hepato-, Splenomegalie, Schmerzen im rechten Oberbauch, evtl. Ikterus.

10.1.15 Wie stellt man die Diagnose bei Malaria? (2)

Mikroskopischer Erregernachweis: Blutausstrich (Blut auf Objektträger verrühren, Lufttrocknung, Giemsa-Färbung); evtl. serologischer Ak-Nachweis (Immunfluoreszenz, KBR).

10.1.16 Welche Expositionprophylaxe wird zur Vermeidung einer Malaria-Infektion empfohlen? (3)

Tragen von hautbedeckender Kleidung, unbedeckte Stellen mit Repellenzien einreiben (z.B. Autan®); v.a. bei Dämmerung u. nachts (Aktivitätszeit der Mücke) Aufenthalt in mückensicheren Räumen (Fliegengitter, Moskitonetz, Rauchspiralen).

10.2 Helminthosen

10.2.1 Nennen Sie drei Formen einer Schistosomiasis. (3)

Urogenital-, Darmschistosomiasis und hepatolienale Schistosomiasis.

10.2.2 Beschreiben Sie die Morphologie von Taenia.

Bestehend aus Skolex (Kopf, birnenförmig mit 4 Saugnäpfen, haftet sich an Darmwand an) und Bandwurmgliedern (Proglottiden).

Protozoologie 179

10.2.3 Welche Therapie und Prophylaxe gibt es bei Taenia? (4)

Niclosamid, Praziquantel; Fleischbeschau; Vermeidung von Konsum rohen Fleisches.

10.2.4 Nennen Sie sog. Spätsymptome einer Echinokokkose. (4)

Spätsymptome durch Verdrängung: Druckgefühl, Inappetenz, evtl. Ikterus, portale Hypertension.

10.2.5 Beschreiben Sie den Entwicklungszyklus beim Enterobius vermicularis. (6)

Orale Aufnahme der Larven (verunreinigte Wäsche, Nahrungsmittel) → Entwicklung zu adulten Würmern in Schleimhaut des Dünndarms → evtl. starker Befall durch Retroinfektion (Autoinfektion) → Wanderung der Weibchen in tiefere Darmabschnitte → Eiablage in Analfalten → dort Entwicklung infektiöser Larven.

10.2.6 Beschreiben Sie die Klinik bei einem Massenbefall mit Ascaris lumbricoides. (5)

Bei Massenbefall: toxisch-allergische Wirkung, Bronchitis, Lungeninfiltrate, Magen-Darm-Störungen, Eosinophilie.

10.2.7 Nennen Sie die Symptome einer Trichinose. (7)

Gastrointestinale Symptome; allergische Symptome bis allerg. Schock, Eosinophilie; Haut-, v.a. Gesichtsödem, Fieber, Muskelschmerzen, Myokarditis.

10.2.8 In welchen Regionen tritt Ancylostoma duodenale auf? (2)

Tropen/Subtropen; A. duodenale: in nichttropischen Gebieten bei Tunnel-/Bergbauarbeitern (Berufskrankheit).

10.2.9 Beschreiben Sie den Übertragungsweg der Filarien. (3)

Aufnahme infektiöser Larven durch Insektenstich → Entwicklung zu Adultwürmern im Lymphsystem oder im subkutanen/peritonealen Bindegewebe → Weiterentwicklung in blutsaugenden Insekten.

10.2.10 Welche Folgen hat das Einnisten von Onchocerca-Larven in der Haut und im Auge?

Larven in der Haut: Juckreiz, chronische Dermatitis mit Atrophie, Depigmentation; Larven im Auge: Erblinden (sog. Flussblindheit).

10.2.11 Wie wird eine PCP behandelt? (2)

Cotrimoxazol, Pentamidin.

11. Antiprotozoenmittel, Antihelminthika

11.1 Antiprotozoenmittel, Antihelminthika

11.1.1 Nennen Sie mindestens fünf Antimalariamittel. (5)

Chloroquin, Chinin, Mefloquin, Primaquin, Atovaquone/Proguanil, Pyrimethamin, Halofantrin, Tetrazykline, Arthemeter/Lumefantrin; "Stand by Mittel": sind für den Fall der Erkrankung (Notfall) mitzuführen; Auswahl je nach Resistenzlage: Pyrimethamin, Mefloquin.

11.1.2 Beschreiben Sie den Wirkmechanismus von Chloroquin/Chinin? (2)

Chloroquin/Chinin hemmen Schizogonie in Erythrozyten (alle Plasmodien) und Gametogonie (außer Plasmodium falciparum).

11.1.3 Nennen Sie die Kontraindikationen von Mefloquin. (7)

Gravidität, Stillzeit, Niereninsuffizienz, Leberfunktionsstörungen, Epilepsie, Psychosen, Kardiomyopathie (nicht kombinieren mit Betablockern und Antiarrhythmika).

11.1.4 Wann setzen Sie Pyrimethamin ein? (2)

Therapie der Malaria tropica in Malariazone B, Therapie der Toxoplasmose.

11.1.5 Welche weiteren Antiprotozoenmittel kennen Sie? (6)

Melarsoprol, Metronidazol, Nifurtimox, Pentamidin, Pentostam, Sulfonamide, Suramin.

11.1.6 Beschreiben Sie den Wirkmechanismus von Piperazin.

Blockade der neuromuskulären Übertragung ⇒ Lähmung des Wurms.

12. Arthropoden

12.1 Arthropoden

12.1.1 Welche humanparasitären Insektenarten kennen Sie? (4)

Anoplurida (Läuse), Heteropterida (Wanzen), Siphonapterida (Flöhe), Dipterida (Zweiflügler).

12.1.2 Wie behandeln Sie einen Krätzmilbenbefall? (6)

Auftragen von Lindan (= Hexachlorcyclohexan = Jacutin®); bei Kindern, Schwangeren und Stillenden Benzylbenzoat (Acarosan®); evtl. Hyposensibilisierung; Wäschewechsel, Wohntextilien mit Benzylbenzoat behandeln; Kontaktpersonen mituntersuchen, mitbehandeln.

12.1.3 Beschreiben Sie den Übertragungsweg von Läusen. (3)

Meist direkte Übertragung Mensch zu Mensch → Anheftung der Eier (Nissen) an Haare (Filz- und Kopflaus) oder an Kleidungsstücke (Kleiderlaus) → dort Entwicklung der Larve zur Imago.

182 Fragen und Antworten

Lernliste

1. Infektiologie, Epidemiolgie

1.1 Allgemeine Infektiologie

1.1.1 Grundbegriffe: Mikrobiologie, Infektiologie, Infektion, Infektionskrankheit, exogene, endogene, manifeste, subklinische Infektion, Manifestationsindex, opportunistische Infektion

1.1.2 Henle-Kochsche Postulate: Def

1.1.3 Infektionsverlauf: Inkubationszeit, lokale Infektion, systemische Infektion, Sepsis, Septikopyämie, Bakteriämie

1.1.4 Pathogenitäts- und Virulenzfaktoren: Pathogenität, Virulenz, Üs: Pathogenitäts- und Virulenzfaktoren, Adhäsine, Endotoxine, Exotoxine, Exoenzyme

1.1.5 Infektabwehr des Makroorganismus: Phy

1.1.6 Unspezifische Abwehrmechanismen: Üs (unspezifische Abwehrmechanismen): physikochemisch, enzymatisch/oxidativ, nicht oxidativ, Standortflora, humoral, zellulär

1.1.7 Lokale Resistenzen: Def, Haut, Üs: Region - lokale Resistenzfaktoren

1.1.8 Spezifische Abwehr: Def

1.1.9 Immunisierung: Def, aktive Immunisierung, inaktivierte Impfstoffe, attenuierte Impfstoffe, passive Immunisierung

1.1.10 Impfkalender: Üs: Erkr - Impfstoff - Lebensmonat - Lebensjahr, Merke

1.2 Allgemeine Epidemiologie

1.2.1 Erregerreservoir: Def, Erregerreservoir Mensch, Erregerreservoir Tier

1.2.2 Übertragungsweise, Infektionsketten: Eintrittspforte, Austrittspforte, Üs: Übertragungswege - Erläuterung, Opportunismus, Umweltempfindlichkeit, homologe Infektkette, heterologe Infektkette, Wirtsspektrum, Zwischenwirt

1.2.3 Epidemiologische Begriffe: Epidemie, Endemie, Pandemie, Morbidität, Inzidenz, Prävalenz, Mortalität, Letalität, nosokomiale Infektionen

1.2.4 Meldepflichtige Erkrankungen: Üs

2. Allgemeine Bakteriologie

2.1 Bakterienzelle

2.1.1 Morphologie der Bakterienzelle: Def (Bakterien), Bestandteile, Größe, Formen, Bakterienwand, Gram-Färbung, Chemotherapie, bakterizide Substanzen, bakteriostatisch wirkende Substanzen, Funktionen der Bakterienwand, Anhangsgebilde, Kapsel, Geißeln, Formen der Begeißelung, Pili (Fimbrien), Zytoplasmamembran, penicillinbindende Proteine, Sporen, Üs: zellwandlose Bakterien

2.2 Diagnostisch wichtige Eigenschaften von Bakterien

2.2.1 Eigenschaften der Bakterienkultur: Bakterienkultur, Wachstumsfaktoren der Kultur, Phasen des bakteriellen Wachstums, Unterscheidungskriterien, Kolonieformen, Kulturmedien, Reinkultur, Bunte Reihe

2.2.2 Hämolysereaktionen: Hämolyse, Prinzip, Üs: Hämolyseform jeweils mit Reaktion, Reagens, Kultur, Vork

2.2.3 Aerobes, anaerobes Wachstum: Üs: Bakteriengruppe jeweils mit Energiegewinnung, Wachstum, Grafik, Bsp.

2.2.4 Färbungen: Vorgehen, Einfachfärbung, Gram-Färbung, Ziehl-Neelsen-Färbung, Polkörperchen-Färbung nach Neisser

2.2.5 Lysotypie: Bakteriophagen, Lysotypie, Prinzip, Üs: Infektionsabläufe: lytischer Zyklus, lysogener Zyklus

2.3 Bakteriengenetik

2.3.1 Bakteriengenetik: Vermehrung, Transposons, Plasmide, Konjugation, Transformation, Transduktion,

2.3.2 Diagnose bakterieller Infektionen: Üs (Di einer bakt. Infektion), Materialentnahme, Transport

2.3.3 Erregernachweis: Üs: Methoden der direkten Erregeridentifizierung, Blutkultur, Urinkultur

2.3.4 Molekulargenetische Nachweismethoden: Anm, DNA-Analyse durch Restriktionsenzyme, DNA-Hybridisierung, Polymerase-Kettenreaktion

Lernliste

2.4 Normale Bakterienflora

2.4.1 Normalflora: Def, Syn, Form, PPh, Üs: Körperregion - Keime (Haut, Mundhöhle, Pharynx, oberer Dünndarm, unterer Dünndarm, Dickdarm, Urethra, Vagina)

2.5 Bakterienklassifikation

2.5.1 Vereinfachte Bakterienklassifikation: Üs: Art - Gattung (Bsp.): grampositive Kokken, gramnegative Kokken, gramnegative Stäbchen, grampositive Stäbchen, säurefeste Stäbchen, Spirochäten, obligate Zellparasiten, Mykoplasmen

3. Spezielle Bakteriologie

3.1 Grampositive Kokken

3.1.1 Staphylokokken: Err, Pg/Kli

3.1.2 Staphylococcus aureus: Err, Üs: Tox - Wi, Pg/Kli, Di, Th, Epi, Resistenzprüfung, Pro

3.1.3 Koagulasenegative Staphylokokken: Allg, Üs (Staph. epidermidis und saprophyticus): Anm, Kli, Th

3.1.4 Streptokokken und Enterokokken: Err, Üs: Streptokokken mit Zellwand-Ag: Ag, Keimart, Pathogenität, Hämolyse; Streptokokken ohne Zellwand-Ag: Art, Pathogenität, Hämolyse

3.1.5 A-Streptokokken: Syn, Err, Epi, Tox, Pg, Di, Th

3.1.6 B-Streptokokken: Err, Kli, Di, Th, Epi

3.1.7 Streptococcus pneumoniae: Syn, Err, Pg/Kli, Di, DD Pneumonien, Th, Epi, Pro

3.1.8 Orale Streptokokken: Syn, Err, Epi, Pg/Kli, Di, Th, Pro

3.1.9 Enterokokken: Err, Epi, Pg/Kli, Di, Th

3.1.10 Peptococcus und Peptostreptococcus: Err, Epi, Pg/Kli

3.2 Gramnegative Kokken

3.2.1 Neisserien: Allg, Form, Morph

3.2.2 Neisseriae gonorrhoeae: Err, Epi, Pg/Kli, Ko, Di, Th, Pro

3.2.3 Neisseriae meningitidis: Syn, Err, Epi, Pg/Kli, Di, Th, Pro, Mpf

3.3 Gramnegative Stäbchen

3.3.1 Acinetobacter: Err, Erkr, Th

3.3.2 Moraxella catarrhalis: Err, Kli, Th

3.3.3 Moraxella lacunata: Err, Kli

3.3.4 Enterobacteriaceae: Err, wichtigste Gattungen, Üs: wichtigste Antigene - Antigenstruktur, Üs: Pathogenitäts- und Virulenzfaktoren, Epi, Kli

3.3.5 KES-Gruppe (Klebsiella, Enterobacter, Serratia): Err, Kli, Th

3.3.6 Salmonellen: Err, Eint, Di

3.3.7 Enteritis-Salmonellen: Epi, Pg/Kli, Di, Th, Pro, Mpf

3.3.8 Typhus-Salmonellen: Err, Erkr, Kli, Di, Epi, Th, Pro, Impf, Mpf

3.3.9 Shigellen: Err, Erkr, Epi, Pg/Kli, Di, Th, Pro, Mpf

3.3.10 Yersinia enterocolitica, Yersinia pseudotuberculosis: Err, Erkr, Epi, Pg/Kli, Di, Th, Mpf

3.3.11 Yersinia pestis: Err, Epi, Pg/Kli, Di, DD, Th, Pro, Mpf

3.3.12 Escherichia coli: Err, Epi, Kli (nichtdarmpathogener E. coli), Üs: Eint darmpathogener E. coli, jeweils mit Pg und Kli, Di, Th, Pro, Mpf

3.3.13 Proteus: Err, Eint, Epi, Kli, Th

3.3.14 Vibrionen: Err, Epi, Pg/Kli, Di, Th, Pro, Mpf

3.3.15 Haemophilus influenzae: Err, Epi, Pg/Kli, Di, Th, Pro, Mpf

3.3.16 Haemophilus ducreyi: Err, Erkr, Epi, Pg/Kli, Di, Th

3.3.17 Campylobacter: Err, Epi, Pg/Kli, Di, Th, Mpf

3.3.18 Helicobacter pylori: Err, Vork, Kli, Di, Th

3.3.19 Pseudomonas aeruginosa: Err, Epi, Pg/Kli, Di, Th, Pro

3.3.20 Legionellen: Err, Epi, Kli, Di, Th, Pro, Mpf

3.3.21 Bordetellen: Err, Epi, Pg/Kli, Ko, Prg, Di, Th, Pro

3.3.22 Brucella: Err, Erkr, Epi, Pg/Kli, Di, Th, Pro, Mpf

3.3.23 Francisella tularensis: Err, Erkr, Epi, Kli, Di, Th, Pro, Mpf

3.3.24 Afipia felis: Err, Erkr, Epi, Kli, Di, Th

3.3.25 Bacteroidaceae: Gattungen, Err, Epi, Kli, Di, Th, Pro

3.4 Grampositive Stäbchen

3.4.1 Bacillus anthracis: Err, Erkr, Epi, Pg/Kli, Di, Th, Pro, Mpf

3.4.2 Listeria monocytogenes: Allg, Err, Epi, Pg/Kli, Di, Th, Pro, Mpf

3.4.3 Erysipelothrix rhusiopathiae: Err, Erkr, Epi, Kli, Di, Th

3.4.4 Corynebacterium diphtheriae: Err, Erkr, Epi, Pg/Kli, Di, Th, Pro, Mpf

Spezielle Bakteriologie 189

3.4.5 **Clostridien:** Allg

3.4.6 **Clostridium perfringens:** Err, Epi, Pg/Kli, Di, Th, Pro

3.4.7 **Clostridium tetani:** Err, Epi, Pg/Kli, Di, Th, Pro

3.4.8 **Clostridium botulinum:** Err, Epi, Pg/Kli, Di, Th, Pro, Mpf, Bem

3.4.9 **Clostridium difficile:** Err, Pg/Kli, Di, Th

3.4.10 **Actinomyces:** Err, Erkr, Pg/Kli, Di, Th

3.5 (Partiell) Säurefeste Stäbchen

3.5.1 **Tuberkulosebakterien:** Form

3.5.2 **Mycobacterium tuberculosis:** Err, Epi, Pg, PPh, Kli, Di, Th, Pro, Mpf

3.5.3 **Mycobacterium leprae:** Err, Epi, Kli, Di, Th, Pro, Mpf

3.5.4 **MOTT / Atypische Mykobakterien:** Err, Kli, Di, Th

3.5.5 **Nocardien:** Err, Epi, Pg/Kli, Di, Th

3.6 Spirochäten

3.6.1 **Spirochäten:** Err, Eint

3.6.2 **Treponema pallidum:** Err, Epi, Erkr, Pg/Kli, Treponema-pallidum-Hämagglutinationstest, Fluoreszenz-Treponema-Ak-Absorptions-Test, Veneral Disease Research Laboratory, Di, Th, Cave, Pro, Mpf

3.6.3 **Treponema pallidum pertenue:** Erkr, Epi, Pg/Kli, Th

3.6.4 **Borrelien:** Err, wichtige Gattungen

3.6.5 **Borrelia burgdorferi:** Epi, Erkr, Kli, Di, Th, Pro, Mpf

3.6.6 **Borrelia recurrentis:** Epi, Erkr, Kli, Di, Th, Pro, Mpf

3.6.7 **Leptospiren:** Err, Epi, Pg/Kli, Di, Th, Pro, Mpf

3.7 Obligate Zellparasiten

3.7.1 **Rickettsien:** Err, Epi, Üs: Err - Erkr - Kli - Vork

3.7.2 **Rickettsia prowazeki:** Erkr, Epi, Pg/Kli, Di, Th, Pro, Mpf

3.7.3 **Coxiella burnetii:** Erkr, Epi, Kli, Di, Th, Pro, Mpf

Lernliste

3.7.4 **Chlamydien:** Err

3.7.5 **Chlamydia psittaci:** Erkr, Epi, Pg/Kli, Di, Th, Pro, Mpf

3.7.6 **Chlamydia pneumoniae:** Epi, Kli

3.7.7 **Chlamydia trachomatis:** Epi, Pg/Kli, Di, Th, Pro

3.7.8 **Mykoplasmen und Ureaplasmen:** Err, Epi, Pg/Kli, Di, Th

4. Mykologie

4.1 Allgemeines

4.1.1 **Mykosen:** Def, Pilze, Fungi imperfecti, Eint nach Art des Err (DHS), Eint nach Lok des Err

4.1.2 **Morphologie und Stoffwechsel der Pilze:** Feinstruktur der Pilzzelle, Hefen, Hyphen, Pseudohyphen, Myzel, Pilzthallus, Dimorphismus, Schimmelpilze, Dermatophyten, Metabolismus

4.1.3 **Vermehrung der Pilze:** asexuelle Vermehrung, sexuelle Vermehrung, Fungi imperfecti

4.1.4 **Diagnose und Therapie von Pilzinfektionen:** Di, Th, Pneumocystis carinii

4.2 Erreger primärer Systemmykosen

4.2.1 **Histoplasma capsulatum:** Erkr, Err, Epi, Kli, Di, Th

4.2.2 **Coccidioides immitis:** Erkr, Err, Epi, Kli, Di, Th

4.2.3 **Blastomyces dermatitidis:** Erkr, Err, Epi, Kli, Prg, Di, Th

4.2.4 **Paracoccidioides brasiliensis:** Erkr, Err, Epi, Kli, Prg, Di, Th

4.3 Erreger opportunistischer Systemmykosen

4.3.1 **Candida:** Erkr, Err, Kli, Prädisponierende Faktoren, Di, Th

4.3.2 **Aspergillus:** Err, Epi, Tox, Kli, Ko, Di, Th

4.3.3 **Cryptococcus neoformans:** Erkr, Err, Epi, Kli, Di, Th

4.3.4 **Mukor-Mykosen:** Err, Pg/Kli, Di, Th

4.4 Erreger von Hautmykosen

4.4.1 **Subkutane Mykosen:** Üs (Sporotrichose - Chromomykose - Maduramykose (= Myzetom)): jeweils mit Err, Epi, Pg, Kli, Th

4.4.2 **Malassezia furfur:** Erkr, Pg/Kli, Th

4.4.3 **Dermatophyten:** Erkr, Err, Pg/Kli, Di, Th

Lernliste

4.5 Antimikrobielle Therapie

4.5.1 Grundbegriffe: Antibiotika, bakteriostatisch, bakterizid, Antituberkulotika (Tuberkulostatika), Antimykotika, Anthelminthika, Antiprotozoenmittel, Virostatika

4.5.2 Antibiotika: Angriffspunkte der Antibiotika, Üs: Wirkstoffklasse - Wm - Wi Kombinationstherapie, Wirkungsspektrum

4.5.3 Resistenz: Def, natürliche Resistenz, erworbene Resistenz, Ursachen der Resistenzentstehung, Mechanismen der Resistenz, Multiresistenz

4.5.4 Resistenzbestimmung: Def, Verfahren, Reihenverdünnungstest, minimale Hemm-konzentration (MHK), minimale bakterizide Konzentration (MBK), Diffusionstest, Toleranzphänomen

4.5.5 Prinzipien der antibiotischen Therapie: Initialtherapie, erregerspezifische Therapie nach Resistenzbestimmung

5. Antibiotika

5.1 Betalaktamantibiotika

5.1.1 **Penicilline:** Grundstruktur, Üs: Ws-Gruppe - Ws (Bsp.), Wm, Wi, UW, Resistenzentwicklung, Pkin

5.1.2 **Benzyl-Penicilline, Oral-Penicilline:** Ws, Ind, Pkin, Anm

5.1.3 **Depot-Penicilline:** Def, Ws, Pkin, Ind, KI, UW

5.1.4 **Penicillinasefeste Penicilline:** Def, Ws, Ind, Pkin,

5.1.5 **Betalaktamase-Inhibitoren:** Ws, Wm, UW, Anm

5.1.6 **Breitband-Penicilline:** Ws, Wi, Ind, UW, Pkin

5.1.7 **Proteus- und Pseudomonas-wirksame Penicilline:** Ind, Üs (Ws - Ind): Carboxypenicilline, Acylaminopenicilline (Ureidopenicilline), Pkin

5.1.8 **Cephalosporine:** Üs: Ws-Gruppe - Ws (Bsp.), Wm, UW, Pkin, Anm

5.1.9 **Cephalosporine Gruppe 1:** Ws, Ind

5.1.10 **Cephalosporine Gruppe 2:** Ws, Ind

5.1.11 **Cephalosporine Gruppe 3a:** Ws, Ind

5.1.12 **Cephalosporine Gruppe 3b:** Ws, Ind

5.1.13 **Cephalosporine Gruppe 4:** Ws, Ind

5.1.14 **Cephalosporine Gruppe 5:** Ws, Ind

5.1.15 **"Oral-Cephalosporine":** Ws, Ind, Wi

5.2 Tetrazykline

5.2.1 **Tetrazykline:** Ws, Wm, Ind, WW, UW, KI, Pkin

5.3 Aminoglykoside

5.3.1 **Aminoglykoside:** Üs (Ws - Ind): Gentamicin, Tobramycin, Amikacin, Kanamycin, Neomycin, Streptomycin, Spectinomycin, Wm, UW, KI, Pkin, WW

Lernliste

5.4 Glykopeptidantibiotika
5.4.1 Glykopeptidantibiotika: Ws, Wm, Ind, UW, KI, Pkin, Cave

5.5 Nitroimidazole
5.5.1 Nitroimidazole: Ws, Wm, Ind, UW, WW, KI, Pkin

5.6 Chloramphenicol
5.6.1 Chloramphenicol: Wm, Ind, UW, KI, Pkin

5.7 Makrolide und Clindamycin
5.7.1 Makrolide: Ws, Wm, Ind, UW, KI, Pkin
5.7.2 Clindamycin: Ind, UW

5.8 Sulfonamide
5.8.1 Sulfonamide: Üs: Typ - Ws - PEB - HWZ, Wm, Ind, UW, Pkin
5.8.2 Cotrimoxazol: Ws, Wm, Ind, UW, KI, Pkin

5.9 Chinolone
5.9.1 Chinolone: Syn, Ws, Wm, Ind, UW, KI, Pkin

5.10 Harnwegstherapeutika
5.10.1 Nalidixinsäure, Nitrofurantoin: Nalidixinsäure, Üs (Nitrofurantoin): Ind, UW, KI, Pkin

5.11 Tuberkulostatika
5.11.1 Tuberkulostatika: Üs (Isoniazid - Rifampicin - Pyrazinamid - Ethambutol): Wm/Wi, Pkin, KI, Üs (Ws - UW): Isoniazid, Rifampicin, Pyrazinamid, Ethambutol, Streptomycin, Cave
5.11.2 Tuberkulosetherapie: Kurzzeittherapie, Langzeittherapie, Anm, Vorteile der Kombinationstherapie, Erfolgskontrolle

Antibiotika

5.12 Sonderfälle

5.12.1 Antibiotika und Schwangerschaft: unbedenkliche Ws, kontraindizierte Ws

5.12.2 Antibiotika und Niereninsuffizienz: keine Dosisanpassung notwendig bei, kontraindizierte Ws, Cave

6. Antimykotika

6.1 Antimykotika

6.1.1 Nystatin: Wm, Wi, Ind

6.1.2 Amphotericin B: Wm/Wi, Ind, UW, Pkin

6.1.3 Tolnaftat: Ind, Cave

6.1.4 Azolderivate: Wm, Wi, Üs (Ws - Ind): Clotrimazol, Miconazol, Ketoconazol, Fluconazol, Itraconazol, Üs: Ws - UW (Azole, Clotrimazol, Miconazol, Ketoconazol, Fluconazol, Itraconazol), Pkin, KI

6.1.5 Griseofulvin: Wi, Ind, UW, Pkin, KI

6.1.6 Flucytosin: Wm, Ind, UW, Pkin

7. Allgemeine Virologie

7.1 Viren

7.1.1 **Viren:** Def, Vermehrung, Vork

7.1.2 **Virusmorphologie:** Morph, Kapsid, Nukleinsäure, Nukleokapsid, Hülle, Größenvergleich, Virion, Hämagglutinin, Enzyme

7.1.3 **Klassifikation der Viren:** Kriterien

7.1.4 **DNA-Viren:** Übersicht

7.1.5 **RNA-Viren:** Übersicht

7.1.6 **Vermehrung der Viren:** Replikation, Adsorption, Penetration und Uncoating, Replikation der Nukleinsäuren, Proteinsynthese, Steuerung der Proteinsynthese, Virusreifung, Freisetzung

7.1.7 **Genetik der Viren:** Mutation, Rekombination, Komplementation (oder Kompensation)

7.1.8 **Nichtgenetische Wechselwirkungen von Viren:** Prinzip, Interferenz, Komplementierung, Quasispezies

7.1.9 **Reaktionen der Wirtszelle auf Viren:** Form

7.1.10 **RNA-Tumorviren:** Syn, Genomaufbau und Vermehrung, Onkogene, Tumorinduktion

7.1.11 **DNA-Tumorviren:** Def, Pg

7.1.12 **Abwehrmechanismen bei Virusinfektionen:** unspezifische Abwehr, spezifische Abwehr

7.1.13 **Labordiagnose einer Virusinfektion:** Methoden, Virusisolierung, direkter Virusnachweis, Ak-Nachweis aus Patientenserum, Anm, Cave

7.1.14 **Chemotherapie von Virusinfektionen:** Def, Mechanismen, Hemmung des Uncoating, DNA- und RNA-Synthesehemmung, Proteinsynthesehemmung, Resistenzentwicklung, Anm

8. Spezielle antivirale Chemotherapie

8.1 Chemotherapie

8.1.1 **Virostatika:** Üs: Gruppe - Vertreter

8.1.2 **Amantadin:** Wm/Ind, UW, Pkin

8.1.3 **Idoxuridin:** Wm, Ind/UW

8.1.4 **Aciclovir:** Wm, Ind, UW, KI, Pkin

8.1.5 **Ganciclovir:** Wm/Ind, UW, Pkin

8.1.6 **Azidothymidin (Zidovudin):** Wm, Wi, UW, Ind, KI, Pkin

8.1.7 **Foscarnet:** Wm, Ind, UW/KI, Pkin

8.1.8 **Ribavirin:** Wm/Wi, Ind, UW/KI, Pkin

8.1.9 **Didanosin:** Syn, Wm, Ind, Wi, UW

8.1.10 **Vidarabin:** Ind

8.1.11 **Interferon:** Wm, Ind, UW, KI, Pkin

9. Spezielle Virologie

9.1 DNA-Viren

9.1.1 **Parvoviren:** Err, Epi, Pg/Kli, Ko, Di, Pro

9.1.2 **Papovaviren:** Err, Epi, Pg/Kli, Di

9.1.3 **Adenoviren:** Err, Epi, Pg/Kli, Di, Th

9.1.4 **Herpesviren:** Err, Morph, Epi, Pg

9.1.5 **Herpes-simplex-Virus:** Err, Üs (HSV1 - HSV2): Epi, Pg/Kli, Ko, Di, Th

9.1.6 **Varizella-/Zoster-Virus (VZV):** Epi, Pg/Kli, Di, Pro/Th

9.1.7 **Zytomegalievirus (CMV):** Epi, Kli, Di, Pro/Th, Mpf

9.1.8 **Epstein-Barr-Virus (EBV):** Epi, Erkr, Pg/Kli, Ko, Di, Pro/Th

9.1.9 **Humanes Herpesvirus 6 (HHV 6):** Epi, Erkr, Pg/Kli, Di, Pro/Th

9.1.10 **Humanes Herpesvirus 8 (HHV 8):** Erkr, Di

9.1.11 **Pockenviren (Poxviren):** Err, Morph, Epi, Pg/Kli, Di

9.1.12 **Hepatitis-B-Virus (HBV):** Err, Morph, Epi, Pg/Kli, Ko, Di, Pro, Th, Mpf

9.1.13 **Hepatitis-D-Virus (HDV):** Err, Morph, Pg/Kli, Mpf

9.2 RNA-Viren

9.2.1 **Picornaviren:** Err, Genera

9.2.2 **Enteroviren:** Err, Epi, Pg, Kli, Di, Pro, Mpf

9.2.3 **Hepatitis-A-Virus (HAV):** Err, Epi, Kli, Di, Pro, Mpf

9.2.4 **Rhinoviren:** Err, Epi, Kli, Di, Th

9.2.5 **Astro- und Caliciviren:** Err, Morph, Epi, Kli, Di

9.2.6 **Hepatitis-E-Virus (HEV):** Err, Epi, Kli, Di, Mpf

9.2.7 **Reoviren:** Err, Morph

9.2.8 **Orbiviren:** Epi, Pg/Kli, Di, Pro

9.2.9 **Reoviren:** Epi, Pg/Kli, Di

9.2.10 **Rotaviren:** Epi, Pg/Kli, Di, Pro

9.2.11 **Togaviren:** Err, Morph

9.2.12 **Iphaviren:** Pg/Kli, Di

9.2.13 **Rubivirus (Rötelnvirus, Rubellavirus):** Pg/Kli, Ko, Di, Pro, Mpf

9.2.14 **Flaviviren:** Err, Morph, Epi, Kli, Ko

9.2.15 **Gelbfieber-Virus:** Epi, Pg/Kli, Ko, Di, Pro

9.2.16 **Denguefieber-Virus:** Erkr, Epi, Kli, Ko, Pro

9.2.17 **FSME-Virus:** Epi, Pg/Kli, Prg, Pro

9.2.18 **Hepatitis-C-Virus (HCV):** Err, Epi, Kli, Prg, Di, Th, Mpf

9.2.19 **Orthomyxoviren:** Err, Epi, Genetik, Pg/Kli, Di, Pro, Th, Mpf

9.2.20 **Paramyxoviren:** Err, Epi

9.2.21 **Parainfluenzavirus:** Pg/Kli, Ko, Di

9.2.22 **Mumpsvirus:** Pg/Kli, Di, Pro

9.2.23 **Masernvirus:** Pg/Kli, Ko, Di, Pro/Mpf

9.2.24 **Respiratory-Syncytial-Virus:** Pg/Kli, Di

9.2.25 **Rabiesviren:** Erkr, Err, Morph, Epi, Pg/Kli, Di, Th, Pro

9.2.26 **Filoviren (Marburg- und Ebolavirus):** Err, Morph, Epi, Kli, Di, Pro, Mpf

9.2.27 **Coronaviren:** Err, Epi, Kli, Di

9.2.28 **Bunyaviren:** Err, Epi, Pg/Kli, Di, Pro

9.2.29 **Arenaviren:** Err, Epi, Vork, Pg/Kli, Di, Th/Pro, Mpf

9.2.30 **Retroviren:** Def, Err

9.2.31 **HTL-Viren:** Syn, Err, Epi, Kli, Di, Th, Pro

9.2.32 **HI-Virus:** Syn, Err, Steuerungssequenzen und Gene, Epi, Pro, Pg/Kli, Di, Stadieneinteilung (nach CDC 1993), Th: med., sonst. Th, Prg,

9.3 **Viroide und Prionen**

9.3.1 **Viroide:** Err, Epi, Pg

9.3.2 **Prionen:** Err, Morph, PrP-Formen, Epi, Kli, Di

10. Protozoologie

10.1 Protozoologie

10.1.1 **Trypanosoma brucei:** Err, Erkr, Morph, Zyklus, Epi, Pg/Kli, Di, Th, Pro

10.1.2 **Trypanosoma cruzi:** Err, Erkr, Epi, Pg/Kli, Di, Th, Pro

10.1.3 **Leishmania:** Err, Erkr, Epi, Pg/Kli, Di, Th, Pro

10.1.4 **Trichomonas vaginalis:** Err, Epi, Kli, Di, Th, Ko, Pro

10.1.5 **Giardia lamblia:** Err, Epi, Pg/Kli, Di, Th

10.1.6 **Entamoeba histolytica und andere Darmamöben:** Erkr, Err, Epi, Pg/Kli, Di, Th, Pro

10.1.7 **Toxoplasma gondii:** Erkr, Err, Epi, Pg/Kli, Prg, Di, Th, Pro, Mpf

10.1.8 **Cryptosporidium parvum:** Err, Epi, Pg/Kli, Di, Th, Pro

10.1.9 **Plasmodien:** Erkr, Err, Epi, Vork, Pg, Kli, Ko, Di, Th, Pro, Prg, Mpf

11. Helminthosen

11.1 Helminthosen

11.1.1 **Schistosoma:** Syn, Erkr, Err, Epi, Pg, Kli, Di, Th/Pro

11.1.2 **Taenia:** Err, Erkr, Epi, Pg, Kli, Di, Th/Pro

11.1.3 **Cysticercus cellulosae:** Err, Erkr, Pg, Kli, Di, Th

11.1.4 **Echinococcus:** Err, Erkr, Pg/Kli, Ko, Di, Th

11.1.5 **Enterobius vermicularis:** Syn, Err, Epi, Pg, Kli, Th

11.1.6 **Ascaris lumbricoides:** Erkr, Err, Epi, Pg, Kli, Di, Th

11.1.7 **Trichinella spiralis:** Err, Erkr, Epi, Pg, Kli, Di, Th, Pro, Mpf

11.1.8 **Ancylostoma duodenale:** Err, Erkr, Epi, Pg/Kli, Di, Th/Pro

11.1.9 **Filarien:** Err, Epi, Pg, Erkr

11.1.10 **Wuchereria bancrofti:** Erkr, Kli, Di, Th

11.1.11 **Onchocerca volvulus:** Erkr, Pg, Kli, Di, Th/Pro

11.1.12 **Pneumocystis carinii:** Erkr, Err, Epi, Kli, Di, Th, Pro

12. Antiprotozoenmittel, Antihelminthika

12.1 Antiprotozoenmittel, Antihelminthika

12.1.1 Antimalariamittel: Err, Ws, die Malariagebiete werden in drei Zonen eingeteilt (WHO), Pro, „Stand-by-Mittel", Tetrazykline

12.1.2 Chloroquin: Wi, Ind, UW, KI

12.1.3 Chinin: Wi, Ind, UW, KI

12.1.4 Mefloquin: Wi, Ind, UW, KI, Pkin

12.1.5 Primaquin: Wi, Ind, UW, KI

12.1.6 Proguanil: Wm, Ind, UW

12.1.7 Pyrimethamin: Wm, Wi, Ind, UW, KI

12.1.8 Halofantrin: Ind, UW, KI

12.1.9 Artemisin/Artemether: Wm, Ind, UW

12.1.10 Weitere Antiprotozoenmittel: Def, Üs (Ws - Ind/UW): Melarsoprol, Metronidazol, Nifurtimox, Pentamidin, Pentostam, Sulfonamide, Suramin

12.1.11 Anthelminthika: Def, Üs (Ws - Ind): Mebendazol, Niclosamid, Praziquantel, Pyrantel, Pyrvinium-Embonat, Piperazin

13. Arthropoden

13.1 Arthropoden

13.1.1 Arthropoden: Syn, Morph, Eint humanparasitärer Arthropoden

13.1.2 Zecken: Err, Epi, Erkr, Th

13.1.3 Krätzmilben (Sarcoptes scabiei): Pg/Kli, Di, Th

13.1.4 Läuse: Art, Err, Pg, Kli, Di, Th

13.1.5 Flöhe: Art, Err, Th/Pro

Index

A

Absidia 69
Abszessbildung 32
Abwehr
 - spezifische 15, 98
 - unspezifische 98
Abwehrmechanismen
 - enzymatische/oxidative 14
 - humorale 14
 - nicht oxidative 14
 - physikochemische 14
 - Standortflora 14
 - unspezifische 14
 - zelluläre 14
Acari 146
Acarosan 147
Aciclovir 99
Acidothymidin 99
Acinetobacter 38
Acne vulgaris 80
Acquired Immunodeficiency Syndrome 124
Acrodermatitis chronica atrophicans 58
Actinomyces 53
Acylaminopenicilline 77
Adenoviren 107
Adhäsine 13
Adhäsivität 13
Adsorption 96
Aerobier
 - obligate 24
Affenpockenviren 110
Afipia felis 48
Aflatoxine 68
AIDS 103, 124, 140
Aktinomykose 53
Alastrimvirus 110
Allgemeine Infektion 12
Alpha
 - Hämolyse 23
 - Hämolysin 32
 - Toxin 32
 - viren 115
Amantadin 102
Ambisense-Viren 122
Amikacin 81
Aminobenzoesäure 84
Aminoglykoside 71, 81
Ammenphänomen 44
Amöben 131
 - ruhr 131

Amöbiasis 131
 - invasive extrtaintestinale 131
 - invasive intestinale 131
Amoxicillin 74, 76
Amphotericin B 65, 88, 90
Ampicillin 74, 76
 - ester 76
Amplifikationskultur 99
Anaerobier
 - fakultative 24
 - Medium 26
 - obligate 24
Ancylostoma duodenale 139
 - brasiliense 139
 - canium 139
Anhangsgebilde 20
Ankylostomiasis 139
Anopheles-Mücke 133
Anoplurida 146
Antennata 146
Anthroponosen 16
Anthropozoonosen 16
Anti
 - HBc-Ak 111
 - HBe-Ak 111
 - HBs-Ak 111
 - helminthika 144
 - malariamittel 142, 143
 - mykotika 70, 90, 91
 - phagozytose 13
 - protozoenmittel 70
 - Tetanus-Toxin-Serum 52
 - tuberkulotika 70, 86
Antibiogramm 72
Antibiotika 70, 72, 88
 - Angriffspunkte 71
 - bei Niereninsuffizienz 88
 - in der Schwangerschaft 88
 - Kombinationstherapie 71
 - Wirkstoffklassen 71
 - Wirkungsspektrum 71
Antigenic
 - drift 118
 - shift 118
Arachnea 146
Araneae 146
Arbo
 - viren 115
 - virose 117
Arenaviren 122
Artemisin 143
Arthemeter 143
Arthropoden 146
Ascaris, lumbricoides 138

Askariasis 138
Askarideniieus 138
Aspergillensepsis 68
Aspergillom 68
Aspergillose 68
Aspergillus 68, 69
 - flavus 68
 - fumigatus 68
 - niger 68
A-Streptokokken 34
Astro-Viren 114
Atemwegsinfekte 85
Austrittspforte 16
Autan 58
Aviadenovirus 107
Azidothymidin 103, 125
Azlocillin 74, 77, 81
Azolderivate 65, 90, 91
AZT 125

B

Bacampicillin 76
Bacille Calmette Guerin 55
Bacillus anthracis 49
Bacteroidaceae 49
Bacteroides 49, 53
 - fragilis 49
Bakteriämie 12
Bakterien
 - Bestandteile 20
 - Diagnose 26
 - Fimbrien 21
 - Formen 20
 - Geißelformen 21
 - Geißeln 21
 - Genetik 25
 - Kapsel 21
 - Klassifikation 29
 - Klon 23
 - Kultur 22
 - Kultureigenschaften 22
 - Morphologie 20
 - Pili 21
 - Stoffwechselleistungen 23
 - Vermehrung 25
 - Wachstumfaktoren der Kultur 22
 - Wand 21
 - Zelle 20
 - zellwandlose 22
Bakteriophagen 25, 94
Bakteriostatisch 70, 71
 - Substanzen 21

Index C

Bakterizid 70, 71
- Konzentration, minimale 72
- Substanzen 21
Bandwurm 136, 137
- befall 136
Basiscephalosporine 78
BCG 55
Begeißelung 21
Benzathin-Penicillin G 75
Benzylbenzoat 147
Benzylpenicilline 74, 75
Beta
- Hämolyse 23
- Laktamase 74
- Laktamase-Inhibitoren 76
- Laktamring 74, 76
Bilharzia 136
Bilharziose 136
Biliverdin 23
BK-Virus 107
Blasenpunktion, suprapubische 27
Blastokonidium 65
Blastomyces
- dermatitidis 66
Blastomykose
- nordamerikanische 66
- südamerikanische 67
Blindheit 140
Blutkultur 27
Bordetella 47
- bronchiseptica 47
- parapertussis 47
- pertussis 47
Borrelia
- burgdorferi 58
- recurrentis 59
Botulinustoxin 52
Botulismus 52
Branhamella 38
Breitband-Penicilline 74, 76
Brillsche Krankheit 60
Brucella 47
- abortus 47
- canis 47
- melitensis 47
- suis 47
Brugia 139
BSE 126
B-Streptokokken 35
Bubonen 42
- pest 42
Budding 97, 115
Bunte Reihe 23
Bunyaviren 121
B-Zell-Lymphom 110

C

Caliciviren 114
- humane 114
Calyx 114
Campylobacter 45
- jejuni 45
Canalis gynaecophorus 136
Candida 67, 90
- albicans 67
- parapsilosis 67
- tropicalis 67
Capreomycin 87
Carboxypenicilline 77
Castleman-Lymphom 110
CDC 124
Cephalosporine 77, 78, 88
- Cefaclor 77, 88
- Cefalotin 77, 78
- Cefamandol 77, 78
- Cefazedon 78
- Cefazolin 77, 78
- Cefepim 77
- Cefmenoxim 77, 78
- Cefoperazon 77
- Cefotaxim 77, 78
- Cefotetan 77
- Cefotiam 77
- Cefoxitin 77
- Cefsulodin 77
- Ceftazidim 77
- Ceftizoxim 77, 78
- Ceftriaxon 77, 78
- Cefuroxim 77, 78, 88
- Cefuroxim-Axetil 77
Cephalosporium acremonium 78
Chagas-Krankheit 129
Chelicerata 146
Chinin 142
Chinolon 85, 86
- derivat 142, 143
Chitin-Außenskelett 146
Chlamydia 61
- pneumoniae 61
- psittaci 61
- trachomatis 61
Chloramphenicol 83, 88
Chloroquin 142, 142
Chlortetrazyklin 80
Cholera 44
- toxin 44
Chromomykose 64, 69
Ciprofloxacin 85
CJD 126
Clarithromycin 83
Clavulansäure 76, 77
Clemizol-Penicillin G 75
Clindamycin 84, 88
Clostridium 51
- botulinum 51, 52
- difficile 51, 53
- perfringens 51
- tetani 51, 52
Clotrimazol 65, 90, 91
Cloxacillin 76
Clumping factor 32
CMV 109
Coccidioides immitis 66
Colitis, pseudomembranöse 53
Colorado-Zeckenfieber-Virus 115
Condylomata
- acuminata 106
- lata 57
Core 94
Coronaviren 121
Corona-Virus, humanes 121
Corynebacterium, diphtheriae 51
Coryza syphilitica 57
Cotrimoxazol 84, 88
Coxiella 60
- burneti 60
- burnetii 61
Credésche Prophylaxe 37
Creutzfeld-Jakob-Krankheit 126
Crimean-Congo-Virus 121
Crypto
- coccus neoformans 68
- sporidium parvum 132
Cycloserin 87

D

d4T 125
Darm
- amöben 131
- milzbrand 49
- soor, 90
Dauerausscheider 16, 40
DDC 125
DDI 104, 125
Defensin 14
Delaviridine 125
Delta-Agens 125
Dengue
- hämorrhagisches Fieber 116
- Schock-Syndrom 116
- Virus 116, 117
Densovirus 106
Dependovirus 106
Depot-Penicilline 74, 75
Dermatitis exfoliativa 32
Dermatomykosen 64, 70

Dermatophyten 64, 65, 70
Deuteromyzeten 65
Dickdarm, Flora 28
Dicker Tropfen 129, 134
Dicloxacillin 74, 76
Didanosin 104, 125
Didesoxycytidin 99, 102, 125
Didesoxyinosin 104, 125
Diethyltoluamid 58
Diffusionstest 72
Dimorphismus 64
Diphtherie 51
Diplokokken 35, 37
Dipterida 146
Direkte Übertragung 16
Dirofilaria 139
DNA
- Analyse 27
- Hybridisierung 27
- Polymerasen 94
- Tumorviren 98
- Viren 95
Döderlein
- Flora 28
- Stäbchen 28
Double stranded 94
Doxycyclin 80, 88
Dreitagefieber 110
Drift, antigenic 118
Drusen 53
Drüsenfieber, Pfeiffersches 109
Dunkelfeldmikroskopie 56
Dünndarm, Flora 28

E

EA 109
EBNA 109
Ebolavirus 121
EBV 109
Echinocandine 65
Echinococcus
- granulosus 137
- multilocularis 137
Echinokokkose 137
Efavirenz 125
Einfachfärbung 24
Einschlusskörperchen-
Konjunktivitis 61
Einstichstellen 147
Eintrittspforte 16
Einzelkolonie 23
Ektoparasiten 147

Elephantiasis 140
Endemie 17
Endocarditis lenta 36
Endogene Infektion 12
Endophthalmitis 68
Endotoxin 13, 39
Endwirt 17
Entamoeba histolytica 131
Enteritis
- entzündliche 39
- nichtentzündliche 39
- Salmonellen 40
Enterobacter 39
Enterobacteriaceae 39
Enterobiasis 138
Enterobius vermicularis 138
Enterococcus
- faecalis/faecium 33, 36
Enterokokken 33, 36
Enterotoxine 32, 39
env 98
Envelope 94
Env-Gen 123
Enzephalitis, kalifornische 121
Enzephalopathie, bovine
spongiforme 126
Epidemie 17
Epidemisches Fleckfieber 60
Epidermodysplasia
verruciformis 106
Epidermophyton 70
Epstein-Barr
- nukleäres Antigen 109
- Virus 107, 109
Erblinden 140
Erbsbrei-Stühle 41
Erreger
- nachweis 27
- reservoir 16
Erysipeloid 50
Erysipelothrix rhusiopathiae 50
Erythema
- chronicum migrans 58
- infectiosum 106
Erythromycin 83, 88
Escherichia coli 39
Ethambutol 86, 87, 88
Ethionamid 87
Exanthema subitum 110
Exfoliatine 32
Exoenzyme 13
Exogene Infektion 12
Exotoxine 13

F

Fadenwurm 138
F-Antigene 39
Färbungen 24
Fein-Struktur 32
Felsengebirgsfieber 60
Fertilitäts-Faktor 26
F-Faktor 26
Fieber
- bläschen 108
- kontinua 41
Filarien 139
Filariosen 139
Filoviren 121
Filzlaus 147
- befall 147
Fimbrien 21
Finnen 137
Flaviviren 116
Fleckfieber 60
- epidemisches 60
- murines 60
- Roseolen 60
Flecktyphus 60
Fliegen 146
Flöhe 146
Flora
- residente 28
- transiente 28
Flucloxacillin 74, 76
Fluconazol 65, 88, 90, 91
Flucytosin 65, 91
Fluoreszenz-Treponema-Ak-
Absorptionstest 57
Fluorochinolone 85
Fluorodesoxyuridin 99, 102
Flussblindheit 140
Foscarnet 103
F-Pilus 26
Frambösie 58
Francisella tularensis 48
Frühsommermeningoenzephalitis-
Virus 116
Frühsyphilis 57
Fruktifikation 65
FSME-Virus 116, 117
FTA-Absorptions-Test 57
Fühlerlose 146
Fungi 64
- imperfecti 64, 65
Furunkel 32
Fusobacterium 49, 53

G

gag 98
Gag-Gen 123
Ganciclovir 99
Garin-Bujadoux-Bannwarth 58
Gasbrand 51
Geißel 21
- antigene 39
- Formen 21
Gelbfieber-Virus 116
Gentamycin 81
Gerstmann-Sträussler-Scheinker-Erkrankung 126
Geschlechtskrankheiten, meldepflichtige 18
Giardia lamblia 130
Gliederfüßler 146
Gonarthritis 37
Gonokokken 37
Gonorrhö 75
Gram
- Färbung 21, 24
- negativ 21
- positiv 21
Gray-Syndrom, 83
Griseofulvin 65, 88, 91
Grocott-Versilberung 140
GSS 126
Gummen 57
Gyrasehemmer 85, 88

H

Haemophilus
- ducreyi 45
- influenzae 44
Hakenwurm 139
- krankheit 139
Halofantrin 142, 143
Hämagglutinationshemmtest 94
Hämagglutinin 94
Hämolyse 23
- alpha 23
- beta 23
- gamma 23
- reaktionen 23
- zone 32
Hantaan-Virus 122
H-Antigene 39
Harnwegs
- chemotherapeutika, 86
- infekte 27, 84, 85
Harter Schanker 57

Haut
- listeriose 50
- milzbrand 49
- flora 28
HBc-Ag 111
HBe-Ag 111
HBs-Ag 111
HBV 111
HCV 117, 121
HDCV 120
HDV 111, 125
Hefen 64
Helferzellen 124
Helicobacter pylori 45
Hemm
- höfe 72
- konzentration, minimale 72
Henle-Kochsche Postulate 12
Hepadna-Viren 111
Hepatitis 117
- B 96
- B-Virus 111
- chronisch-aggressive 111
- chronische 118
- C-Virus 116, 117
- DNA-Viren 111
- E-Virus 114
Herpes 102
- labialis 108
- simplex-Virus 107, 108
- Viren 107
- Virus 6 107
- Virus 8 107
Herxheimer Reaktion 74, 83
Heterologe Infektkette 17
Heteropterida 146
HEV 114
Hexachlorcyclohexan 147
HHV 6 110
HHV 8 110
Histoplasma capsulatum 66
Histoplasmose 66
HIV 103, 123, 124
- Test 124
Hoigné-Syndrom 75
Holzbock 117, 146
Homologe Infektkette 17
HSV
- 1 108
- 2 108
HTLV
- 1 123
- 2 123
- Viren 123

HuCV 114
Hülle 94
Human
- diploid cell vaccine 120
- T-cell leukemia virus 123
Humanes
- Herpesvirus 6 110
- Immundefizienz-Virus 123
Hundefloh 147
Hundswut 120
HWG-Personen 37
Hyaluronidase 34
Hybridisierung, In-situ- 27
Hydatidenzyste 137
Hyphen 64
- geflecht 64

I

Idoxuridin 102
Imidazole 65
Immunantwort, spezifische 15
Immunisierung 15
Immunkomplex-Glomerulonephritis 134
Impetigo contagiosa 32
Impf
- kalender 15
- stoffe, attenuierte 15
- stoffe, inaktivierte 15
Impfung 15
Indinavir 102, 125
Indirekte Übertragung 16
Infekt
- abwehr 13, 15
- kette, heterologe 17
- kette, homologe 17
Infektiologie 12
Infektion 12
- allgemeine 12
- endogene 12
- exogene 12
- Ketten 16
- Krankheit 12
- latente 97
- lokale 12
- manifeste 12
- nichtzytozide 97
- nosokomiale 17
- opportunistische 12
- subklinische 12
- Verlauf 12
- zytozide 97
Infektionsschutzgesetz 18

Influenza
- A 118
- B 118
- C 118
- virus 118
INH 86, 87
Initialtherapie 72
Inkubationszeit 12
Insekten 146, 147
In-situ-Hybridisierung 27
Integrase 123
Interferon 104
- bildung 97
Invasivität 13
Inzidenz 17
Isoniazid 86, 87, 88
Italian Triple 45
Itraconazol 65, 90, 91
Ixodes ricinus 58, 117, 146

J

Jacutin 147
Jarisch-Herxheimer-Reaktion 57
JC-Virus 107
Junin-Virus 122

K

Kala-Azar 129
Kälteglobulin 117
Kanamycin 81, 87
Kandidose 67
K-Antigene 39
Kaposi-Sarkom 110, 124
Kapsel 21
Kapsid 94
Kapsomer 94
Karbunkel 32
Kardiolipin, Mikroflockungstest 57
Karies 36
- entstehung 28
Karnivoren 137
Karzinom,
hepatozelluläres 111, 118
Katalasenegativ 33
Katzen
- floh 147
- kratzkrankheit 48
Kauffmann-White-Schema 40
Keim
- besiedelung, physiologische 14
- träger, gesunde 16
Keratokonjunktivitis 61

KES-Gruppe 39
Ketoconazol 65, 88, 90, 91
Kettenreaktion,
autokatalytische 126
Keuchhusten 47
Kissing disease 109
Klebsiella 39
Kleiderlaus 147
Knochenmarksaplasie 83
Knospung 97, 115
Koagulase 32
- negative
  Staphylokokken 33
Kokken 20
Kokzidioidomykose 66
Kolitis, pseudomembranöse 53
Kolonieformen 22
Kolonisation 13
- faktoren 39
Kompensation 97
Komplementärstränge 96
Komplementation 97
Komplementierung 97
Konjugation 26
Kontaktinfektion 16
Kontinua 41
Koplik-Flecken 119
Kratzspuren 147
Krupp 51
- syndrom 119
Krypto
- kokkose 68, 124
- sporidiose 124, 133
Kugelbakterien 20
Kuhpocken 110
- virus 110
Kulturmedien 23
Kuru 126

L

La-Crosse-Virus 121
Lacto
- bazillen 28
- ferrin 14
Lancefield 33
Landouzy-Sepsis 54
Larynxpapillome 106
Lassa-Virus 122
Läuse 146, 147
LCM-Virus 122
Lebensmittelintoxikation 32
Legionärskrankheit 46
Legionellen 46
Leishmania 129

Leishmaniose 129
- kutane 130
- viszerale 129
Lentiviren 123
Lepra
- lepromatöse 55
- tuberkuloide 55
Lepromintest 55
Leptospira 59
Leptospiraceae 56
Leptospirose 59
Letalität 17
Leucocidin 32
L-Formen 22
Lincosamide 84
Lindan 147
Lipid A 39
Lister-Formen 22
Listeria monocytogenes 50
Listeriosen
- lokale 50
- systemische 50
Loa 139
Löffler-Färbung 24
Lokale
- Infektion 12
- Resistenzen 14
Long terminal repeats 98
LTR 98
- Abschnitt 123
Lues 56, 57, 75
- connata 57
Luft
- myzel 64
- sauerstoff 24
Lumefantrin 143
Lungen
- kryptokokkose 68
- milzbrand 49
- pest 42
Lyme-Borreliose 58
Lymphadenosis cutis benigna 58
Lymphogranuloma venerum 62
Lymphom
- B-Zell 110
- Castleman 110
Lysogen 25
Lysogener Zyklus 25
Lysogenie 13
Lysozym 14
Lyssa 120
- virus 120
Lytischer Zyklus 25

Index M

M

M.
- Bang 47
- Crohn 82
- Pfeiffer 109
- Weil 59

Machupovirus 122
Madenwurm 138
Maduramykose 64, 69
Madurella 69
Magna-Formen 131
Makrolidantibiotika, 83
Malaria 133, 142
- gebiete 133, 142
- quartana 133
- quartana-Fieber 133
- tertiana 133
- tropica 133

Malassezia furfur 69
Manifestationsindex 12
Manifeste Infektion 12
Mansonella 139
Marburg-Virus 121
Masern
- exanthem 119
- virus 119

Mastadenovirus 107
Materialentnahme 26
MBK 72
Medikamenten-Fieber 74
Mefloquin 142, 143
Mega
- cor 129
- kolon 129
- ösophagus 129

Melarsoprol 144
Meldepflichtige
- Erkrankungen 18
- Geschlechtskrankheiten 18

Melkerknotenvirus 110
Meningitis, tuberkulöse 54
Meningo
- enzephalitis 117
- kokken 38

Menschenfloh 147
Mesaortitis luica 57
Methicillin 33
- resistant Staph. aur. 33
- sensitive Staph. aur. 33

Methylenblau-Färbung 24
Metronidazol 144
Mezlocillin 74, 77
MHK 72
Miconazol 65, 88, 90, 91
Microsporum 70

Mikro
- aerophile 24
- biologie 12
- sporidie 132

Milben 146
Miliartuberkulose 54
Milzbrand 49
- septikämie 49

Minimale
- bakterizide Konzentration 72
- Hemmkonzentration 72

Minocyclin 80, 88
Minus-Strang-DNA 96
Minuta-Formen 131
Mischung, phänotypische 97
Mittelstrahlurin 27
Molekulargenetische Nachweismethoden 27
Molluscipoxviren 110
Molluscum-contagiosum-Viren 110
Mononukleose 109
Monotrich 21
Moraxella 38
- catarrhalis 38
- lacunata 38

Morbidität 17
Morbillivirus 119
Mortalität 17
MRSA 33
MSSA 33
Mücken 146
Mucor 69
Mucoraceae 69
Mukor-Mykose 69
- gastrointestinale 69
- kutane 69
- pulmonale 69
- rhinozerebrale 69

Multiresistenz 72
Mumpsvirus 119
Mundhöhle, Flora 28
Mundsoor 67
Murein 21
Murines Fleckfieber 60
Mutation 97
Mx-Protein 98
Mycobacterium
- atypisches 56
- bovis 54
- leprae 55
- tuberculosis 54

Mykoplasma 22, 62
- hominis 62
- pneumoniae 62

Mykose 64
- kutane 70
- subkutane 69

Myzel 64
Myzetom 69

N

Nachweismethoden, molekulargenetische 27
NAD 44
Nährbouillon 23
Nairovirus 121
Nalidixinsäure 86
Nef 123
Negri-Körperchen 120
Neisser-Färbung 24, 51
Neisseriae 37
- gonorrhoeae 37
- meningitidis 38

Nelfinavir 125
Nematode 138, 139
Neomycin 81
Neuraminidase 94
Neurolues 57
Nevirapine 125
Niclosamid 144
Niereninsuffizienz und Antibiotika 88
Nifurtimox 144
Nimorazol 82
Nissen 147
Nitrofurantoin 86, 88
NNRTI 125
Nocardia 56, 69
Nocardiosen 56
Norfloxacin 85
Normalflora 28
Noro-Virus 114
Nosokomiale Infektionen 17
Nucleosidanaloga 99
Nukleokapsid 94
Nystatin 65, 90

O

O-Antigene 39
Ofloxacin 85
O-Inagglutinabilität 39
onc-Gen 98
Onchocerca 139
- volvulus 140

Onchozerkose 140
Oncovirinae 123
Onkogene 98
Onkornaviren 98

Onychomykose 70
Ophthalmia gonorrhoica neonatorum 37
Opportunismus 16
Opportunistische Infektion 12
Oral-Penicilline 74, 75
Orbiviren 115
Orfvirus 110
Organo
- megalie 129
- tropismus 98
Orientbeule 130
Ornithose 61
Oropouche-Virus 121
Orthomyxoviren 118
Orthopox-Viren 110
Oxacillin 74, 76
Oxyuris vermicularis 138

P

P1/eIF-2-Kinase 98
Pandemie 17
Panenzephalitis, subakut sklerosierende 119
Papillomavirus 106
Papovaviren 106
Pappataci-Fieber 122
Para
- aminosalicylsäure 87
- coccidioides, brasiliensis 67
- influenzavirus 119
- myxoviren 119
- poxviren 110
- typhus 41
Pärchenegel 136
Parotitis 119
Parvovirus 106
- B19 106
PAS 87
Pathogenität, Faktoren 13
Paul-Bunnell-Reaktion 109
PCR 27
Pediculus 146
- capitis 147
- humanus 147
Pedikulose 147
Pelvic inflammatory disease 37
Penetration 96
Penicillin 74, 75, 76, 88
- bindende Proteine 22
- Breitband 76
- G 74, 75
- Proteus-wirksame 77
- Pseudomonas-wirksame 77
- V 74

Penicillinase 32, 76
- feste Penicilline 74, 76
Penicillium notatum 75
Pentamidin 144
Pentostam 144
Peptococcus 36
Peptostreptococcus 36
Peritrich 21
Peroxidasen 14
Persistenz 13
Pest 42
- viren 115
Pfeiffer 109
Pfeiffersches Drüsenfieber 109
Phagentypisierung 25
Phagocytin 14
Phagozytose 14
Phänomen, Ammen- 44
Phänotypische Mischung 97
Pharynx, Flora 28
Phlebotomus 129
- Fieber 122
Phleboviren 122
Phthiriasis 147
Phthirus pubis 147
PID 37
Pili 21
Pilz
- hyphenbildender 64
- thallus 64
Pipemidsäure, 88
Piperacillin 76, 77
Piperazin 144
Pityriasis versicolor 69
Pivampicillin 74, 76
Plantarwarzen 106
Plaques
- amyloide 126
- muqueuses 57
Plasmid 25
- Faktor 26
Plasmodium 133, 134, 142
- falciparum 133
- malariae 133
- vivax 133
Plus-Strang-RNA 96
Pneumo
- kokken 35
- virus 119
Pneumocystis
- carinii 140
- carinii-Pneumonie 124, 140
Pocken 110
- viren 110
Pokalfieber 117
pol 98

Polkörperchen-Färbung 24
Polyenantibiotikum 90
Polyene 65
Polymerase
- chain reaction 27
- hemmer 99
- kettenreaktion 27
Polyomavirus 106
Pontiac-Fieber 46
Porphyromonas 49
Postprimärtuberkulose 54
Posttranslationelle Steuerung 96
Postulate, Henle-Kochsche 12
Poxviren 110
Prägenom 96
Prävalenz 17
Praziquantel 144
Prevotella 49
Primaquin 134, 142
Primär
- affekt 57
- komplex 54
Prion 126
- Protein 126
Procain-Penicillin G 75
Proglottiden 136
Progressive multifokale Leukenzephalopathie 124
Proguanil 142, 143
Promiskuität 37
Promotoren 98
Prophagen 25
Propicillin 74, 75
Proteaseinhibitoren 125
Protein A 32
Proteinaceous infectious particle 126
Proteine, penicillinbindende 22
Proteus 39, 43
- indol-positive 44
- mirabilis 43
- myxofaciens 43
- vulgaris 43
- wirksame Penicilline 74, 77
Prothionamid 87
Proto-Onkogene 98
PrP 126
PrP27 126
Pseudo
- Crohn 42
- Hyphen 64
Pseudomonas
- aeruginosa 46
- wirksame Penicilline 77
Psittakose 61
Pulex 146

Pyrantel 144
Pyrazinamid 86, 87
Pyrimethamin 142
Pyrimidin
- Antagonist 102
- Derivate, halogenierte 99
Pyrviniumembonat 144

Q

Q-Fieber 60, 61
Quasispezies 97
Queensland-Fieber 60, 61
Query-Fieber 60, 61

R

Rabies 120
- viren 120
Rapid fluorescent focus inhibition test 120
Rattenfloh 147
Raubwanzen 129
Reaktivierungstuberkulose 54
Red-man-Syndrom 82
Reihe, bunte 23
Reihenverdünnungstest 72
Reinkultur 23
Reisediarrhoe 39
Reiter-Syndrom 41
Rekombination 97
Reoviren 115
Replikasen 96
Replikation 96
Reservemittel, Tuberkulose 87
Residente Flora 28
Resistenz 72
- Bestimmung 72
- erworbene 72
- Faktoren 25
- lokale 14
- Mechanismen 72
- natürliche 72
Respiratorisches
Synzytial-Virus 119
Restriktionsenzyme 27
Retroviren 96, 123
Reverse
- Transkriptase 96, 123
- Transkriptase-
Inhibitoren 125
Revertante 97
rev-Gen 123
RFFIT 120
Rhabdovirus 120
Rheumatisches Fieber, 75
Rhizopus 69

Ribavirin 103, 118
Rickettsia 60
- prowazeki 60
- rickettsi 60
- tsutsugamushi 60
- typhi 60
Rifampicin 86, 87, 88
RIG 120
Rinder
- bandwurm 136
- pest 115
Ringelröteln 106
Ritonavir 125
RNA
- Polymerasen 94
- Tumorviren 98
- Viren 95
Rochalimea 60
Rocky-Mountain-spotted fever 60
Rolitetrazyklin **80**
Rosazea, 80
Roseola infantum 110
Rotaviren 115
Röteln 116
- Virus 115, 116
Rotlauf 50
Rough-Form 35
Roxithromycin, 83
RS-Virus 119
Rubellavirus 115, 116
Rubivirus 115, 116
Rückfallfieber 59
Ruhr
- bakterielle 41
- Shigellen- 41

S

Sabouraud-Agar 65
Salmonella 39, 40
- enteridis 40
- paratyphi 41
- typhi 41
Sandfloh 129, 147
Saquinavir 102, 125
Sarcoptes scabiei 146, 147
Sattelnase 57
Säuglingsbotulismus 52
Säurefestigkeit 24
Schafspest 115
Schamlaus 147
Schanker
- harter 57
- weicher 45
Schimmelpilz 64, 65, 68
- schwarzer 69

Schistosoma 136
- haematobium 136
- mansoni 136
Schistosomiasis 136
Schlafkrankheit 128
Schleimhaut
- kandidose 67
- leishmaniose 130
Schmierinfektion 16
Schraubenförmige 20
Schwangerenlisteriose 50
Schwangerschaft und
Antibiotika 88
Schwarzwasserfieber 134
Schweine
- bandwurm 136
- pest 115
- rotlauf 50
Scorpiones 146
Scrapie 126
- Erreger 126
Serratia 39, 40
- liquefaciens 40
- marescens 40
Serumkrankheit 74
Shift, antigenic 118
Shigella 39, 41
- ruhr 41
Sieben-Tage-Fieber 117
Signal-recognition-particle 125
Simian virus 40 106
Single stranded 94
Siphonapterida 146
Skolex 136, 137
Small round-structured viruses 114
Smooth-Form 35
Soor 67, 90
Spätsyphilis 57
Spectinomycin 81
Spezifische
- Abwehr 15, 98
- Immunantwort 15
Sphaerulae 66
Spirillen 20
Spirochaetaceae 56
Spirochäten 20, 56
Sporen 22
- bildner 22
Sporotrichose 64, 69
Sporotrichum schenki 69
Sprosspilz 64
Spulwurm 138
Spumaviren 123
SRSV 114
SRV 114
SSPE 119

Stäbchen 20
Standortflora 28
Staphylococcus 32
- aureus 32
- epidermidis 33
- koagulasenegativer 33
- Penicilline 76
- saprophyticus 33
Steuerung, posttranslationelle 96
Stevens-Johnson-Syndrom 85
Streptococcus
- agalacticae 33
- anginosus 34
- cremoris 34
- equi 33
- lactis 34
- minutus 34
- pneumoniae 34, 35
- pyogenes 33, 34
- sanguis 34
- uberis 33
- viridans 34, 36
Streptokinase 34
Streptolysine 34
Streptomycin 81, 87, 88
Subakut sklerosierende Panenzephalitis 119
Subklinische Infektion 12
Substratmyzel 64
Sulbactam 76
Sulfa
- carbamid 84
- diazin 84
- doxin 143
- guanol 84
- methoxazol 84
- methoxin 84
- moxol 84
Sulfonamide 84, 85, 88
Suramin 144
SV 106
Syphilis 56, 57
Systemmykosen 64

T

Tabes dorsalis 57
Taenia 136, 137
- saginata 136, 137
- solium 136, 137
Taeniasis 136
tat-Gen 123
Tazobactam 76
Teicoplanin 82
Temocillin 74, 77

Tetanospasmin 52
Tetrazykline 80, 88, 142
Thayer-Martin-Medium 37
Ticarcillin 77
Tinea 64, 70
- barbae 70
- capitis 70
- corporis 70
- cruris 70
- pedis 70
- unguium 70
Tinidazol 82
Tobramycin 81
Toleranzphänomen 72
Tollwut 120
Tolnaftat 90
Tonnenzähne 57
Toxisches
- Schocksyndr.-Toxin 32
- Schocksyndrom 32
Toxizität 13
Toxoplasma 124
- gondii 132
TPHA 57
Tracheata 146
Trachom 61
Transduktion 26
Transformation 26
Transiente Flora 28
Transkriptase, reverse 94, 96, 123
Translation 96
Transmissible mink encephalopathy 126
Transport 26
Transposons 25
Treponema
- pallidum 56
- pallidum pertenue 58
Triazole 65
Trichinella spiralis 138
Trichinelliasis 138
Trichinose 138
Trichomonas vaginalis 130
Trichophyton 70
Trimethropim 84
Tröpfcheninfektion 16
Tropfen, dicker 129
Trophozoit 131
Trypanosoma
- brucei 128
- brucei gambiense 128
- brucei rhodesiense 128
- cruzi 129
Tsetsefliege 128, 146
Tsutsugamushi-Fieber 60

Tuberkulose
- bakterien 54
- Therapie 87
Tuberkulostatika 86
Tularämie 48
Tumor
- induktion 98
- transformation 97
Typhom 41
- einschmelzung 41
Typhus 41
- myokarditis 41
- Salmonellen 40, 41

U

Überexpression 98
Übertragung
- direkte 16
- indirekte 16
Übertragungsweise 16
Ulcus molle 45
Umweltempfindlichkeit 17
Uncoating 96
- Hemmung 99
Unspezifische
- Abwehr 98
- Abwehrmechanismen 14
Ureaplasma 62
- urealyticum 62
Ureidopenicilline 77
Urethra, Flora 28
Urinkultur 27

V

Vaccinia 110
Vacuolating agent 106
Vagina, Flora 28
Vancomycin 82
Variola 110
Varizellen-/Zoster-Virus 107
VCA 109
VDRL-Test 57
Veneral Disease Research Laboratory 57
Vibrio 44
- cholerae 44
- El Tor 44
- parahaemolyticus 44
Vif 123
Viomycin 87
Viridans-Streptokokken 36
Virion 94
Viroide 125
Virulenz 13
- faktoren 13

Index W

Virus 94
- attenuiertes 97
- DNA-Synthesehemmung 99
- Fabriken 110
- fixes 120
- Freisetzung 97
- Genetik 97
- Genom 96
- Hülle 94
- Infektion, Abwehrmechanismen 98
- Infektion, Chemotherapie 99
- Infektion, Labordiagnose 99
- Interferenz 97
- Isolierung 99
- Kapsid 94
- Kapsomer 94
- Klassifikation 94
- Morphologie 94
- Nachweis, direkter 99
- Nukleokapsid 94
- Proteinsynthese 96
- Proteinsynthesehemmung 99
- Reifung 97
- Resistenzentwicklung 99
- RNA-Synthesehemmung 99
- Rreifung 97
- Uncoating 99
- Vermehrung 94, 96
- Wechselwirkungen 97

Virustatika 70, 102, 104
Voriconazol 65

W

Wachstum
- aerobes, anaerobes 24
- Faktor V 44
- Faktoren von Bakterienkulturen 22

Wanzen 146
Warzen 106
- vulgäre 106

Wasting
- disease 126
- syndrome 124

Waterhouse-Friderichsen-Syndrom 38
Webspinnen 146
Wechselfieber 133
Weil-Felix-Reaktion 60
Whartin-Starry-Silberfärbung 48
Widal-Reaktion 41
Widerstandsfähigkeit 72

Wilson-Blair-Agar 40
Winter vomiting disease 114
Wirtsspektrum 17
Wood-Lampe 65
Wuchereria 139
- bancrofti 140

Y

Yersinia 39
- enterocolitica 42
- pestis 42
- pseudotuberculosis 42

Yersiniosen 42

Z

Zalcitabin 102, 125
Zecken 58, 146
- bissfieber 60

Zell
- parasiten 61
- wandlose Bakterien 22

Zerkarien 136
Zestoden 137
Zidovudin, 103
Ziehl-Neelsen-Färbung 24, 55
Zoonosen 16
Zweiflügler 146
Zwischenwirt 17
Zystizerkose 136, 137
Zytomegalie
- Retinitis 124
- virus 107, 109

Zytoplasmamembran 22
Zytotoxine 39

mikrobiologie pur, immunologie pur – das arbeitsskript

mikrobiologie pur

Infektiologie, Epidemiologie	1
Allgemeine Bakteriologie	2
Spezielle Bakteriologie	3
Mykologie	4
Antibiotika	5
Antimykotika	6
Allgemeine Virologie	7
Spezielle antivirale Chemotherapie	8
Spezielle Virologie	9
Protozoologie	10
Helminthosen	11
Antiprotozoenmittel, Anthelminthika	12
Arthropoden	13
Frage- und Antwort-Teil	
Lernliste	

immunologie pur

Anatomie, Physiologie	1
Pathologie des Immunsystems	2
Klinische Immunologie	3
Frage- und Antwort-Teil	
Lernliste	

Inhalt

1. Anatomie, Physiologie

1.1	**Grundbegriffe**	**6**
1.1.1	Grundbegriffe	6
1.2	**Immunsystem**	**6**
1.2.1	Immunsystem	6
1.2.2	Lymphgefäßsystem	7
1.2.3	Knochenmark	7
1.2.4	Thymus	7
1.2.5	Milz	7
1.2.6	Lymphknoten	8
1.2.7	Entwicklung immunreaktiver Zellen	8
1.2.8	Polymorphkernige neutrophile Granulozyten	9
1.2.9	Makrophagensystem	9
1.2.10	Lymphozyten	10
1.2.11	Rezirkulation der Lymphozyten	11
1.3	**Molekulare Grundlagen**	**11**
1.3.1	Antigen	11
1.3.2	Antigenmuster des eigenen Organismus	12
1.3.3	Antigen-Rezeptoren	13
1.3.4	Antikörper	13
1.3.5	Antigen-Antikörper-Reaktion	14
1.3.6	T-Zell-Rezeptor	15
1.3.7	Akzessorische Moleküle	15
1.3.8	Ak- und TZR-Diversität	16
1.3.9	MHC-Moleküle	17
1.3.10	MHC-Klasse-I-Moleküle	17
1.3.11	MHC-Klasse-II-Moleküle	17
1.3.12	MHC-Klasse-III-Moleküle	17
1.3.13	Zytokine	18
1.3.14	Chemokine	19
1.3.15	Komplement	20
1.3.16	Apoptose	21
1.4	**Unspezifische Immunität**	**21**
1.4.1	Unspezifische Immunität	21
1.4.2	Opsonisierung	22
1.4.3	Phagozytose	22
1.5	**Spezifische Immunität**	**23**
1.5.1	Spezifische Immunität	23
1.5.2	Immunantwort	23
1.5.3	Antigenerkennung	23
1.5.4	Lymphozytenaktivierung	24
1.5.5	Effektorphase der Immunantwort	25
1.5.6	Regulation der Immunantwort	26
1.5.7	Immunologische Toleranz	27

2. Pathologie des Immunsystems

2.1	**Übersteigerte Immunreaktion**	**30**
2.1.1	Übersteigerte Immunreaktionen	30
2.1.2	Typ-I-Reaktionen	30
2.1.3	Typ-II-Reaktionen	32
2.1.4	Autoimmunhämolytische Anämien	32
2.1.5	Autoimmunthrombozytopenie	33
2.1.6	Typ-III-Reaktionen	33
2.1.7	Typ-IV-Reaktionen	34
2.1.8	Kontaktallergie	34
2.1.9	Tuberkulinreaktion	35
2.1.10	Granulomatöse Überempfindlichkeitsreaktion	35
2.2	**Autoimmunerkrankungen**	**35**
2.2.1	Autoimmunerkrankungen	35
2.3	**Immundefekte**	**36**
2.3.1	Immundefekte (ID)	36
2.3.2	B-Zelldefekte	36
2.3.3	Agammaglobulinämien	36
2.3.4	Dysgammaglobulinämien	37
2.3.5	Selektiver IgA-Mangel	37
2.3.6	Selektive IgG-Subklassendefekte	37
2.3.7	X-chromosomaler humoraler ID mit Hyper IgM	37
2.3.8	Variable Hypogammaglobulinämie	37
2.3.9	Transiente Hypogammaglobulinämie der Neugeborenen	38
2.3.10	Defekte des T-Zellsystems	38
2.3.11	Immundefekte mit zusätzlichen Anomalien	38
2.3.12	DiGeorge-Syndrom	38
2.3.13	Ataxia teleangiectatica	38
2.3.14	Wiskott-Aldrich-Syndrom	39
2.3.15	Schwere kombinierte Immundefekte	39
2.3.16	Phagozytendefekte	40
2.3.17	Komplementdefekte	40
2.3.18	Sekundäre Immundefekte	41
2.3.19	AIDS	41

2.4	Maligne Erkrankungen	42
2.4.1	Hodgkin-Lymphom	42
2.4.2	Non-Hodgkin-Lymphome	44
2.4.3	Multiples Myelom	45
2.4.4	Waldenström-Makroglobulinämie	45
2.4.5	Schwere-Ketten-Krankheit	46
2.4.6	Chronisch-lymphatische Leukämie	46
2.4.7	Akute Leukämie	47

3. Klinische Immunologie

3.1	Transplantationsimmunologie	50
3.1.1	Transplantationsimmunologie	50
3.1.2	Transplantationsantigene	50
3.1.3	Transplantation	51
3.1.4	Transplantatabstoßung	52
3.1.5	Knochenmarktransplantation	53
3.1.6	Stammzelltransplantation	54
3.1.7	Immunsuppression	54

3.2	Transfusionsimmunologie	55
3.2.1	Blutgruppen	55
3.2.2	ABO-System	55
3.2.3	Rhesus-System	56
3.2.4	Bluttransfusion	56
3.2.5	Serologische Verträglichkeitsprobe	57
3.2.6	Transfusionsreaktionen	58
3.2.7	Fetale Erythroblastose	58

3.3	Immunisierung	59
3.3.1	Immunisierung	59
3.3.2	Simultanimpfung	59
3.3.3	Adjuvanzien	59
3.3.4	Passive Immunisierung	59
3.3.5	Aktive Immunisierung	60
3.3.6	Ausbleiben eines Impferfolgs	60
3.3.7	Adoptive Immunisierung	60

3.4	Immunologische Methoden	61
3.4.1	Immunologische Methoden	61
3.4.2	Agglutinationstests	61
3.4.3	Immunpräzipitation	62
3.4.4	Immundiffusion	63
3.4.5	Immunelektrophorese	63
3.4.6	Immunfixationselektrophorese	63
3.4.7	Nephelometrie/Turbidimetrie	63
3.4.8	Komplementbindungsreaktion	63
3.4.9	Gesamthämolytische Titration des Komplementsystems	64
3.4.10	Immunoassays mit markierten Liganden	64
3.4.11	RIA (Radioimmunoassay)	64
3.4.12	ELISA (Enzyme-linked immunosorbent assay)	64
3.4.13	Immunoblotting	64
3.4.14	Immunhistologie	65
3.4.15	Durchflusszytometrie	65
3.4.16	Zell-ELISA	65
3.4.17	T-Lymphozytenfunktionstest	65
3.4.18	Lymphozytentransformationstests	65
3.4.19	Gemischte Lymphozytenkultur/ Mixed Lymphocyte Culture	65
3.4.20	Lymphozyten-Zytotoxizitätstest	66
3.4.21	B-Lymphozytenfunktionstest	66
3.4.22	Test für Antikörper-abhängige zelluläre Zytotoxizität	66

Frage- und Antwort-Teil	67
Lernliste	83
Index	93

Gliederungsabkürzungen

Anat	Anatomie	**Meth**	Methode
Anm	Anmerkung	**Morph**	Morphologie
Anw	Anwendung	**MÜZ**	Mittlere Überlebenszeit
Ät	Ätiologie	**Pat**	Pathologie
Bem	Bemerkung	**Phy**	Physiologie
Bsp	Beispiel	**PPh**	Pathophysiologie
Cave	Achtung	**Prg**	Prognose
DD	Differenzialdiagnose	**Pro**	Prophylaxe
Def	Definition	**Proc**	Procedere
Di	Diagnose	**Stad**	Stadium
Eint	Einteilung	**Stru**	Struktur
Entw	Entwicklung	**Syn**	Synonyma
Epi	Epidemiologie	**Th**	Therapie
Err	Erreger	**Üs**	Übersicht
Fkt	Funktion	**Urs**	Ursachen
Form	Formen	**UW**	Unerwünschte Wirkungen
His	Histologie	**Verl**	Verlauf
Ind	Indikation	**Vor**	Vorgehen
KI	Kontraindikation	**Vork**	Vorkommen
Kli	Klinik	**Wi**	Wirkung
Ko	Komplikationen	**Wm**	Wirkmechanismus
Mech	Mechanismus		

1. Anatomie, Physiologie

1.1	**Grundbegriffe**	**6**
1.1.1	Grundbegriffe	6
1.2	**Immunsystem**	**6**
1.2.1	Immunsystem	6
1.2.2	Lymphgefäßsystem	7
1.2.3	Knochenmark	7
1.2.4	Thymus	7
1.2.5	Milz	7
1.2.6	Lymphknoten	8
1.2.7	Entwicklung immunreaktiver Zellen	8
1.2.8	Polymorphkernige neutrophile Granulozyten	9
1.2.9	Makrophagensystem	9
1.2.10	Lymphozyten	10
1.2.11	Rezirkulation der Lymphozyten	11
1.3	**Molekulare Grundlagen**	**11**
1.3.1	Antigen	11
1.3.2	Antigenmuster des eigenen Organismus	12
1.3.3	Antigen-Rezeptoren	13
1.3.4	Antikörper	13
1.3.5	Antigen-Antikörper-Reaktion	14
1.3.6	T-Zell-Rezeptor	15
1.3.7	Akzessorische Moleküle	15
1.3.8	Ak- und TZR-Diversität	16
1.3.9	MHC-Moleküle	17
1.3.10	MHC-Klasse-I-Moleküle	17
1.3.11	MHC-Klasse-II-Moleküle	17
1.3.12	MHC-Klasse-III-Moleküle	17
1.3.13	Zytokine	18
1.3.14	Chemokine	19
1.3.15	Komplement	20
1.3.16	Apoptose	21
1.4	**Unspezifische Immunität**	**21**
1.4.1	Unspezifische Immunität	21
1.4.2	Opsonisierung	22
1.4.3	Phagozytose	22
1.5	**Spezifische Immunität**	**23**
1.5.1	Spezifische Immunität	23
1.5.2	Immunantwort	23
1.5.3	Antigenerkennung	23
1.5.4	Lymphozytenaktivierung	24
1.5.5	Effektorphase der Immunantwort	25
1.5.6	Regulation der Immunantwort	26
1.5.7	Immunologische Toleranz	27

6 Anatomie, Physiologie

1. Anatomie, Physiologie

1.1 Grundbegriffe

■□□ **1.1.1 Grundbegriffe**

Begriff	Erläuterung
Immunreaktion	Reaktion des Immunsystems auf ein als körperfremd erkanntes Antigen
Immunsystem	Gesamtheit aller Elemente / Mechanismen der Körperabwehr
Immunologie	Lehre von den Grundmechanismen und den klinischen Aspekten der Körperabwehr
Immunität	Unempfindlichkeit eines Organismus gegenüber Infektionserregern oder Giften
Unspezifische Immunität (Resistenz)	Unspezifische Unempfindlichkeit des Organismus gegenüber Infektionserregern oder Giften durch unspezifische Abwehrmechanismen (z.B. Haut, Lysozym, Killerzellen, → S.21)
Spezifische Immunität	Spezifische Unempfindlichkeit des Organismus durch adäquate Immunantwort (z.B. zelluläre, humorale Immunantwort, → S.23)
Immunisierung	Das Herbeiführen einer Immunität (→ S.59)
Antigen (Ag)	Molekül, das vom Organismus als fremd erkannt wird und eine Immunantwort auslöst (→ S.11)
Antikörper (Ak)	Von B-Zellen (Plasmazellen) sezernierte Immunglobuline, die spezifisch mit einem Antigen reagieren (Träger der spezifischen humoralen Immunantwort, → S.13)

1.2 Immunsystem

■□□ **1.2.1 Immunsystem**
Def System lymphatischer Organe, immunreaktiver Zellen sowie humoraler Immunfaktoren

Eint		
	Primäre lymphatische Organe	Knochenmark (Neubildung von Immunzellen, → S.7), Thymus (→ S.7)
	Sekundäre lymphatische Organe („Stätten der Immunabwehr")	Milz (→ S.7), Lymphknoten (→ S.8), Tonsillen (lymphoretikuläres Gewebe) und lymphat. Gewebe der Schleimhäute (mucosa-associated lymphoid tissue = MALT, z.B. Peyersche Plaques)
	Immunreaktive Zellen	B-Lymphozyten (→ S.10), T-Lymphozyten (→ S.10), Makrophagen (→ S.9), Granulozyten (→ S.9), natürliche Killerzellen (NK)
	Humorale Immunfaktoren	Antikörper (→ S.13), Komplementsystem (→ S.20), Zytokine (→ S.18)

Immunsystem

■□□ **1.2.2 Lymphgefäßsystem**

Anat / Phy
- 10% des durch Kapillarwände ins Gewebe abgepressten Plasmas fließt über Lymphgefäße zum Herzen zurück
- Blind endende Lymphkapillaren drainieren Flüssigkeit im Gewebe
  ⇒ Vereinigung zu afferenten Lymphbahnen; Transport von Antigenen und antigenpräsentierenden Zellen zu lokalen Lymphknoten
  ⇒ aktivierte Lymphozyten verlassen Lk ⇒ efferente Lymphbahnen
- Lymphe aus oberem rechtem Körper
  ⇒ Ductus lymphaticus dexter
  ⇒ Vena subclavia dexter
- Lymphe aus restlichem Körper
  ⇒ Ductus thoracicus (Beginn als Cisterna chyli)
  ⇒ Vena jugularis interna

■□□ **1.2.3 Knochenmark**

Anat Gewebe in großen Knochen bestehend aus:
- **Rotem Knochenmark**: hämatopoetische Stammzellen
- **Gelbem Knochenmark** (Knochenmarkstroma): Fibroblasten, Endothel der Knochenmarksinus, Retikulumzellen, Fettzellen

Fkt Hämatopoese

■□□ **1.2.4 Thymus**

Anat
- **Kortex** (Rinde, peripherer Teil)
- **Medulla** (Mark, zentraler Anteil) aus retikuloepithelialen Zellen und Lymphozyten

Entw / Fkt
- Altersabhängige Rückbildung (Involution nach der Pubertät)
- Während der Zellreifung wandern Lymphozyten vom Kortex in die Medulla
  ⇒ Reifung von unreifen Vorläuferzellen zu immunkompetenten T-Lymphozyten unter dem Einfluss von Zytokinen und Thymushormonen wie Thymosin, Thymopoetin etc. ⇒ Differenzierung der $CD4^+/CD8^+$ T-Lymphozyten in $CD4^+$- und $CD8^+$-Zellen (CD-Nomenklatur, → S.12)
  ⇒ Selektion des T-Zellrepertoirs: autoreaktive T-Lymphozyten, die körpereigene Gewebsantigene auf z.B. Thymusepithelien erkennen, sterben durch Apoptose (> 90% der T-Lymphozyten, Apoptose); nur alloreaktive T-Lymphozyten verlassen den Thymus

■■□ **1.2.5 Milz**

Anat
- **Aufbau**: bindegewebiges, balkenartiges Gerüst aus elastischen Fasern und glatten Muskelzellen umschließt rote und weiße Pulpa
- **Rote Pulpa**: retikulokapilläres Maschenwerk mit Milzsinus und eingelagerten Erythrozyten (Funktion: „Mauserung" der Erythrozyten)
- **Weiße Pulpa**: gesamtes lymphatisches Milzgewebe aus Primär- und Sekundärfollikeln (Malpighische Körperchen) und lymphatische Scheiden um Arterien mit T- und B-Zellarealen

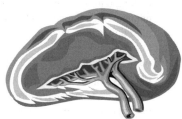

Anatomie, Physiologie

Fkt
- Phagozytose geschädigter und überalteter Blutzellen
- Antigen-induzierte Differenzierung und Proliferation von T- und B-Lymphozyten
- Spezialisierte Makrophagen und B-Zellen
  (für T-Zell unabhängige Antigene, wie Polysaccharide) in der Marginalzone

Anm Milz essenziell wichtig für die Abwehr kapseltragender Bakterien
(Cave: bei Splenektomie ⇒ Impfung gegen Pneumokokken und
Haemophilus influenzae zwingend erforderlich)

1.2.6 Lymphknoten (Lk)

Anat - Aufbau:
Bindegewebskapsel,
trabekulärer Aufbau,
dazwischen retikuläres
Gewebe mit Lymphozyten
und Makrophagen;
Unterteilung in Rinde
(Kortex) und Mark (Medulla)
- **Äußere Rinde:**
  T-Lymphozyten,
  Primärfollikel (= ruhende
  B-Lymphozyten) und
  Sekundärfollikel (aktivierte
  B-Lymphozyten
  = Keimzentren);
  Makrophagen
- **Innere Rinde:** T-Lymphozyten und interdigitierende
  Zellen (antigenpräsentierende Zellen = APZ, → S.23)
- **Medulla:** Markstränge aus T- und
  B-Lymphoblasten, Plasmazellen, Makrophagen
- **Lymphfluss:** afferente Lymphgefäße des Lk
  → subkapsulärer Sinus → Kortex → Medulla
  → efferente Lymphgefäße

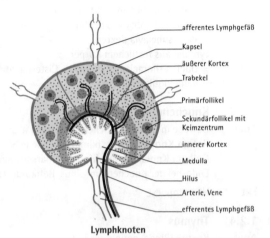

Lymphknoten

Fkt Phagozytose von Antigenen (Mikroorganismen,
Toxinen, Zellfragmenten) aus der Lymphe
⇒ antigene Stimulation von T- und B-Lymphozyten

1.2.7 Entwicklung immunreaktiver Zellen

Hämatopoese
- Bildung und Differenzierung von Leukozyten, Thrombozyten und Erythrozyten aus omnipotenten Stammzellen unter dem Einfluss verschiedener Zytokine
- Blutbildung beim Embryo im Dottersack, später in Leber und Milz, nach der Geburt im Knochenmark
- Ausschwemmung von reifen Zellen ins Blut und in die lymphatischen Gewebe

Immunkompetenz
T-Lymphozyten erlangen ihre Immunkompetenz durch Thymuspassage,
B-Lymphozyten im Knochenmark (Vögel: Bursa Fabricii)

Immunsystem

Antigenmuster
Während der Reifungsphase ändern die Zellen ihre Morphologie und ihren Phänotyp, d.h. ihr Ag-Muster auf der Oberfläche; einige Strukturen („Marker") sind charakteristisch für bestimmte Reifestadien der Zellen (s. CD-Klassifikation, → S.12)

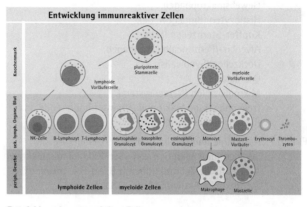

Entwicklung immunreaktiver Zellen

■■□ **1.2.8 Polymorphkernige neutrophile Granulozyten**

Syn Mikrophagen, PMN

Entw Vorläuferzelle des KM (→ S.8) → PMN
→ Übertritt ins Blut
→ Margination/Diapedese ins Gewebe
→ $T_{1/2}$ = 2-3 Tage

Morph - Jeder PMN mit 50-200 histologisch nicht anfärbbaren Granula:
- Azurophile: Myeloperoxidase, Lysozym, kationische Proteine
- Spezifische Granula mit Laktoferrin, Lysozym, Defensine
- Lysosomen mit sauren Hydrolasen
- Besitzen $F_{c\gamma}$-R

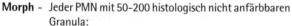

Neutrophiler Granulozyt

Fkt - **Chemotaxis**: gezielte Wanderung entlang des Konzentrationsgradienten eines Chemotaxins [z.B. C5a, fMet-Leu-Phe (fMLP) = bakterielles Chemotaxin, Chemokine → S.19]
- **Phagozytose** von Ag
- Freisetzung von **Entzündungsmediatoren** (Proteasen, Zytokine, Komplementproteine)
- Freisetzung von Sauerstoffradikalen und NO-Verbindungen

■■□ **1.2.9 Makrophagensystem**

Syn Retikulohistiozytäres System, RHS, retikuloendotheliales System, RES

Entw Vorläuferzelle des KM (→ S.8)
Promonozyten (KM) → Monozyten (Blut)
→ gewebsspezifische Makrophagen

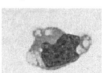

Monozyt

Eint - **Vorläuferzellen im Knochenmark:** z.B. Promonozyten
- **Monozyten des Bluts**

Makrophage

Anatomie, Physiologie

- **Gewebsmakrophagen** (retikulohistiozytäres System = RHS):
  Gewebsmakrophagen,
  Histiozyten (Bindegewebe),
  Kupffer-Sternzellen (Leber),
  Alveolar-/Peritonealmakrophagen,
  Deckzellen (Synovialis),
  Osteoklasten,
  Mikrogliazellen (Nervensystem),
  freie und sessile Makrophagen: interdigitierende und follikulärdendritische Zellen (lymphatisches Gewebe)

Fkt
- Aufnahme und Elimination körperfremder Ag
- Synthese und Sekretion von über 100 biologisch aktiven Substanzen
- Akzessorische Zellfunktionen (z.B. Ag-Präsentation)
- Zytotoxische Aktivität (ADCC → S.25)

1.2.10 Lymphozyten

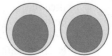

His Runder, chromatinreicher Kern; schmaler, stark basophiler Zytoplasmasaum

Vork Im peripheren Blut und in lymphatischen Geweben

Entw Vorläuferzelle des KM (→ S.8) ⇒ Lymphopoese ⇒ Thymus, Milz, Lymphknotenrinde und lymphoepitheliale Organe; Immunkompetenz der T-Lymphozyten durch Thymuspassage, der B-Lymphozyten im Knochenmark (Vögel: Bursa Fabricii)

Eint
- **T-Lymphozyten**: Lymphozyten, die sich im Thymus aus Vorläuferzellen zu immunkompetenten Zellen entwickeln
- **T-Helferzellen**: funktionelle Subpopulation von T-Zellen (CD4+, TH), die zur Bildung von zytotoxischen T-Zellen + zur Produktion von Ak durch B-Zellen beitragen;
  T_{H1}: Förderung der zellulären Immunantwort → Hilfe bei der Zerstörung intrazellulärer Erreger durch Makrophagen → S.25;
  T_{H2}: Förderung der B-Zellantwort → S.26
- **Zytotoxische T-Lymphozyten** (CTL; CD8+; Tc): sensibilisierte T-Zellen, die spezifisch Zielzellen (Tumoren, virusinfizierte u. allogene Zellen) lysieren
- **T-Suppressorzellen**: funktionelle Subpopulation von T-Lymphozyten (TS), kann die gegen ein Ag ausgelöste Immunreaktion unterdrücken; Existenz ist umstritten
- **B-Lymphozyten**: Differenzierung in sekundären lymphatischen Geweben; besitzt an seiner Oberfläche Ag-Rezeptoren in Form von Immunglobulinen
  Nk-Zellen [Large granular lymphocytes (LGL)]:
  morphologisch große granulierte Lymphozyten, mit lysosomalen Granula im Zytoplasma; ca. 5-15% aller Lymphozyten, Reifung im KM, besitzen keinen Ag-Rezeptor, aber Rezeptoren für Aktivierung und Hemmung der Zellaktivität, $F_{c\gamma}$-R positiv (ADCC → S.25); zytotoxische Aktivität nicht MHC-restringiert, wichtig für (frühe) Visus- und Tumorabwehr

Molekulare Grundlagen 11

1.2.11 Rezirkulation der Lymphozyten

Def Lymphozyten können nach Interaktion spezifischer „Homing"-Rezeptoren mit Adhäsionsmolekülen des Endothels aus dem Blut ins lymphat. Gewebe zurückkehren

Phy
- Ca. 80% der Lymphos im Blut rezirkulieren ⇒ schneller Ag-Lymphozyten-Kontakt ⇒ (Sekundärreaktion schneller); Beschleunigung und Verstärkung (Boosterung) der Immunreaktion durch langlebige Gedächtniszellen
- **Zelluläre Adhäsionsmoleküle** steuern Zirkulation von Lymphozyten durch adhäsive Wechselwirkungen mit Endothelzellen (kubisches Endothel) modifizierter postkapilläre Venolen (= high endothelial venules = HEV)
- **Homing-Rezeptoren** (z.B. Selektine) bewirken, dass Leukos und andere Zellen (z.B. APZ) ihren Bestimmungsort im Gewebe erreichen (homing); sie binden z.B. in Lk an sog. Adressine auf vaskulärem Endothel (z.B. CD54) der postkapillären Venolen
- **Integrine** bedeutend für Zell-Zell- (⇒ Aktivierung) und Zell-Matrix-Interaktionen

Wege
- S. Abb.
- In der Milz: Trabekelarterie, umgeben von lymphat. Scheide, durchbohrt Malpighisches Körperchen → pinselartige Aufzweigung → Einmündung in Milzsinus → Pulpavenen und Balkenvenen → Vena lienalis

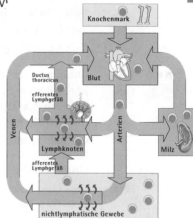

1.3 Molekulare Grundlagen

1.3.1 Antigen

Def
- Moleküle, die (mit Ausnahme von Haptenen) eine Immunantwort hervorrufen (Immunogenität) + mit Antikörpern (Ak) oder Antigenrezeptoren von B- oder T-Lymphozyten reagieren

Fkt
- Reagiert mit Ak (im Plasma oder als Rezeptor auf B-Zellen) oder sensibilisierten T-Lymphozyten
- Löst eine spezifische Immunantwort aus [B-Zellen erkennen Ag in nativer Form, T-Zellen erst nach Ag-Prozessierung (→ S.23)]

Üs

Begriff	Erläuterung
Immunogenität	- „Potenz" des Ag eine Immunantwort auszulösen (Proteine > Zucker > Lipide, Steroide, Nukleinsäuren) - Abhängig von Molekulargewicht, Stoffklasse und phylogenetischer Verwandtschaft zwischen Wirt und Ag (Grad der Fremdheit)
Adjuvans	Substanz, die die Immunantwort auf ein Ag steigert (z.B. Freundsches Adjuvans, → S.59)
Epitop	Antigene Determinante = Teil des Ag, welches an die Ag-Bindungsstelle des Ak (= **Paratop**) bzw. an die Ag-Bindungsstelle (Rezeptor) von B- oder T-Zellen bindet
Hapten	Chemisch einfache Verbindung (niedriges Molekulargewicht), die allein nicht immunogen ist (benötigt Trägermolekül = „Carrier"), jedoch an ihren Ak binden kann (z.B. Penicillin, Di-Nitro-Phenol)

Anatomie, Physiologie

Eint

Nach Grad der Fremdheit für den Wirt	
Autoantigen	Wirtseigenes (körpereigenes) Ag
Alloantigen	Ag eines genetisch differenten Individuums gleicher Spezies (z.B. Blutgruppe, MHC = major histocompatibility complex)
Xenoantigen	Ag eines Individuums einer anderen Spezies
Heterogenetisch	Ag, das mehreren Spezies gemeinsam ist (z.B. Forssmann Ag auf verschiedenen Tierzellen, z.B. Schafserythrozyten, aber auch auf Epstein-Barr-Virus=EBV)
Nach Mechanismus der Immunantwort	
T-Zell-abh. Ag	Stimulation der B-Zelle erfordert spez. T_H-Zelle (die meisten Ag)
T-Zell-unabh. Ag	Direkte Stimulation der B-Zelle (z.B. bakt. Polysaccharide)

1.3.2 Antigenmuster des eigenen Organismus

Entw Während der Reifungsphase ändern die Zellen des Immunsystems ihre Morphologie und ihren Phänotyp, d.h. ihre Ag-Muster auf der Oberfläche; einige Strukturen sind charakteristisch für bestimmte Reifungsstadien der Zellen

CD-Nomenklatur: Definierte Oberflächenmoleküle werden innerhalb der CD-Nomenklatur erfasst (CD = Cluster of Differentiation); bisher ca. 250 verschiedene CD-Ag definiert

Fkt Diese Oberflächenstrukturen dienen oft als Rezeptoren oder Liganden für andere Moleküle ⇒ Ausübung biologischer Fkt, z.B. Ag-Erkennung und Ko-Stimulation

Üs

Oberflächenstruktur	Funktion
Antigenrezeptor	Spezifische Bindung des Antigens an T- oder B-Lymphozyten
CD2	Ko-Stimulation von T-Zellen
CD3	Vermittlung der Signalübertragung des T-Zell-Rezeptors
CD4	Rezeptor für MHC II (MHC = major histocompatibility complex, → S.17) ⇒ Beteiligung an der Antigenerkennung (Bindungsstelle für HIV)
CD8	Rezeptor für MHC I ⇒ Beteiligung an der Antigenerkennung
CD34	Stammzellmarker (nur auf Stammzellen)
Fcγ-Rezeptoren (z.B.CD16)	Induktion von ADCC (antibody-dependent cellular cytotoxicity = antikörperabhängige zelluläre Zytotoxizität) und Phagozytose
CR1 (Kompl.-Rezeptor 1, C3b-Rezeptor, CD35)	Rezeptor für C3b, iC3b ⇒ Phagozytose; ADCC ↑; Kofaktorfunktion bei Spaltung von C3b u. C4b durch Faktor I, Transfer von C3b-beladenen IC (Immunkomplexen) durch Erys zum RES
CD21 (CR2)	Rezeptor für C3dg oder iC3b ⇒ Mitwirkung bei Lymphozytenaktivierung (CD19/CD21-Komplex); Bindungsstelle für Epstein-Barr-Virus (EBV)
CD18/CD11b (CR3)	Adhäsionsmolekül (β_2-Integrin); Rezeptor für iC3b ⇒ Phagozytose ↑
Adhäsionsmoleküle	Selektine, Integrine, Adressine: Adhäsion von Leukozyten an Gewebe, Homing-Rezeptoren, Ko-Stimulation
Zytokinrezeptoren	Zellaktivierung u.v.a.

Molekulare Grundlagen 13

1.3.3 Antigen-Rezeptoren

Def Spezifische Erkennungsstrukturen des Immunsystems

Form
- Antikörper (s.u.)
- B-Zell-Rezeptor: Antigen-Rezeptor der B-Zelle (= membranständige Immunglobuline)
- T-Zell-Rezeptor: Antigen-Rezeptor der T-Zelle (**TZR**, → S.15)

1.3.4 Antikörper

Def Von B-Zellen (Plasmazellen) sezernierte Proteine, die spezifisch mit einem Ag reagieren (⇒ Träger der spezifischen humoralen Immunantwort)

Syn Immunglobuline

Fkt Ag-Bindung ⇒ Induktion nachfolgender Effektorfunktion zur Ag-Elimination
- IgM-Ak: Primärantwort (→ S.25)
- IgG-Ak: Sekundärantwort (→ S.25)
- IgA-Ak: Dimer, versehen mit einer sekretorischen Komponente bei der Passage durch Schleimhautepithel (=sIgA), ist **wichtigster Ak in Körpersekreten**
- IgE: physiologisch bedeutend in der **Parasitenabwehr** (und Eosinophile → ADCC); pathologisch: Auslöser der Überempfindlichkeitsreaktion vom Soforttyp (Allergie, → S.30)

Stru
- Glykoproteine, aus je 2 identischen schweren (**h**eavy: $\mu, \gamma, \alpha, \delta, \varepsilon$) und 2 identischen leichten (**l**ight: κ, λ) Polypeptidketten (S = S-Bindung)
- Enzymbehandlung (Papain/Pepsin) des Ak-Moleküls ⇒ 2 Fragmente: **F(ab)/F(ab)$_2$** (= Ag-bindendes Fragment) und **Fc** (**c**ristallisierbares Fragment = Träger der Effektorfunktion des Ak)
- NH$_2$-terminaler **variabler (V)** Bereich aus hypervariablen Abschnitten (= komplementaritätdeterminierenden Regionen = complementarity-determining region) und Gerüst (= frame work, FR)-Regionen ⇒ Ag-Spezifität
- COOH-terminaler **konstanter (C)** Bereich ⇒ Träger der Effektorfunktionen
- Auffaltung der Ketten in sog. **Domänen** = intramolekulare Schleifen von je ca. 110 Aminosäuren (z.B. V_L = variable light, C_L = constant light, V_H = variable heavy, C_{H1-3} = constant heavy)

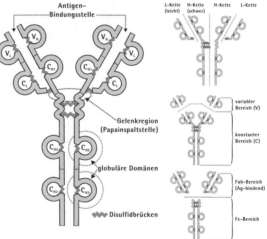

Anatomie, Physiologie

Eint
- **Isotypen**: Ak-Klassen und Subklassen (s. Tab.)
- **Allotypen**: durch allele Gene kodierte Varianten einer Ig-Klasse/Subklasse (z.B. IgG: Gm, Km)
- **Idiotypen**: durch variablen/hypervariablen Teil definierte Ak einer definierten Spezifität
- **Monoklonale Ak**: identische Ig eines B-Zell-Klons
- **Polyklonale Ak**: Ig verschiedener B-Zell-Klone

Eigenschaft	Immunglobulintypen (Isotypen)							
	IgG1	IgG2	IgG3	IgG4	IgM	IgA1	IgA2	IgD	IgE
Schwere Kette	$\gamma 1$	$\gamma 2$	$\gamma 3$	$\gamma 4$	μ	$\alpha 1$	$\alpha 2$	δ	ε
Mittlere Serumkonz. (mg/ml)	9	3	1	0,5	1,5	3	0,5	0,03	0,00005
HWZ (Tage)	21	20	7	21	10	6	6	3	2
Rezeptorbindung									
- PMN	++	+/-	++	+/-	-	++	++	-	-
- Mononukleäre Zellen	++	+	+++	++	+	-	-	-	++
- Mastzellen/Basophile	?	-	-	-	-	-	-	-	+++
- Thrombozyten	+	+	+	+	-	-	-	-	+
Komplementbindung	++	+	++	-	+++	+	+	-	-
Plazentagängigkeit	+	+	+	+	-	-	-	-	-
Transport durch Epithel (via Poly-Ig-R)	-				+	+++ (Dimer)			

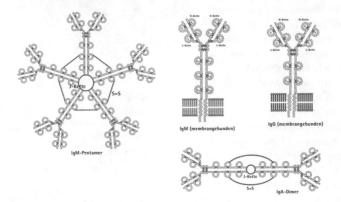

1.3.5 Antigen-Antikörper-Reaktion

Def Reversible, auf physikalisch-chemischen Wechselwirkungen beruhende Verbindung eines Ag mit spezifischen, gegen dieses Ag gerichteten Ak mit Bildung eines Antigen-Antikörper-Komplexes (Immunkomplex)

Bedeutung
- Voraussetzung zur Auslösung einer spezifischen Immunantwort (Ak-abhängige Effektorfunktionen, → S.25)
- Grundlage immunologischer Testmethoden (→ S.61)

Molekulare Grundlagen 15

Bindungsarten Elektrostatische Bindungen, Wasserstoffbrücken- und van der Waalssche Bindungen

Affinität Bindungsstärke einer Epitop-Paratop-Reaktion; Reaktion unterliegt bei monoklonalem Ak und monovalentem Ag dem Massen-Wirkungs-Gesetz

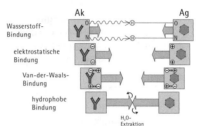

Ag + Ak ⇒ Ag-Ak-Komplex
Ag-Ak-Reaktion

Avidität Funktionelle Affinität, Gesamtbindungsstärke, d.h. Summe der Affinitäten im polyklonalen Ak-Gemisch

Kreuzreaktivität Reaktion eines Ak mit mehreren Antigenen

Wasserstoff-Bindung
elektrostatische Bindung
Van-der-Waals-Bindung
hydrophobe Bindung

Intermolekulare Anziehungskräfte

1.3.6 T-Zell-Rezeptor (TZR)

Fkt Spezifische Erkennung MHC-präsentierter Antigene
→ T-Zellaktivierung

Stru
- 2 Ketten pro TZR (Heterodimer, 80-90 kD) mit konstanten und variablen Regionen
- 2 Arten von TZR: mit α/β (> 90%) oder γ/δ-Ketten (2-5% der Blutlymphozyten); höhere Variabilität bei α/β als bei γ/δ
- Variable Regionen des TZR (Ag-Bindung) bilden zusammen mit dem CD3-Komplex (Signalübertragung) den **funktionellen TZR**

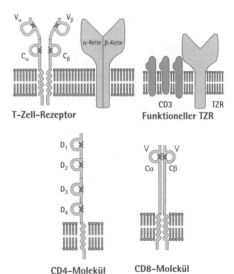

T-Zell-Rezeptor   Funktioneller TZR

CD4-Molekül   CD8-Molekül

1.3.7 Akzessorische Moleküle

CD4-/CD8-Moleküle Fast nur auf α/β Lymphos (⇒ MHC-Restriktion), selten auf γ/δ (⇒ mangelnde MHC-Restriktion); CD4-Moleküle binden an MHC-II-, CD8- an MHC-I-Moleküle ⇒ Unterstützung der Signaltransduktion ⇒ Erhöhung der Empfindlichkeit der Ag-Erkennung

Weitere (Z.B. CD2, CD7, CD5, CD28, CD40L) sind notwendig für die Aktivierung der T-Zelle

16 Anatomie, Physiologie

1.3.8 Ak- und TZR-Diversität

Def Genetisch verfügbare Variabilität der einzelnen Erkennungsstrukturen (Ig und TZR) für eine nahezu unbegrenzte Vielzahl an Antigenen

Phy
- Die Ketten der Erkennungsstrukturen (TZR, Ig) sind in einzelne **Segmente** aufgeteilt (L-Kette: V, J, C bzw. H-Kette: V, D, J, C)
- Diese Segmente werden durch entsprechende **Gen-Segmente** auf der Keimbahn-DNA kodiert
- Jedes Gen-Segment (z.B. V) liegt auf der Keimbahn-DNA in einer **Vielzahl von Varianten** vor (s. Tab.) ⇒ TZR-(Ig-) Diversität basiert auf der kombinatorischen und verknüpfenden Diversifikation der verschiedenen V, D, J und C-Gen-Segmente (Rekombination)
- Weitere Variationen durch Ungenauigkeiten bei der Verknüpfung: einzelne Nukleotide gehen verloren, neue werden hinzugefügt (**N-Diversifikation**) ⇒ insgesamt > 10^{11} α/β-Kombinationen möglich (für TZR), die das ganze Ag-Spektrum abdecken können

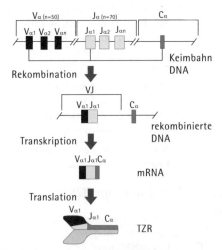

Synthese der TZR-α-Kette

	Anzahl der TZR-Gensegmente beim Menschen			
Gensegment	α	β	γ	δ
V	42	52	14	8
D	0	2	0	3
J	61	6	5	3
C	1	2	2	1

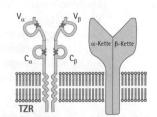

TZR

Anzahl der Gensegmente in der Ig-Region des Menschen									
Gensegment	V_H	Vκ	Vλ	D_H	J_H	Jκ	Jλ	C_H	Cκ	Cλ
Anzahl der Ig-Gensegmente	ca. 100	> 70	20–30	27	6 + 3 pseudo[1]	5	8	9 + 2 pseudo	1	4 (5?) + 4 pseudo

Anm
- Jede T-Zelle bildet TZR einer einzigen Spezifität
- Jede Plasmazelle bildet Ak einer einzigen Spezifität; jeder Ak besteht aus je 2 identischen H- und L-Ketten
- Der Isotyp bzw. die Subklasse der H-Kette des Ig werden durch die verschiedenen C-Gensegmente festgelegt
- Während der B-Zelldifferenzierung kommt es zum Ig-Isotypwechsel („Ig-Isotyp-switch"; IgM ⇒ andere Ig-(Sub)Klasse) durch Spleißen (splicing) der RNA

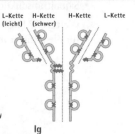

Ig

---

[1] pseudo = pseudogen = Gen kodiert kein Protein

Molekulare Grundlagen

1.3.9 MHC-Moleküle

MHC - Major histocompatibility complex = Haupthistokompatibilitätskomplex
- MHC umfasst die Region von Genen auf Chromosom 6, in der bestimmte Zelloberflächen-Ag (MHC-Moleküle, Mensch: HLA, humane Leukozytenantigene) für die Immunregulation kodiert werden

Fkt Ag-Präsentation; Ag wird von T-Zellen nur in Komb. mit MHC-Molekül erkannt

1.3.10 MHC-Klasse-I-Moleküle

Stru
- Heterodimeres Glykoprotein, bestehend aus variabler α-Kette und einer nichtkovalent gebundenen β-Kette, dem β_2-Mikroglobulin (β_2-M)
- Die α_3-Domäne + das β_2-Mikroglobulin zeigen Ig-ähnliche Strukturen
- α-helikale (α_1- und α_2-Domänen) und unter ihnen liegende β-Faltblatt-Strukturen bilden „Tasche", in der Ag (8-10 Aminosäuren Länge) präsentiert werden
- Strukturelle Polymorphismen der „Taschen"-Region aufgrund multipler Allelie
- MHC-I-kodierende Genorte für α-Kette sind auf Chromosom 6 (HLA-A, B, C, E, F, G), für β_2M auf Chromosom 15 lokalisiert
- Expression auf allen kernhaltigen Zellen, aber auch auf Thrombozyten

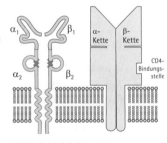

MHC-I-Molekül

Fkt Präsentation von Peptidsequenzen intrazellulärer (endogener) Antigene (z.B. Virusteile, Tumor-Ag, auch Teile physiolog. Zytoplasmaproteine) durch APZ gegenüber CD8+-T-Zellen ($\Rightarrow$ zytotoxische Reaktion)

1.3.11 MHC-Klasse-II-Moleküle

Stru
- Heterodimeres Glykoprotein, aus einer α- und einer β-Kette mit jeweils 2 globulären Domänen (α_1, α_2, β_1, β_2)
- Analog zum MHC-I-Molekül bilden hier α_1- und β_1-Domäne eine „Tasche", ebenfalls mit interindividuell unterschiedlicher Molekularstruktur
- Kodierende Genloci auf Chromosom 6: u.a. HLA-DP,-DQ und HLA-DR

Fkt Präsentation aufbereiteter Fragmente exogener Ag (10-18 Aminosäuren Länge) auf APZ zur Stimulation von CD4+-T-Zellen

MHC-II-Molekül

1.3.12 MHC-Klasse-III-Moleküle

Phy
- Umfassen weitere immunologisch relevante Proteine, wie Komplementproteine (C2, C4A, C4B, Faktor B, → S.20), TNFα/β, Lymphotoxin α/β, 21-Hydroxylase
- Keine Funktion bei der Ag-Präsentation

Bedeutung von MHC-Molekülen
- **Klinisch**: Krankheitsassoziation bestimmter HLA-Haplotypen, z.B.: Spondylitis ankylosans, M. Bechterew (HLA-B27) oder Rheumatoide Arthritis (HLA-DR4)
- Wichtig in der Transplantationsimmunologie (→ S.50) und der Vaterschaftsdiagnostik

Di - Zytofluorometrie, Mikrozytotoxizitätstest (Terasaki), molekularbiologische Tests (z.B. PCR)

Anatomie, Physiologie

■■■ 1.3.13 Zytokine

Def	Botenstoffe mit hormonähnlichen Eigenschaften
Phy	Über das Zytokin-Netzwerk kommunizieren Körperzellen miteinander
Eint	Nach Funktion: Interleukine, Interferone, koloniestimulierende Faktoren (CSF), Wachstumsfaktoren (fördern z.B. Hämatopoese), Chemokine (→ S.19); nach Herkunft: Lymphokine (aus Lymphos) + Monokine (aus Monos/Makrophagen)
Struktur	Glykoproteine, MG zumeist 15-30 kD
Produzenten	Aktivierte Körperzellen, v.a. Zellen des Immunsystems
Funktion	Stimulieren oder supprimieren Funktion, Differenzierung + Wachstum anderer Körperzellen ⇒ pleiotrope Wirkung: vielfältige Wirkungen eines Zytokins an verschiedenen Zelltypen, z.B. Interaktionen mit Hormon-, Gerinnungs-, Nervensystem, Fibroblasten + Endothelzellen
Regulation	Serumlösliche Zytokinrezeptoren (z.B. lösliche IL-2R, IL-6R, TNF-R) und Zytokinrezeptorantagonisten (zytokinähnlich, aber ohne Zytokinwirkung, z.B. IL-1RA) senken Synthese und Wi der Zytokine; andere Zytokine beeinflussen auch Synthese und Wirkung von Zytokinen
Rezeptoren	Heterogene Verteilung, abhängig von Zelltyp und -aktivierungsgrad
Bedeutung	**Zytokine als diagnostische Parameter**: Methode: RIA, ELISA, Durchflusszytometrie (intrazelluläre Zytokine), PCR, funktioneller Test (Zellkultur) bei Immundysfunktion, Entzündungen, Allergien, Immun-Monitoring (bei immunmodulierender Therapie) **Zytokine in der therapeutischen Anwendung**: Substitution bei renaler Anämie (Erythropoetin), chemotherapiebedingten Zytopenien (GM-CSF, G-CSF), Tumortherapie (z.B. IFN-α bei Haarzell-Leukämie, Kaposi-Sarkom + metastasierendem Nierenzell-Ca), Autoimmunerkrankungen (IFN-β bei multipler Sklerose, IFN-α bei Hepatitis C)
Herstellung	Synthetisch oder rekombinant

Zytokin	Hauptproduzent	Hauptwirkung
Tumor-Nekrose-Faktor-α (TNF-α)	Monozyten, T-Lymphozyten, natürliche Killerzellen, Fibroblasten, Granulozyten	Nekrosen in Tumoren, Angiogenese ↑, Kollagenaseaktivität ↑, Phagozytose + Zytotoxizität von Monozyten/Granulozyten ↑, Expression von MHC I + II + Adhäsionsmolekülen ↑, Osteoklastenaktivität ↑, Lipoprotein-Lipase (kachexieinduzierend) ↓, aktiviert T- und B-Lymphos und lymphokinaktivierte Killerzellen, induz. Endotoxin-Schock
Interleukin-1α (IL-1α) Interleukin-1β (IL-1β)	Monozyten, Endothelzellen, natürliche Killerzellen, Fibroblasten, Granulozyten	Aktiviert T-Lymphozyten, Endothelzellen, Fibroblasten, Granulozyten, Knochenmarkzellen; induziert Akute-Phase-Proteine in Hepatozyten; induziert Freisetzung von Prostaglandinen; induziert Fieber; Kollagenaseaktivität ↑; Expression von Adhäsionsmolekülen ↑; hämatopoetischer Wachstumsfaktor für T- und B-Lymphozyten
Interleukin-2 (IL-2)	T-Lymphozyten (v.a. CD4+ T-Lymphozyten)	Wichtigster autokriner Wachstumsfaktor für T-Lymphozyten, aktiviert; T- und B-Lymphozyten, natürliche Killerzellen; auch hämatopoetischer Wachstumsfaktor für T- und B-Lymphozyten
Interleukin-4 (IL-4)	T-Lymphozyten	Hämatopoetischer Wachstumsfaktor für T- und B-Lymphozyten und Mastzellen; IgE Antwort ↑, Monozytenaktivität ↓

Molekulare Grundlagen

Interleukin-6 (IL-6)	Monozyten, T-/B-Lymphos, Endothelzellen, Fibroblasten	Hämatopoetischer Wachstumsfaktor für B-Lymphozyten; Phagozytose von Monozyten ↑; Akute-Phase-Proteine in Hepatozyten ↑; aktivierte T-Lymphos
Interleukin-10 (IL-10)	T-Lymphozyten, B-Lymphozyten	Zytokinproduktion von Monozyten + T_{H1} ↓; Expression von MHC II auf Monozyten ↓; Expression von MHC II auf B-Lymphozyten ↑; hämatopoetischer Wachstumsfaktor für B-Lymphozyten
Typ-I-Interferon: Interferon-α (IFN-α) Interferon-β (IFN-β)	Viral infizierte Zellen	Antiviral, antiproliferativ, aktiviert NK-Zellen (Natural Killer Cells), Expression von MHC I ↑; Expression von MHC II ↓, IFN-α hemmt hämatopoetische Vorläuferzelle
Typ-II-Interferon Interferon-γ (IFN-γ)	Aktivierte T-Lymphos, NK-Zellen (Natural Killer Cells)	Antiviral, antiparasitär, antiproliferativ, aktiviert NK-Zellen, Monozyten, Granulozyten; Expression von MHC I + II ↑, Expression von Adhäsionsmolekülen auf Endothel ↑

1.3.14 Chemokine

Def Proinflammatorische, chemotaktisch aktive Zytokine, die bestimmte Leukos aktivieren

Üs Unterscheidung von 4 Chemokin-Gruppen aufgrund des Cystein-Rearrangements

Gruppe	Chemotaktisch wirksam auf	Rezeptor	Ligand (Bsp)
CXC (α)	Neutrophile, Lymphozyten, Monozyten	CXCR1 (IL-8 Ra)	IL-8, GCP-2
		CXCR2 (IL-8 Rb)	IL-8, GRO-α–γ, NAP-2
		CXCR3	IP-10, MIG, I-TAC
		CXCR4	SDF-1
		CXCR5	BCA-1
CC (β)	Monozyten, T- und B-Lymphozyten, dendritische Zellen, natürliche Killerzellen, Eosinophile, Basophile, jedoch nicht Neutrophile	CCR1	MIP-1α, MCP-2,-3, RANTES, MIP-1α, 1β
		CCR2	MCP-1,-2,-3,-4,-5
		CCR3	Eotaxin, RANTES, MCP-3
		CCR4	MDC, TARC, MIP-1α
		CCR5	MIP-1α, MIP-1β, RANTES
C	Lymphozyten	XCR1	Lymphotactin
CX_3CR_1	Triggert Adhäsion von T-Lymphos + Monos	CX3CR1	Fractalkine

Rzpt Bindung an Chemokin-Rezeptor mit 7 transmembranösen Domänen (Serpentin-R); bisher 5 CXC- Rezeptoren (CXCR-1 bis 5), 9 CC (CCR-1 bis 9) + 1 CX3 C-Rezeptor bekannt

Fkt
- Duffy-Blutgruppen-Ag = Chemokinrezeptor für viele CXC + CC Chemokine (? Entsorgung überschüssiger Chemokine bei der Entzündungsreaktion)
- CCKR5 + Fusin-Korezeptoren für Eintritt von HIV in Monozyten bzw. CD4+-Lymphos
- Kompetitive Blockade der HIV-Infektion von Zellen durch MIP-1α
- HIV-Infizierbarkeit von CCR5-defizienten Zellen ↓ (Alleldefekt bei ca. 10% der europäischen Bevölkerung)

Anatomie, Physiologie

1.3.15 Komplement

Def Gruppe von kaskadenartig miteinander reagierenden Glykoproteinen des Plasmas, die an der Kontrolle der Entzündungsreaktion, der Aktivierung phagozytärer Zellen und der Lyse von Zellmembranen beteiligt sind (Komponenten C1–C9, Faktoren B, D, P)

Aktiv. **Klassischer Weg** nach Ag-Ak(IgG, IgM)-Reaktion; **Alternativweg** ohne Ak durch Kontakt mit Fremdoberflächen (z.B. von Bakterien ⇒ humorale unspez. Abwehr); **Lektinweg** durch Bindung von MBL (= Mannose-bindendes Lektin) an bestimmte Kohlenhydratstrukturen verschiedener Mikroorganismen

Fkt **Zytolyse** durch porenbildende Membranangriffskomplexe, C5b-9 = MAC (membrane attack complex); **Aktivierung von Entzündungszellen, v.a. durch Anaphylatoxine**: Peptide mit starker proinflammatorischer Aktivität (C5a >> C3a > C4a): Mastzelldegranulation, Freisetzung von Proteasen, Zytokinen, O_2-Radikalen aus Leukos, Chemotaxis; **Opsonisierung**: Steigerung der Phagozytierbarkeit verschiedener Partikel (z.B. Zellen oder Bakterien) durch Beladung, hier mit C3b; **Regulation von Immunkomplexen**: Abtransport C3b-opsonierter Immunkomplexe durch CR1-tragende Erys → Abbau im RES nach Phagozytose

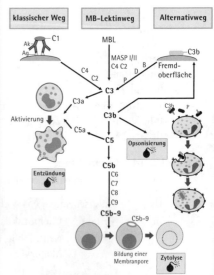

Komplement-Reaktion

Rezeptor	**CR1** (Komplement-Rezeptor 1, C3b-R), **CD35** ⇒ Phagozytose, Adhärenz; **CR2** (CD21) fördert Ag-Erkennung durch B-Zellen (auch Rezeptor für EBV); **CR3, CR4** (CD18/CD11) = Adhäsionsmoleküle (β_2-Integrine) C5a-R/CD88; C3a-R (= Anaphylatoxinrezeptoren); C1q-R
Regulatoren	**Schutz der wirtseigenen Zelle** vor eigenem Komplement (= homologe Restriktion); **Plasma**: C1-Inhibitor, C4-Bindungsprotein (C4bp) (klassischer Weg); Faktor H, I; Properdin (Alternativweg); Clusterin, S-Protein (termin. Sequenz); Serum-Carboxypeptidase N (Anaphylatoxine); **Zelloberfläche**: CR1 (CD35), Decay accelerating factor (DAF, CD55), Membrane cofactor protein (MCP, CD46), CD59
Klinische Bedeutung	Komplementdefekte (→ S.40), entzündliche Gewebszerstörung (v.a bei Vaskulitiden, Nephritiden)
Diagnostische Bedeutung	Funktionelle (hämolytische Tests) und proteinchemische Nachweisverfahren zur Beurteilung von Defekten (→ S.40) oder der Aktivierung des Systems (Spezialdiagnostik); Komplement als Reagenz in Testverfahren, s. KBR (→ S.63)
Routinediagnostik	**Empfohlen**: hämolytischer Test des Gesamtkomplements [1. klassischer Weg (CH50), 2. Alternativweg (APH50)] und Nachweis eines C3-Spaltprodukts (z.B. C3a, C3d)]

Unspezifische Immunität

■□□ **1.3.16 Apoptose**
Def Programmierter Zelltod
Phy - Physiologischer Vorgang im Gegensatz zur Nekrose (passiver Zelltod)
- Aktivierung eines internen Zerstörungsprogramms durch De-novo-Genexpression und Proteinsynthese
- **Rezeptoren [Liganden]**: Fas (APO-1, CD95) [Fas-Ligand, FAS-L], TNF-R [TNF]; LT-R [LT] TRAIL [DR3, DR4, DR5]
- **Mechanismen**: a) **aktive Induktion**, Bsp.: Stimulation der Zelle
  ⇒ FasL mRNA-Expression
  ⇒ Expression von trimeren FasL auf Zelloberfläche ⇒ Abspaltung durch Metalloproteasen
  ⇒ Kreuzvernetzung von Fas durch trimeren, löslichen, autokrinen o. parakrinen FasL
  ⇒ Aktivierung von intrazellulären Caspasen = Cytosolic Aspartate Specific Proteases (Kaskade) ⇒ Apoptose → keine Zerstörung der Architektur von Gewebe, Zelle sowie Matrixproteinen; → keine Entzündungsreaktion → Abräumung durch Phagozytose
- b) **Wegfall Apoptose-hemmender Signale**, z.B. der **Gegenregulation** durch Protoonkogene der bcl-2 Familie → schützt Zelle durch antioxidativen Mechanismen vor Apoptose; Apoptose ↑ z.B. bei bcl-2 Defizienz
- **Funktion**: Elimination autoreaktiver T-Lymphos im Thymus, Zellerneuerung, Homöostase, Chemo-Th-Wm (Induktion von Fas/FasL in derselben Zelle)

Morph Zellschrumpfung, Zytoplasmaverdichtung, Abschnürung membranumschlossener Vesikel (apoptotische Körperchen), Kernchromatin-Kondensation, internukleosomale DNA-Fragmentierung durch Endonukleasen in Fragmente von 180-200 Basenpaaren (Leitermuster bei Auftrennung in Agarose-Gel)

Pat Genetischer Defekt von Fas oder FasL auf Lymphozyten ⇒ T-Lymphozyten-Apoptose ↓
⇒ Lymphozytenelimination ↓ ⇒ Lymphoproliferation ⇒ Autoimmunität ↑

1.4 Unspezifische Immunität

■■□ **1.4.1 Unspezifische Immunität**
Def Widerstandsfähigkeit des Organismus gegenüber Infektionserregern oder Giften durch unspezifische Abwehrmechanismen (Resistenz)

Komponente	Erläuterung
Physikoche-misch	Haut + Schleimhaut: physikalischer Schutz; Schleimsekretion; gerichtete Zilienmotilität; basische Proteine: Spermin, Spermidin, Protamin + Histone, epidermale Säureschutzmantel (pH 4-6); Magensäure
Lysozym, Peroxidasen, Laktoferrin	**Lysozym**: mureinspaltendes bakterizides Enzym; Vorkommen in Tränenflüssigkeit, Nasen-, Darmschleim, Blutplasma, Granula der polymorphkernigen Granulozyten **Peroxidasen**: lysosomale Enzyme phagozytierender Zellen, setzen aus Peroxiden molekularen O_2 frei ⇒ Reaktion auf verschiedene mikrobizide O_2-Verbindungen, z.B.: Superoxidanionen, Singulett-Sauerstoff oder freie Hydroxylradikale **Laktoferrin**: lysosomales Protein phagozytierender Zellen, das Eisen bindet und es damit dem bakteriellen Stoffwechsel entzieht

22 Anatomie, Physiologie

Lysosomale Enzyme, kationische Proteine	**Lysosomale Enzyme**, wie Proteasen (z.B. Kathepsine), saure Hydrolasen, Amylasen und Lipasen, → Abbau der Bakterienzellwand → Schädigung **Kationische Proteine** (Phagocytin + Defensin) → Perforation der Bakterienzellwand
Unspez. humoral	Komplement (alternativer Weg), CRP, Fibronektin; Interferone (IFN-α, β, γ)
Unspez. zellulär	NK-Zellen; Phagozyten (neutrophile/eosinophile Granulozyten, mononukleäre Phagozyten)

Pat Das Fehlen nur einer dieser Komponenten [z. B. bei Verbrennungen der Haut, Defekte von Phagozyten oder des Komplementsystems, (infantiler) Neutrozytopenie, Agranulozytose] führt häufig zu rezidivierenden, z.T. lebensbedrohlichen Infektionen

■■☐ **1.4.2 Opsonisierung**

Def Steigerung der Phagozytierbarkeit verschiedener Partikel (z.B. Zellen oder Bakterien) durch Beladung mit spezifischen Ak, C3b und/oder anderen Proteinen (sog. Opsonine)

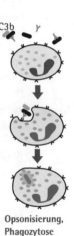

Opsonisierung, Phagozytose

Opsonine
- **C3b (und C4b)**: Bindung an Poly- und Lipopolysaccharide von Bakterienzellwänden ⇒ Bindung der opsonisierten Keime an Komplementrezeptor 1 und 3 (CR1, CR3) auf PMN + Makrophagen ⇒ Phagozytose ↑; Verstärkung durch gleichzeitige Opsonisierung mit IgG; C3 + C4 gehören zu Akute-Phase-Proteinen (APP), Reaktionszeit ca. 48-72 h
- **C-reaktives Protein (CRP)**: pentameres, nicht glykosyliertes Protein; bindet Ca^{2+}-abhängig an Phosphorylcholin und saure Glykoproteine von Bakterien, Pilzen und Parasiten, auch an Phospholipide und polyanionische oder -kationische Plasmaproteine zerstörter Zellen
  ⇒ Präzipitation löslicher Liganden, Agglutination partikulärer Liganden
  ⇒ Aktivierung von Komplement über C1 (klassischer Weg); APP, Reaktionszeit ca. 6-10 h
- **Mannosebindendes Lektin (MBL)**: bindet Ca^{2+}-abhängig an mannosereiche Oberflächenstrukturen von Mikroorganismen
  ⇒ Bindung an Collectin(C1q)-Rezeptor auf PMN und Makrophagen
  ⇒ Phagozytose; Aktivierung des Komplementsystems [MB-Lektinweg (= offizielle Nomenklatur)]; APP
- **Weiteres wichtiges Opsonin:** IgG

■■☐ **1.4.3 Phagozytose**

Def Abtötung und Abbau körperfremder od. opsonisierter Ag durch Makrophagen (→ s.9) mit Hilfe mikrobizider O_2-Verbindungen und lysosomaler Enzyme

Phy Aufnahme partikulärer (durch z.B. IgG u./o. C3 opsonisierter) Ag durch Endozytose
  → Einschluss in Phagosomen
  → Verschmelzung mit Lysosomen zu Phagolysosomen
  → intrazelluläre Abtötung (reaktive O_2-Verbindungen, Proteasen, Lysozym)
  → Aufbereitung und Präsentation der Ag-Fragmente durch MHC-Moleküle
  ⇒ Initiation der Immunantwort

Spezifische Immunität

Freisetzung biologisch aktiver Substanzen
- **Enzyme**: Kollagenase, Elastase, Hyaluronidase, lysosomale Proteine, Lysozym u.a.; Sekretion nach Phagozytose oder Aktivierung durch Lymphokine
  ⇒ Reorganisation des Gewebes
- **Mediatoren**: Prostaglandine, Komplement- und Gerinnungsproteine, Zytokine, z.B. IL-1, IL-6, TNF, und wachstumsstimulierende Faktoren, z.B. für Fibroblasten und Granulozyten
- **Reaktive Sauerstoff- und Stickstoffmetabolite**

Regeneration Aktivierung durch Zytokine, z.B. IL-1 (autokrin), IFN-γ (MHC-II-Expression), Calcitriol (autokrin) u.a.; Hemmung durch Prostaglandin E, IL-4, IL-10, TGF-β u.a.

1.5 Spezifische Immunität

1.5.1 Spezifische Immunität
Def Spezifische Unempfindlichkeit des Organismus durch adäquate Immunantwort

1.5.2 Immunantwort
Def Gesteuerte Reaktion des Immunsystems auf ein als körperfremd erkanntes Ag

Phy
- Reife Lymphozyten wandern aus den primären lymphatischen Organen aus und besiedeln sekundäre lymphatische Organe (= Filter des Lymphgefäßsystems)
  ⇒ Ort der immunologischen Auseinandersetzung mit Antigenen
- **Zelluläre Immunantwort**: APZ bieten Antigen den B- und T-Lymphozyten dar
  ⇒ Vermehrung von T-Lymphozyten in thymusabhängigen Gebieten, wie der parakortikalen Zone (Intermediärzone) des Lymphknotens, der periarteriolären Lymphscheiden der Milz und der interfollikulären Areale des darmassoziierten lymphoiden Gewebes
- **Humorale Immunantwort** (→ S.24): Induktion von Sekundärfollikeln (germinative Zentren) aus Primärfollikeln (thymusunabhängige Areale) mit Auftreten von antikörperbildenden Plasmazellen

Verl
- **Antigenerkennung**
- **Lymphozytenaktivierung** (Proliferation, Differenzierung, → S.24)
- **Effektorphase**: Antigenelimination (→ S.25)

1.5.3 Antigenerkennung
Def Bindung von Ag an Ag-präsentierende Zelle (APZ), Aufnahme, Verarbeitung und Präsentation von Ag-Peptiden auf MHC-Molekülen gegenüber T-Lymphozyten

Zellen
- **Professionelle antigenpräsentierende Zellen (APZ)**: Monozyten, Makrophagen, interdigitierend-dendritische Zellen (Thymus, Milz, Lymphknoten), Langerhans-Zellen (Haut), follikuläre dendritische Zellen (Lymphknoten, Milz), Kupffer-Zellen (Leber), Mikroglia-Zellen (ZNS), B-Zellen

Fakultative APZ: Astrozyten, Endothelzellen, Fibroblasten

Phy Bindung von Ag an APZ über sog. Pattern Recognition Rec., die in Form einer Mustererkennung invariante Kohlenhydratstrukturen (z.B. LPS, Mannose, sog. pathogen associated molecular patterns (PAMPs) erkennen (z.B. CD14 = LPS-R, Toll-like R) ⇒ Endozytose ⇒ proteolytische Zerlegung des Ag in Bruchstücke (Prozessierung) ⇒ Bindung des Ag an MHC-I- und -II-Determinanten im rauhen endoplasmatischen Retikulum (RER) ⇒ Transport der MHC-gekoppelten Bruchstücke zur Zelloberfläche

Anatomie, Physiologie

⇒ Präsentation: MHC-I- / MHC-II-gekoppelte Ag-Bruchstücke (1. Signal f. T-Zelle)
⇒ IL-1 Freisetzung der APZ (2. Signal)
⇒ Induktion weiterer Monokine, wie TNF, IL-6 ⇒ Expression von Adhäsionsmolekülen (3. Signal)

Endogenes Antigen (Z.B. in virusinfizierter Zelle, auch körpereigene Ag): proteolytische Spaltung durch Proteasomen (zytoplasmatischer Multienzymkomplex) ⇒ Transport durch Transporterproteine (TAP = transporter of antigenic peptides) in das RER ⇒ Bindung an MHC-Klasse-I-Molekül ⇒ Transport zur Zelloberfläche

Exogenes Antigen Bindung der Peptide im endosomalen Kompartiment („loading compartment") an MHC-Klasse-II-Moleküle ⇒ Transport zur Zelloberfläche

1.5.4 Lymphozytenaktivierung

Aktivierung von T-Helferzellen (T_H)
1. Signal: Interaktion von MHC-II-präsentiertem Ag auf APZ mit Ag-Rezeptor und CD4-Molekül auf T_H (= MHC-Klasse-II-restringierte Immunantwort)
⇒ **2. Signal:** Verstärkung der Signaltransduktion durch Interaktion von akzessorischen Molekülen auf T_H (z.B. CD28, CD2, CD11a, CD4) und APZ (z.B. B7, LFA-3 (CD58), ICAM-1 (CD54), MHC II) sowie Kostimulation durch Zytokine (z.B. IL-1, IL-2 und IL-6)

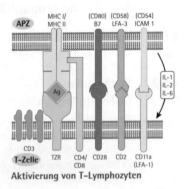

Aktivierung von T-Lymphozyten

⇒ Aktivierung und Proliferation von Ag-spezifischen T_{H1} und T_{H2} (klonale Selektion und Expansion)
⇒ Sekretion von Zytokinen + Expression von Zytokinrezeptoren (z.B. IL-2 + IL-2-Rezeptor)

Aktivierung zytotoxischer T-Zellen (T_C, zelluläre Immunantwort)
1. Signal: Interaktion von MHC-I-präsentiertem Ag mit Ag-Rezeptor und CD8-Molekül auf zytotoxischen T-Zellen (Tc) (= MHC-I-restringierte Immunantwort)
⇒ 2. Signal: durch T_{H1}-Zytokine (IL-2, IL-12, IFN-γ)
Aktivierung + Proliferation von Ag-spezifischen T_C-Vorläuferzellen (klonale Selektion + Expansion) ⇒ zytokinabhängige Ausdifferenzierung von T_C
⇒ **Lyse** der Ag-MHC-I-Komplex-tragenden Zielzellen (z.B. virusinfizierte Zelle)

Aktivierung von T-Zellen durch Superantigene (Z.B. bakterielle Exotoxine): Bindung des Super-Ag an Vβ-Kette des TZR
⇒ Vernetzung von TZR + MHC-II-Molekül (Ag-unabhängige Aktivierung)

TZR-vermittelte Signaltransduktion Stimulation des TZR durch Ag/MHC-Komplex → Crosslinking von TZR und CD4 oder CD8 Korezeptor → Aktivierung von rezeptor- oder nicht rezeptorassoziierten Tyrosinkinasen, Phospholipasen und Phosphatasen und Bildung von „second messenger" → Aktiv. über 2 Signaltransduktionswege: Tyrosinkinaseweg und Phosphatidylinositol-Weg → Crosslinking von TZR/CD3 mit CD4 und CD8 aktiviert CD4/CD8-assoziierte p56^{lck} → Aktivierung von Phospholipase C → Hydrolyse von Phosphatidylinositol-4,5-biphosphat (PIP_2) in Diacylglycerol (DAG) und Inositol-1,4,5-triphosphat (IP_3) → DAG aktiv. Proteinkinase C (PKC), IP_3 setzt Ca^{2+} frei aus intrazellulären Speichern und öffnet Kalziumkanäle in T-Zellmembran → Aktivierung v. Transkriptionsfaktoren NF-AT, NF-κB oder OCT → Transkription von IL-2- und IL-2-Rezeptor-Genen im Zellkern

Spezifische Immunität 25

Aktivierung von B-Lymphozyten (humorale Immunantwort)
a.) T-Zell-abhängig: Bindung von freiem oder präsentiertem Ag an Ag-Rezeptor (Immunglobulinrezeptor) auf B-Zelle (1. Signal) ⇒ Stimulation durch IL-4, IL-5, IL-6, IL-10 und IL-13 aus T_{H2} (2. Signal) ⇒ klonale Selektion und Expansion der B-Zellen ⇒ zytokinabhängige Differenzierung zu Plasmazellen ⇒ **Ak-Produktion**
Haptene: (z.B. Medikamente) Auslösung einer B-Zell-Antwort nur nach Bindung an ein großes Protein (Carrier), da zuerst Carrier die T-Zellen aktivieren muss ⇒ Lymphokine für B-Zellantwort von T_{H2}
⇒ B-Zelle bindet Hapten ⇒ Ak-Produktion gegen Hapten
b.) T-Zell-unabhängig: Ag mit kleinen repetitiven Sequenzen stimulieren B-Zellen ohne T-Zellhilfe
Primärantwort: Bildung von Ak (IgM) und sensibilisierten T-Zellen nach Erstkontakt mit dem Ag ⇒ Bildung von T- und B-Gedächtniszellen
Sekundärantwort (Boosterung): erneuter Ag-Kontakt
⇒ beschleunigte und verstärkte Immunantwort mittels T- und B-Gedächtniszellen
Ig-Klassenwechsel: Steuerung durch 2 Signale: 1. Signal Zytokine (z.B. IL-3/4/5/6 (T_{H2}) und IFN-γ (T_{H1}), 2. Signal: CD40 (B-Zelle) - CD40-Ligand (= CD154; T-Zelle)-Wechselwirkung

1.5.5 Effektorphase der Immunantwort

Def Elimination von Antigenen durch verschiedene Effektormechanismen

Antikörpervermittelte Effektormechanismen
- Ak-abhängige zellvermittelte Zytotoxizität
  (= antibody-dependent cellular cytotoxicity = ADCC),
  Effektorzellen sind Fc-Rezeptor-tragende Zellen, z.B. NK-Zellen (Natural Killer Cells), Monozyten/Makrophagen, neutrophile und eosinophile Granulozyten
- Komplementaktivierung (klassischer Weg)
  ⇒ Zytolyse, Entzündungsreaktion, Opsonisierung (→ S.22)
- Opsonisierung (IgG_1, IgG_3, → S.22) ⇒ Phagozytose (→ S.22)
- Neutralisation (Viren, Toxine)
- Agglutination (partikuläre Ag, wie Zellen, Bakterien), Präzipitation (lösliche Ag)
- IgE-vermittelte Reaktionen ⇒ Parasitenabwehr

Pat
- Blockade physiologischer Funktionen (z.B. Myasthenia gravis: Auto-Ak blockiert Azetylcholin-Rezeptor ⇒ gestörte Reizleitung)
- Überempfindlichkeitsreaktionen (Allergien) (→ S.30)

T-Zell-vermittelte Zytotoxizität ($CD8^+$-zytotoxische T-Zellen):
- Selektives Zerstören von Zielzellen (z.B. virusinfizierte Zelle) nach Erkennen des Ag in Verbindung mit MHC-I-Molekülen (oder von Klasse-I-Molekülen allein auf allogenen/ xenogenen Zellen - z.B. Transplantatabstoßung)
- Lyse durch porenbildende Moleküle wie Perforine (ähnlich dem lytischen Komplementkomplex, C5b-9) oder Granzyme und/oder Auslösung von Apoptose

Zytokinvermittelte Reaktionen (durch $CD4^+$-T-Zellen):
- Zytokine der T_{H1} (z.B. IL-2, IFN-γ)
  ⇒ Förderung der zellabhängigen Immunantwort, Aktivierung von Makrophagen
- Zytokine der T_{H2} (z.B. IL-4, IL-5, IL-6, IL-10, IL-13)
  ⇒ Steigerung der IgE- und IgG_1-Synthese, Eosinophilie

Anatomie, Physiologie

Zytotoxizität durch natürliche Killerzellen (NK-Zellen):
- Nichtspezifische Zytotoxizität ohne MHC-Restriktion
- NK-Zellen → S.10 ⇒ ADCC (→ S.25)
- Zytotoxischer Mechanismus ähnlich dem von Tc

Makrophagenvermittelte Effektorfunktionen
- Phagozytose (→ S.22)
- Sekretion von Zytokinen
- Zytotoxische Reaktion (s. auch ADCC), z.B. Tumorzell-Zerstörung nach Aktivierung durch Zytokine (z.B. TNF, IFN-γ)

1.5.6 Regulation der Immunantwort

Durch Ag-Elimination: Einfluss von Struktur, Dosis, Applikationsart, Applikationsort und Verweildauer des Ag sowie der HWZ von Mediatoren (Ak, Zytokine) und Effektorzellen → Ag eliminiert → keine Stimulierung mehr

Durch regulatorische T-Lymphozyten:
- Verschiedene Typen von $CD4^+$-Zellen können sich gegenseitig steuern:
- $CD4^+$-T-Lymphozyten vom Typ 1 (T_{H1}, inflammatorische T-Zellen) aktivieren über die Sekretion von z.B. IL-2 + IFN-γ zytotoxische T-Lymphozyten (2. Signal bei T-Zellaktivierung) + Monozyten; hemmen über IFN-γ-Sekretion T_{H2}-Lymphozyten
- $CD4^+$-T-Lymphozyten vom Typ 2 (T_{H2}, Helfer-T-Zellen) aktivieren mittels IL-4, IL-5, IL-6, IL-10, IL-13 und TGF-β B-Lymphozyten (2. Signal bei B-Zellaktivierung); hemmen über TGF-β, IL-4 und IL-10 T_{H1}-Lymphozyten
- $CD8^+$-T-Suppressorlymphozyten blockieren T-Helferlymphozyten antigenspezifisch über Idiotyp/Antiidiotyp-Reaktion

Durch idiotypische Regulation (= hochspezifische Regulation der Immunantwort):
- **Idiotyp** = individuelle Determinante in variabler Region von Ak- bzw. Ag-Rezeptor von T-Zellen
- **Antiidiotyp** = Rezeptor für Idiotyp, z.B. Ak- oder Ag-Rezeptor für Idiotyp
- **Modell** (Netzwerktheorie): jeder Idiotyp ist immunogen und induziert einen Antiidiotyp, der wiederum einen Anti-anti-Idiotyp und dieser wieder einen Anti-anti-anti-Idiotyp etc. (Id ⇒ AId ⇒ AAId ⇒ AAAId ⇒ ...)
- Idiotyp/Antiidiotyp-Reaktionen wirken je nach Konzentration stimulierend oder supprimierend auf die Immunantwort

Spezifische Immunität

1.5.7 Immunologische Toleranz

Def Zustand einer spezifischen immunologischen Nichtreaktivität von T-und/oder B-Lymphozyten gegen körpereigenes Gewebe (Selbst-Toleranz) oder gegenüber körperfremden Ag als Ergebnis immunregulatorischer Mechanismen

PPh Gestörte Selbst-Toleranz führt zur Autoimmunität (Autoimmunkrankheit, → S.35)

Mech
- **Klonale Deletion**: Elimination selbstreaktiver T- oder B-Zellen durch Apoptose
- **Klonale Anergie**: Inaktivierung selbstreaktiver T- oder B-Zellen, z.B. durch fehlende kostimulatorische Signale (B-Zellen: fehlende T-Zellhilfe)
- Ag-(Idiotyp-)spezifische T-Suppressorzellen vermitteln Toleranz über Idiotyp/Antiidiotyp-Interaktion (→ S.26)

Üs
Urs

Zentrale Toleranz (Thymus)	Periphere Toleranz
Zentrale klonale Deletion	**Klonale Deletion:** nach irreg. Zell-Aktivierung durch Crosslinking von CD3/TZR ohne APZ oder Crosslinking v. CD3/TZR + MHC I zusammen oder unabhängiges Crosslinking von CD3/TZR + CD4
Zentrale klonale Anergie	**Klonale Anergie:** mangelhafte Zell-Aktivierung durch unzureichende Expression des TZR oder akzessorischer Moleküle (z.B CD3, CD4, CD8, CD28), IL-2-Unresponsiveness, fehlende kostimulatorische Signale (z.B. B7)
Fehlerhaftes T-Zellrezeptor-Rearrangement	**Immunsuppression:** komplette Aktivierung in Gegenwart von neg. Regulatoren, z.B. Faktoren (TGF-β, Steroide) oder Idiotyp/Antiidiotyp-Interaktionen
Fehlende positive Selektion während sehr früher T-Zellreifungsstadien	Umverteilung von Lymphozyten aus der Zirkulation in andere Körper-Kompartimente
	Sequestration von Ag - Prinzip der Unzugänglichkeit; Bsp. Auge

2. Pathologie des Immunsystems

2.1 Übersteigerte Immunreaktion 30
- 2.1.1 Übersteigerte Immunreaktionen 30
- 2.1.2 Typ-I-Reaktionen 30
- 2.1.3 Typ-II-Reaktionen 32
- 2.1.4 Autoimmunhämolytische Anämien 32
- 2.1.5 Autoimmunthrombozytopenie 33
- 2.1.6 Typ-III-Reaktionen 33
- 2.1.7 Typ-IV-Reaktionen 34
- 2.1.8 Kontaktallergie 34
- 2.1.9 Tuberkulinreaktion 35
- 2.1.10 Granulomatöse Überempfindlichkeitsreaktion 35

2.2 Autoimmunerkrankungen 35
- 2.2.1 Autoimmunerkrankungen 35

2.3 Immundefekte 36
- 2.3.1 Immundefekte (ID) 36
- 2.3.2 B-Zelldefekte 36
- 2.3.3 Agammaglobulinämien 36
- 2.3.4 Dysgammaglobulinämien 37
- 2.3.5 Selektiver IgA-Mangel 37
- 2.3.6 Selektive IgG-Subklassendefekte 37
- 2.3.7 X-chromosomaler humoraler ID mit Hyper IgM 37
- 2.3.8 Variable Hypogammaglobulinämie 37
- 2.3.9 Transiente Hypogammaglobulinämie der Neugeborenen 38
- 2.3.10 Defekte des T-Zellsystems 38
- 2.3.11 Immundefekte mit zusätzlichen Anomalien 38
- 2.3.12 DiGeorge-Syndrom 38
- 2.3.13 Ataxia teleangiectatica 38
- 2.3.14 Wiskott-Aldrich-Syndrom 39
- 2.3.15 Schwere kombinierte Immundefekte 39
- 2.3.16 Phagozytendefekte 40
- 2.3.17 Komplementdefekte 40
- 2.3.18 Sekundäre Immundefekte 41
- 2.3.19 AIDS 41

2.4 Maligne Erkrankungen 42
- 2.4.1 Hodgkin-Lymphom 42
- 2.4.2 Non-Hodgkin-Lymphome 44
- 2.4.3 Multiples Myelom 45
- 2.4.4 Waldenström-Makroglobulinämie 45
- 2.4.5 Schwere-Ketten-Krankheit 46
- 2.4.6 Chronisch-lymphatische Leukämie 46
- 2.4.7 Akute Leukämie 47

2. Pathologie des Immunsystems

2.1 Übersteigerte Immunreaktion

2.1.1 Übersteigerte Immunreaktionen

Form
- **Allergie**: übersteigerte Immunreaktion gegen körperfremde Antigene (Allergene)
- **Autoimmunreaktion**: Immunreaktion gegen körpereigene Antigene

PPh Die zugrundeliegenden Reaktionen entsprechen im Wesentlichen denen physiolog. Immunantworten zum Schutze des Wirts; pathologische Folgen resultieren aus einer inadäquaten, überschießenden Reaktion gegen Fremdantigene oder einer Immunreaktion gegen körpereigene Strukturen aufgrund einer gestörten Regulation

Eint Überempfindlichkeitsreaktionen nach Coombs und Gell
(= Reaktionsformen der pathogenen Immunantwort):

	Typ I	Typ II	Typ III	Typ IV
Reaktionstyp	Anaphylaktisch	Zytotoxisch	IC-vermittelt	Zellvermittelt, verzögert
Antigen	Löslich exogen	Zell/Matrix-assoziiert	Löslich exo-/endogen	Löslich/Zell-assoziierte
Komponenten	IgE /Mastzelle	IgG/Komplement, FcγR+-Zellen	IgG/Komplement, FcγR+-Zellen	T-Zelle/Makrophage
Beispiel	Allerg. Rhinitis, Asthma bronchiale, Nahrungsmittelallergie	M. haemolyticus neonat., Transfusionsreaktion, Goodpasture-Syndrom	IC-Glomerulonephritis, Arthus-Reaktion, SLE	Kontaktdermatitis, Tuberkulinreaktion, granulomatöse Entzündung
		→ S.32	→ S.33	→ S.34

IC = Immunkomplex, SLE = systemischer Lupus erythematodes

2.1.2 Typ-I-Reaktionen

Syn Überempfindlichkeitsreaktionen vom Soforttyp/vom anaphylaktischen Typ, Allergie im engeren Sinne

Epi Ca. 15%-25% in westlichen Industrieländern, familiär gehäuft

PPh **Sensibilisierungsphase/Primärreaktion**

Symptomloser Erstkontakt mit Allergen (Pollen, Milbenkot, Schimmelpilzsporen, bestimmte Nahrungsmittel, Medikamente)
⇒ Aufnahme des Ag durch APZ + Präsentation von Ag-Fragmenten durch MHC-Klasse-II-Moleküle auf APZ

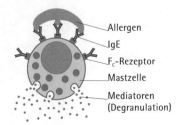

Typ-I-Reaktion

Übersteigerte Immunreaktion

⇒ Proliferation und Differenzierung von allergenspezifischen B-Zellen zu IgE-produzierenden Plasmazellen [Einfluss: ↑ IL-4, IL-13 (T_{H2}) + CD40 (B-Zellen) / CD40L (T-Zellen) Interaktion, ↓ IFN-γ IL-12(T_{H1})]

⇒ Ag-spezif. monomeres IgE bindet über F_C-Teil an hochaffinen Fcε-RI (Fcε-Rezeptor I) auf Mastzellen + Basophilen (Sensibilisierung von Mastzellen durch IgE-Beladung über Wo erhalten

Effektorphase/Sekundärreaktion

Bei Zweit- bzw. Folgekontakt mit gleichem Ag:
⇒ Quervernetzung rezeptorgebundener IgE-Moleküle ⇒ Signal zur Mastzellaktivierung
⇒ Freisetzung präformierter Mediatoren aus Mastzellgranula (Histamin, Serotonin, Bradykinin, Enzym, Cytokin)
⇒ Freisetzung von de novo synthetisierten Mediatoren nach Enzymaktivierung (z.B. LTC4, PGD2, PAF, Chemokine, Cytokine, wie IL-4, IL-12 ⇒ T_{H2}- Antwort ↑)
⇒ Kli: z.B. Rhinitis, Konjunktivitis, allergisches Asthma bis zum anaphylaktischen Schock (**Frühphase**)

Spätphase

Allgemeine Entzündungsreaktion (Zellinfiltration) → Zytokininduktion
→ Aktivierung von Eosinophilen (→ ADCC, Freisetzung proinflammatorischer Mediatoren)

Di
- Anamnese (einschl. Familie)
- In-vivo-Tests: Hauttest (z.B. Pricktest), Provokationstest (nasal, bronchial, gastrointestinal)
- Labor: Gesamt-IgE (ELISA, RIA als Radio-Immuno-Sorbenttest = RIST), allergenspezifische IgE (ELISA, RIA als Radio-Allergo-Sorbent-test = RAST, Histaminfreisetzungstest [Basophile])

Th
- **Allergenkarenz**
- **Symptomatisch**: Antihistaminika, Chromoglycinsäure, Kortikosteroide, Adrenalin, Epinephrin (anaphylaktischer Schock)
- **Immun-Th**:
De-/Hyposensibilisierung = wiederholte Applikation ansteigender Dosen des Allergens (unterschiedlicher Erfolg, gut z.B. bei Bienengiftallergie); vermuteter Mechanismus: T_{H2} ⇒ T_{H1}-Antwort, Verminderung der Mastzellen am Ort der allergischen Reaktion;
- Humanisierter anti-IgE-Antikörper;
experimentell: anti-ICAM-1, IFNγ bei atopischer Dermatitis, Blockade des IgE-Rezeptors, humanis. anti-IL-5 (⇒ ↓ Eosinophilie)

EosAnm IgE und Eosinophile bilden einen wichtigen Schutzmechanismus zur Abwehr von Parasiten (v.a. Helminthen)

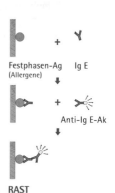

Festphasen-Ag (Allergene)   IgE

Anti-Ig E-Ak

RAST

Pathologie des Immunsystems

2.1.3 Typ-II-Reaktionen

Syn Überempfindlichkeitsreaktionen vom zytotoxischen Typ

PPh Bindung des spezifischen Ak an zell- oder matrixassoziiertes Ag
⇒ entzündliche Gewebszerstörung

Urs Inadäquat ablaufende Ak-vermittelte Effektorfunktionen, z.B.:
- ADCC
- Komplementaktivierung mit lytischer Zerstörung von IgG/IgM-bindenden Zielstrukturen und zusätzlicher Aktivierung von Entzündungszellen
- Opsonisierung mit nachfolgender Phagozytose von IgG (Fcγ-Rezeptor-vermittelt) und/oder C3b- (CR1-vermittelt) beladenen Zielstrukturen, bzw. Freisetzung toxischer Sauerstoffmetabolite (oxidative burst)

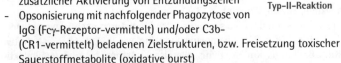

Typ-II-Reaktion

Bsp
- Transfusionsreaktionen (AB0-Inkompatibilität, → S.58)
- Fetale Erythroblastose (= Morbus haemolyticus neonatorum, → S.58)
- Autoimmunhämolytische Anämien
- Medikamenteninduzierte Reaktionen gegen Blutzellen (z.B. Quinidin)
- Hyperakute Transplantatabstoßung (→ S.52)
- Pemphigus vulgaris, Pemphigoid (s. Dermatologie)
- Blockade/Störung physiologisch wichtiger Funktionen (z.B. Myasthenia gravis, Blockade des AcCh-Rezeptors, → S.35)

2.1.4 Autoimmunhämolytische Anämien

Urs (Auto-)Antikörperbildung gegen Erythrozytenantigene

Wärme-Autoantikörper
PPh Wärme-Autoantikörper (v.a. gegen Rh-Ag) ⇒ Abbau der sensibilisierten Erythrozyten durch Milzmakrophagen

Kälte-Autoantikörper
PPh Kälte-Autoantikörper (Kälteagglutinine, IgM, v.a. gegen I/i-Blutgruppenantigene)
⇒ Zellbindung der Auto-Ak in Körperperipherie bei Kälteexposition
⇒ Komplementvermittelte Zerstörung der Zellen (v.a. durch Anti-I-IgM); Ablösung der Ak bei Temperaturanstieg (einige bei 20°C, andere bis zu 37°C)

Vork Postinfektiös (z.B. nach Mykoplasmen-, Rubellavirus-Infektion) oder idiopathisch

Di Agglutinationstest bei 0-4°C mit nativen und papainisierten Erythrozyten von Neugeborenen (i-Ag) und Erwachsenen (I-Ag) zur Differenzierung der Ak-Spezifität, direkter Coombs-Test (IgG neg., C4 (+C3) pos., → S.61)

Kältereaktive Donath-Landsteiner-Antikörper
PPh Biphasische Auto-Ak gegen P-Blutgruppenantigene: Bindung der polyklonalen IgG an Erythrozyten bei niedriger Temperatur (z.B. in Fingerspitzen, Ohrläppchen, allg. Körperperipherie) ⇒ komplementvermittelte Zerstörung der Zellen bei 37°C

Kli Paroxysmale Kältehämoglobinurie

Di Direkter Coombs-Test (IgG, C4, C3 pos., → S.61), Hämolyse-Test

Übersteigerte Immunreaktion 33

2.1.5 Autoimmunthrombozytopenie
- **Syn** Idiopathische thrombozytopenische Purpura, M. Werlhof
- **PPh** Auto-Ak gegen den gpIIb:IIIa-Fibrinogenrezeptor (Integrin) auf Thrombozyten
  ⇒ Thrombozytopenie ⇒ Hämorrhagien

2.1.6 Typ-III-Reaktionen
- **Syn** Überempfindlichkeitsreaktionen vom Immunkomplextyp
- **Phy** Regulation der Größe ständig entstehender löslicher Immunkomplexe (IC) durch Komplement ⇒ Bindung C3b-beladener IC an den CR1
  ⇒ Abtransport durch Erythrozyten ⇒ Elimination im RES (Milz, Leber)
- **PPh**
  - **Ablagerung von Immunkomplexen im Gewebe** ⇒ Auslösung der gleichen Ak-abhängigen Effektormechanismen wie bei Typ-II-Reaktion (= ADCC, Komplementaktivierung)
  - Begünstigt werden IC-Ablagerung und Persistenz durch: Art/Größe des IC, Hämodynamik, Affinität des Ag zum Gewebe, Komplementdefizienz, Überlastung oder primäre Defizienz des RES
- **Urs** Chronische Infektionen, Autoimmunprozesse, dauerhafte Ag-Exposition (z.B. Heustaub, Pilzsporen ⇒ Farmerlunge)

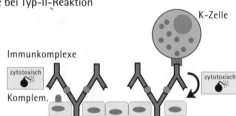

Typ-III-Reaktion

Form	Systemische IC-Erkrankungen	Lokal begrenzte IC-Erkrankungen
Modell	Serumkrankheit	Arthus-Reaktion
PPh	Zirkulierende IC ⇒ lokale Entzündungen in verschiedenen Organen	Immunisierung mit lösl. Ag ⇒ intradermale Ag-Injektion ⇒ lokale intravasale IC-Bildung ⇒ Komplementaktivierung, PMN-Infiltration (später mononukleäre Zellen), Thrombozytenaggreg. ⇒ lokales Ödem, Erythem, evtl. Nekrose
Vork	Früher: **Komplikation der Serum-Th** verschiedener Krankheiten (z.B. Anti-Diphtherieseren vom Pferd), heute: z.B. nach Gabe heterologer Anti-Tumor-Ak/ Anti-Lymphozytenseren möglich; **IC-Vaskulitis, IC-Nephritis**: SLE-, Poststreptokokken-, Malaria-assoziierte Nephritis; **Tiermodell**: lymphozytäre Choriomeningitis (Maus), Heyman-Nephritis (Ratte), NZB/NZW Maus (spontane Autoimmunerkrankung mit IC-Bildung)	Z.B. bei rheumatoider Arthritis oder exogen allergischer Alveolitis
Di	C1q-Bindungstest; C3-Raji-Test (erfassen nur komplementaktivierende Ig-Klassen); Präzipitation der IC mit nachfolgender Ag-Charakterisierung (aufwendig, schwer quantifizierbar)	
Anm	IC-Diagnostik ist allgemein problembehaftet	

Pathologie des Immunsystems

2.1.7 Typ-IV-Reaktionen

Syn Überempfindlichkeitsreaktion vom verzögerten Typ, delayed-type of hypersensitivity (= DTH), wichtig bei der Abwehr intrazellulärer Erreger

PPh Allgemein: Ag-Kontakt ⇒ Aufnahme, Verarbeitung und Präsentation des Ag durch lokale APZ ⇒ Aktiv. inflammatorischer $CD4^+$-T-Zellen (T_{H1}) ⇒ Freisetzung von Zytokinen ⇒ Aktiv. von Makrophagen und Endothelzellen ⇒ Ödembildung und Gewebsschaden

Di Lymphozytentransformationstest

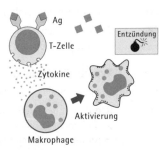

Typ-IV-Reaktion

Form	Kontaktallergie	Tuberkulinreaktion	Granulomatöse Entzündung
Lokalisation	Epidermal	Dermal	Intramakrophagozytär persistierende Ag- oder Ag/Ak-Komplexe
Ag	Z.B. Nickel	Z.B. Tuberkulin, Leishmania	Z.B. Talkumpuder
Beginn	48-72 h	Nach 48-72 h	3-4 Wo
Kli	Hautekzem an Kontaktstelle mit Ag, evtl. Berufskrankheit	Lokale Induration, Schwellung, evtl. Fieber	Induration; Vork bei Tuberkulose, Lepra, Leishmaniose, Listeriose, bei tiefen Pilzinfektionen, Wurminfektionen
PPh		→ S.35	→ S.35

2.1.8 Kontaktallergie

PPh Aufnahme meist niedermolekularer Ag (oft Haptene) durch lokale APZ (Langerhans- Zellen der Haut)
⇒ Transport zu regionalen Lk
⇒ Präsentation an MHC-II-restringierte T-Zellen ⇒ lokale epidermale Reaktion mit perivaskulärer Infiltration von T-Zellen und Makrophagen
⇒ Erythem- und Ödembildung: Maximum nach 48 -72 h erreicht

Urs Hauptallergene: Europa: Nickel, Kobalt, Chrom, Acrylate, gummihaltige Stoffe, Konservenmittel (z.B. Parabene), Medikamente (z.B. Neomycin); USA: poison ivy/oak

His Mononukleäre Infiltrate, Ödem, abgehobene Epidermis

Kli Nach Stunden bis zu 2 Tagen: asymetrische exsudativ-entzündliche Hautveränderungen im Kontaktbereich: ödematöse Schwellung, Rötung, Bläschenbildung bis zu Ekzemen

Di Epikutan-Test mit Testallergen ⇒ nach ca. 48-72 h lokales Ekzem

Th Ag-Karenz, Kortikosteroide

2.1.9 Tuberkulinreaktion

PPh T-Zell-abhängige lokale Entzündungsreaktion nach subkutaner Applikation von Tuberkulin (Mendel-Mantoux-Test)
⇒ 12-72 h später Infiltration von T-Zellen und Makrophagen, v.a. in Dermis

Ko Bei Ag-Persistenz möglicher Übergang in granulomatöse Entzündung

His Lymphos, Monozyten, Makrophagen

Anm Eigentlich „Artefakt" der modernen Medizin

2.1.10 Granulomatöse Überempfindlichkeitsreaktion

PPh - Persistenz von intrazellulären Pathogenen (z.B. Mycobakterien) oder von Immunkomplexen, Reaktion auf Beryllium, Zirkonium
⇒ Freisetzung von Zytokinen aus aktivierten T-Zellen
⇒ Infiltration von Makrophagen, die sich um das Ag ansammeln (Epitheloidzellen)
⇒ z.T. Verschmelzung zu Riesenzellen
- Zusätzlich vermehrte Matrixproduktion

His **Immungranulom**: Kern aus Epitheloidzellen, Riesenzellen und Makrophagen, umgeben von Lymphozytensaum; Fibrose, evtl. Nekrose

2.2 Autoimmunerkrankungen

2.2.1 Autoimmunerkrankungen

Def Erkrankungen, die durch gegen körpereigene Strukturen (Auto-Ag) gerichtete autoreaktive Ak und T-Lymphozyten hervorgerufen werden

Anm Autoimmunität resultiert nicht zwangsläufig in Autoimmunerkrankungen, sondern ist u.U. Teil der normalen Immunantwort

Ät Modellvorstellungen: multiple genetische Risikofaktoren + Umwelteinflüsse fördern Entw einer Autoimmunerkrankung; Ausfall der zentralen oder peripheren Toleranz (→ S.27); molekulares Mimikry: Ähnlichkeit von Err-Ag + Zellen des Wirtsorganismus ⇒ Bildung autoreaktiver Ak bzw. T-Lymphos; Bildung nicht-tolerabler Neo-Ag, z.B. nach Bindung von Medikamenten an autologe Struktur; Lymphozyten-Interaktionsstörung

Erkrankung (Bsp.)	Auto-Ag	Folge
M. Basedow	TSH-Rezeptor	Hyperthyreose
Myasthenia gravis	AcCh-Rezeptor	Progrediente Schwächesymptomatik
- Insulinresistenter Diabetis mellitus - Insulinabhängiger Diabetis mellitus	- Insulinrezeptor - Ag auf Pankreas-β-Zellen	- Hyperglykämie, Ketoazidose - Zerstörung der B-Zellen
Autoimmunhämolytische Anämie	Rhesus-Ag, I-Ag	Zerstörung der Erys (→ S.32)
Thrombopenie (M. Werlhof)	gpIIb: IIIa auf Thrombos	Blutungen, Purpura
Goodpasture-Syndrom	Basalmembran-Kollagen Typ IV	Vaskulitis, Niereninsuffizienz
Systemischer Lupus erythematodes	DNA, Histone, Ribosomen	Glomerulonephritis, Vaskulitis
Rheumatoide Arthritis	Ag in Synovialmembran	Gelenkentzündungen

Pathologie des Immunsystems

2.3 Immundefekte

2.3.1 Immundefekte (ID)
Def Störung humoraler und/oder zellulärer Immunfunktionen aufgrund eines angeborenen (primären, idiopathischen) oder erworbenen (sekundären) Defekts

Klass
- Primäre v.a. humorale Immundefekte
- Primäre v.a. zelluläre Immundefekte
- Primäre Immundefekte assoziiert mit anderen Anomalien
- Sekundäre Immundefekte (→ S.41)

Eint Vor allem in der Klinik gebräuchliche Einteilung
- B-Zelldefekte (Agammaglobulinämien, Dysgammaglobulinämien)
- T-Zelldefekte (→ S.38)
- Kombinierte T-/B-Zelldef. ([severe] combined immunodeficiency = [S] CID, → S.39)
- Phagozytendefekte (→ S.40)
- Komplementdefekte (→ S.40)

Kli
- Rezidivierende Infektionen (v.a. des Respirations- und Magen-Darm-Trakts)
- Erregerspektrum: humoraler Immundefekt: Bakterien > Virus, Pilze; zellulärer Immundefekt: Viren > Pilze, Bakterien

Di
- Humoraler ID: Eiweißelektrophorese, Ig-/IgG-Subklassenspiegel, Komplementanalyse
- Zellulärer ID: Lymphozytenzahl, T-Subpopulationsbestimmung, Lymphozytenfunktionstest (Mitogen-, Ag-Stimulation, Zytotoxizität), Phagozytentest (Chemotaxis, Phagozytose, Bakterizidie)

2.3.2 B-Zelldefekte
Kli V.a. bakterielle Infektionen, besonders im Respirations- und Magen-Darm-Trakt

Urs Störung der B-Zell-Entwicklung auf verschiedenen Stufen

Th Allgemein: hochdosierte Ig, Antibiotika

Prg Meist gut, jedoch u.U. Entwicklung von Bronchieektasen, Sinusitiden, Lymphomen

2.3.3 Agammaglobulinämien
Form X-chromosomal vererbte Agammaglobulinämie (Typ Bruton), autosomal-rezessiv vererbte Agammaglobulinämie

Urs Defekt der zytoplasmatischen Tyrosinkinase (= Brutonsche TK, BTK; Gen auf Chromosom Xq21)
⇒ fehlerhafte Signaltransduktion zur Ig-Synthese (fehlender Ag-Rezeptor)
⇒ Störung der B-Zellentwicklung

Pat Starke Reduktion/Fehlen aller Ig-Klassen, Fehlen von B-Zellen (Blockade der B-Zell-Entwicklung im Stadium der pre-B-Zelle), Fehlen von Sekundärfollikeln in Lk und Milz

Cave Keine Impfung mit Lebendvakzinen!

Immundefekte

2.3.4 Dysgammaglobulinämien
Kli Variabel, oft symptomfrei

Form
- Selektiver IgA-Mangel
- Selektive IgG-Subklassendefekte
- X-chromosomaler humoraler ID mit Hyper-IgM
- Variable Hypogammaglobulinämie (= CVID, common variable immune deficiency)
- Transiente Hypogammaglobulinämie der Neugeborenen (→ S.38)

2.3.5 Selektiver IgA-Mangel
Epi Häufigster primärer Immundefekt (Prävalenz: 1:800 - 1:600), teilweise verbunden mit zusätzlichem IgG-Subklassen-(IgG_2) oder Komplement (C4)-Defekt

Kli Häufig assoziierte Erkrankungen: Autoimmunerkrankungen (SLE, juvenile rheumatoide Arthritis), Allergien; oft ohne klinische Folgen

Di
- IgA-Nachweis im Serum (<5mg/dl) und in Sekreten (sIgA)
- ELISA erforderlich zur Differenzierung partieller/absoluter Defekte

Th Hochdosierte Ig i.v. (Cave: Gefahr der Bildung v. Anti-IgA; bei Transfusion Gabe von gewaschenen Erythrozyten)

Prg Gut

2.3.6 Selektive IgG-Subklassendefekte
Urs Meist Störung der Regulation des „isotype switch"

Kli Je nach betroffener IgG-Subklasse partiell unterschiedlich (Erregerspektrum), z.B. IgG_2-Defekt ⇒ oft Infektion mit kapseltragenden Bakterien

Di Quantitative Subklassenanalyse (z.B. ELISA, Nephelometrie), z.T. mehrere Subklassen betroffen

Cave Strenge Berücksichtigung der Altersnormen für Subklassenkonzentrationen (da u. U. sehr starke altersabhängige Unterschiede)

2.3.7 X-chromosomaler humoraler ID mit Hyper IgM
Urs Störung der T-B-Zellinteraktion (Defekt des CD40-Liganden auf T-Zellen) ⇒ verminderte Proliferation der B-Zell-Klone und Unfähigkeit zum „isotype switch"

Kli
- Schwere, meist pyogene bakterielle Infekte
- Z.T. Lymphadenopathie, Hepatosplenomegalie

Di
- IgM↑, sonstige Ig↓
- Lymphfollikel vermindert, Keimzentren fehlen

2.3.8 Variable Hypogammaglobulinämie
Syn Common variable immunodeficiency (= CVID)

Ät Störung in der B-Zellreifung zur Plasmazelle

Def Heterogene Gruppe vorwiegend humoraler Immundefekte

Kli Rezidivierende bakterielle Infekte (oft erst im Erwachsenenalter manifest); erhöhte Inzidenz von Autoimmunerkrankungen

Di B-Zellfunktion (Ig-Spiegel < 300mg/dl) und T-Zellfunktion variabel ↓

38 Pathologie des Immunsystems

■□□ **2.3.9 Transiente Hypogammaglobulinämie der Neugeborenen**
Urs Verzögerte T-Zellreifung
Di IgG↓, IgM, IgA ⇑/↓; B-Zellen nachweisbar (DD zu Agammaglobulinämie)
Prg Hypogammaglobulinämie z.T. bis zum 3./4. Lebensjahr, dann meist Normalisierung
Anm Empfehlung: keine Impfung während hypogammaglobulinämischer Phase

■□□ **2.3.10 Defekte des T-Zellsystems**
Vork Selten isoliert, meist - wie zu erwarten - mit humoralen Immundefekten, z.T. auch mit anderen Anomalien kombiniert

■■□ **2.3.11 Immundefekte mit zusätzlichen Anomalien**
Form - DiGeorge-Syndrom
- Ataxia teleangiectatica
- Wiskott-Aldrich-Syndrom (→ S.39)
- Immundefekt mit dysproportionalem Minderwuchs (Typ I, II, III)
- Chronische mukokutane Candidiasis (chronische Pilzinfektion); multiple Endokrinopathie autoimmunologischer Genese
- Außerdem: ID assoziiert mit zusätzlichen Chromosom-Defekten (z.B. Down-Syndrom), Skelettanomalien, Wachstumsstörungen, metabolischen/dermatologischen Defekten

■■□ **2.3.12 DiGeorge-Syndrom**
Def Kongenitale Thymusaplasie
Urs Embryopathie: Missbildung von Organen der 3. und 4. Schlundtasche
⇒ Dysplasie von Thymus, Nebenschilddrüse; Herz- und Gesichtsmissbildungen
Kli Therapierefraktäre hypokalzämische Krämpfe, rezidivierende Infekte (v.a. des Respirations-/GI-Trakts)
Di T-Zellzahl/-funktion ⇑/↓; B- und NK-Zellzahl ↓; NK-Zellaktiv. ⇑; Ig ↓/⇑; [Ca^{++}↓; P↑]
Th - Thymus-Transplantation (Erfolg fraglich), Thymosin, Ca^{++}, Vit. D
- Allg.: operative Korrektur der Missbildungen (Cave: wenn OP vor Thymus-Transplantation ⇒ Bestrahlung der Konserven, sonst Gefahr einer GvH-Reaktion, → S.52)
- Prophylaxe der Pneumocystis carinii Pneumonie bei CD4+-T-Zell-Mangel
Prg Schlecht

■□□ **2.3.13 Ataxia teleangiectatica**
Syn Louis-Bar-Syndrom
Urs Fehlerhafte Differenzierung des Mesoderms ⇒ Störung von Thymus, Nervensystem, Leber, Gonaden
Kli Progrediente zerebelläre Ataxie (ab ca. 2. Lj.), okulokutane Teleangiektasien (ab ca. 3.-4. Lj.), rezidivierende v.a. bronchopulmonale Infektionen
Di Progredienter T- und B-Zelldefekt, oft zusätzlich IgA- und/oder IgE-Defekt; endokrinologische Störungen (> 50% insulinresistenter Diabetes mellitus)
Th Zelldefekt: Thymus-Transplantation, Thymosin; bei zusätzlichem IgG-Mangel ⇒ i.v. Ig.
Prg Trotz zunehmender neurololgischer + immunologischer Störung im Allgemeinen nicht schlecht, erhöhtes Neoplasierisiko

Immundefekte

■□□ **2.3.14 Wiskott-Aldrich-Syndrom (WAS)**

Erb	X-chromosomal rezessiv (Genort: X p 11.3)
Ät	Defekt des WASP-Gens ⇒ gestörte Ak-Bildung gegen Polysaccharide ⇒ mangelhafte Abwehr kapseltragender Bakterien
Kli	**Trias:** thrombozytopenische Purpura, rezidivierende Infektionen, Ekzeme; später gehäuft Lymphome, Leukämien, Hirntumoren
Di	- T- und B-Zelldefekt; NK-Zell-Aktivität ↓ ; Fehlen der Isohämagglutinine; Thrombopenie (Thrombozytengröße ↓ !), mangelhafte Expression von CD43 (WAS-Protein, Membranglykoprotein, für Zytoskelettorgane + T/B-Zell-Kooperation wichtig) - Pränatale Genanalyse: RFLP = Restriktions-Fragment-Längen-Polymorphismus
Th	Antibiotika, Diät (bei Ekzem); beste Ergebnisse: haploidentische Knochenmark- (KM-) Transplantation

■□□ **2.3.15 Schwere kombinierte Immundefekte**

Syn	Severe combined immunodeficiencies (= SCID)
Urs	Stammzelldefekt, Defekt im Nukleotidstoffwechsel, Defekt der Immunregulation
Epi	Vererbung autosomal oder X-chromosomal rezessiv; Erkrankung ab 3.-6. Lm.
Kli	Rezidivierende Infektionen (v.a Respirations- und GI-Trakt ⇒ enterale Virusinfekte), orale und intestinale Candidiasis, Pneumocystis-carinii-Pneumonie
Prg	Ohne Behandlung ⇒ oft Tod innerhalb des 1. Lj.
Di	Lymphopenie, Hypogammaglobulinämie, T-Zellfunktionen ↓
Th	HLA-identisch > haploidentische KM-Transplantation (Cave: T-Zelldepletion erforderlich, sonst GvH-Reaktion); koloniestimulierende Faktoren (CSF)

> **Sonderformen**
>
> **Retikuläre Dysgenesie** (Erkrankung vor dem 3. Monat, Prg sehr ungünstig)
>
> **SCID ohne T- und B-Zellen**
>
> **SCID mit B-Zellen** (Schweizer Typ) = B-Zell positiver SCID (ca. 50% aller SCID-Fälle); ca. 75% hiervon: X-chrom. (Chrom. Xq 13) rezess. Defekt der gemeinsamen γ-Kette von Zytokinrezeptoren
>
> **B-Zell negativer SCID** (ca. 20-25% aller SCID-Fälle), autosomal rezessiv; z.T. Mutationen im RAG-1/-2 Gen (Chr. 11p13)
>
> **SCID mit Adenosindeaminase (ADA)-Mangel** (Strg v. Nukleotidneusynthese + Zellteilung (v. a. T-Zellen) ⇒ zunehmende Lymphopenie; Th: regelmäßige Erythrozytentransfusion (ADA-Quelle), ADA-Polyethylen-Glycol, Gentherapie Chr 20q13
>
> **SCID mit Purin-Nukleotid-Phosphorylasemangel** (Störung der Nukleotidneusynthese) Chr 14q13
>
> **SCID mit Störung der Expression von MHC-II-Genprodukten**; Urs: Mangel an Regulationsfaktor (RF-x)
> ⇒ gestörte Transkription von MHC-RNA → keine Stimulation von CD4-TZ möglich; Chr 1bp13
>
> **SCID mit Defekt des IL-2-Rezeptors;** Urs: Mutation im Gen für I-Kette des IL-2-Rezeptors; Chr 19p13

Pathologie des Immunsystems

■□□ **2.3.16 Phagozytendefekte**

Form	Erläuterung
Granulozytopenie	Z.B. bei Verdrängung der hämopoetischen Stammzellen durch leukämische Infiltrate, Medikamente (Zytostatika), Bestrahlung, Vit.-B_{12}-Mangel oder beschleunigten Abbau der Granulozyten durch Auto-Ak, z.B. bei Lupus erythematodes
Adhäsions-Defekte	Bei angeborenem Leukozyten-Adhäsions-Defekt = LAD $\Rightarrow$ **LAD-Typ I** (defekte β-Kette (CD18) leukozytärer Adhäsionsproteine (β_2-Integrine); Chr 21q22; Di: zytofluorometrischer Nachweis von CD18; Th: KM-TPL **LAD-Typ II:** Störung der Fukosylierung verschiedener zellulärer Proteine, neurologische Symptome im Vordergrund (Defekt der Expression der Selektin-Liganden auf Granulozyten); außerdem bei Diabetes mellitus, akuter Alkoholvergiftung, Kortikosteroidtherapie
Chemotaxis-Defekte	Z.B. bei Hyper-IgE-Syndrom, Leukozyten-Adhäsions-Defekt; Di: Chemotaxis-Test (Boydenkammer, FACSCAN)
Defekte der Bakterizidie	Z.B. gestörte H_2O_2-Synthese bei **septischer Granulomatose** oder H_2O_2-Mangel bei schwerem, leukozytärem Glukose-6-Phosphat-Dehydrogenase-Mangel; Di: Nitroblau-Tetrazoliumtest (NBT-Test)
Kombinierte Defekte	Z.B. bei Chediak-Higashi-Syndrom oder Diabetes mellitus

■□□ **2.3.17 Komplementdefekte** (→ S.20)

Epi Meist angeboren (Erbgang: autosomal-kodominant, X-chromosomal-rezessiv [Properdin], autosomal-dominant [C1-Inhibitor]), seltener erworben

Üs

Komplementdefekt	Assoziiertes Krankheitsbild
Komplementkomponenten	
C1 - C8, B MBL	Rezidivierende bakterielle Infektionen (C5-C8 Defekte → v.a. Neisserien)
C1, C4, C2	Rez. bakt. Infekte, Autoimmunerkr. (v.a. SLE)
Komplementregulatoren	
H, I, P	Rez. bakt. Infektionen, hämorrhagisch-urämisches Syndrom (H-Defekt)
C1-Inhibitor	Hereditäres Angioödem (Cave: Larynxödem)
DAF/CD55, C8bp, CD59	Paroxysmale nächtliche Hämoglobinurie
Komplementrezeptoren	
CR1, CR3	SLE
CR3, CR4 + LFA-1 (CD18/CD11, β_2-Integrine)	Leukozytenadhäsions-Defekt (LAD)

Di Hämolytische Funktion des Gesamtkomplements ↓↓: klassischer Weg (CH50) und/oder Alternativweg (APH50) ↓↓ $\Rightarrow$ Einzelfaktoranalyse (proteinchemisch, funktionell)

Th - Allgemein: Antibiotika
- Bei C1-Inhibitor-Defekt: Notfall! gereinigter C1-Inhibitor, Plasmatransfusion

Pro Bei C1-Inh.-Defekt: Steroide (Androgene), Defekt nicht homozygot $\Rightarrow$ Proteinsynthese ↑

Immundefekte 41

■□□ **2.3.18 Sekundäre Immundefekte**

Def Erworbene Immundefekte

Urs
- **Infektionen**: Viren (z.B. HIV, Masern, Röteln, Herpes, EBV, CMV), Bakterien (Treponema pallidum, Mykobakterien), Pilze, Parasiten
- **Mangelernährung**: Mangel an Proteinen, Mineralien und Spurenelementen (Fe, Se), Vitaminen (Vit. A, Vit. B_6, Folsäure)
- **Maligne Tumoren**: lymphoretikuläre Tumoren (M. Hodgkin → S.42, multiples Myelom → S.45, akute und chronische Leukämien → S.47,
→ S.46 ⇒ Verdrängung physiologischer Klone, beschleunigter Ig-Metabolismus bei Paraproteinämie)
- **Immunsuppressive Th** (iatrogen): z. B. Glukokortikoide, Cyclosporin A, Strahlen-Th
- Polytrauma, Verbrennungen, schwere Operationen
- Metabolische Erkrankungen (z.B. Diabetes mellitus)
- Sonstige Ursachen: Splenektomie, Osteomyelofibrose
⇒ Knochenmarkatrophie, Plasmapherese, chronische Niereninsuffizienz, psychischer Stress, Alter

Anm
- Maligne Lymphome: v.a. sekundäre lymphatische Gewebe betroffen
- Leukämien: primär Knochenmark betroffen

■■■ **2.3.19 AIDS**

Syn Acquired Immune Deficiency Syndrome = erworbenes Immundefizienz-Syndrom

Def Letztes Stadium der HIV-Infektion (HIV = Humanes Immundefizienz Virus)

Err Lentiviren HIV-1 (9 Subtypen, A bis H sowie O) und/oder HIV-2 (2 Varianten bekannt; endemisch in West-Afrika)

Epi Übertragung parenteral [Geschlechtsverkehr (ca. 80%), Transfusion), pränatal/perinatal (Risiko des Kindes ca. 20%)]

Kli Lymphadenopathie-Syndrom, Kaposi-Sarkom, Infektion mit opportunistischen Keimen (z.B. Pneumocystis carinii) mit letalem Ausgang, v.a. Respirationstrakt, Magen-Darm-Trakt und Nervengewebe betroffen

Di
- Ak-Nachweis durch ELISA und Western Blot mit HIV-spezifischen Peptiden, PCR zum Nachweis von viraler DNA aus infizierten Zellen (= Viruslast)
- Verlaufsparameter: Viruslast (viral load = Anzahl viraler Kopien im Serum), $CD4^+$-Lymphozyten ↓ (kritisch < 200/µl), Thrombopenie, Neopterin in Serum und Urin ↑ (= Stoffwechselprodukt von aktivierten Makrophagen), kutane Anergie z.B. bei Tuberkulintest; Lymphknoten-Histologie: Lymphopenie, follikuläre Hyperplasie

Th
- **Standard-Th** (seit 1996): Hemmung der Virusreplikation mit Kombinationen von Nukleosidanaloga (hemmen Reverse Transkriptase (RT), z.B. Azido-Thymidin AZT) mit (1) Proteaseninhibitoren (hemmen Virusaufbau) und/oder (2) nicht-nukleosidischen RT-Inhibitoren; Cave: nach einiger Zeit Resistenzbildung
- Interferon-α in Kombination mit Nukleosidanaloga (bei Kaposi-Sarkom)
- Prophylaxe und Therapie der Pneumocystis-carinii-Pneumonie (z.B. Cotrimoxazol), ansonsten symptomatisch

42 Pathologie des Immunsystems

Zellzyklus des Virus:
- Infektion von CD4⁺-Lymphos über Interaktion von HIV-Hüllprotein gp120 mit CD4 + Fusin;
- Infektion von Monos über Interaktion von CD4, Fc-R, CCR5-R + C3b-R (CR1, CR3) mit HIV-IC

⇒ Endozytose ⇒ Umschreiben der HIV-RNA durch Reverse Transkriptase in ds-DNA
⇒ Integration des Provirus ins Genom der Wirtszelle durch Endonuklease (Dauer der latenten Infektion u.U. >10 J) ⇒ Synthese von HIV-RNA + HIV-spezif. Proteinen
⇒ HIV-Replikation
⇒ Ausschleusung intakter Viren aus Zellen ⇒ progredientes Absterben von CD4⁺-Lymphos

Weitere Zielzellen Makrophagen, Langerhans-Zellen, Mikrogliazellen

Zunahme der Virusmenge
- Im Patienten, v.a. in Makrophagen, aber auch in CD4⁺-Lymphos
- **Initial**: 1 von 10^7 CD4⁺-Lymphos HIV-infiziert
- **Endstadium**: $2/3$ der nur noch wenigen CD4⁺-Lymphos HIV-infiziert
- **Ausnahme**: sog. Non-progressors (Patienten mit normalem Immunsystem > 10J nach HIV-Infektion)

Zerstörung CD4⁺-T-Lymphozyten (in 10-15J.) **durch**
- Intrazelluläre Stoffwechselstörung während HIV-Replikation, Synzytienbildung (Verschmelzen zu nicht lebensfähigen Riesenzellen), Apoptose (programmieter Zelltod), globaler Cysteinmangel, autoreaktive zytotoxische T-Lymphos, Auto-Ak, vβ-Deletion (Stimulation mit Super-Ag induziert Deletion von T-Lymphos mit bestimmten vβ-Ag-Rezeptoren)

Immundysfunktionen:
- Funktionsstörungen infizierter Ag-präsentierender Zellen in sekundären lymphatischen Organen
- Ausgeprägte Hypersensitivität peripherer T-Zellen für Aktivierungs-/Apoptosesignale
- Gestörte Funktion von B-Zellen, Monozyten und Makrophagen
- Funktionsstörungen infizierter + nichtinfizierter hämatopoetischer Vorläuferzellen im KM und unreifer T-Zellen im Thymus ⇒ verminderte T-Zell-Regeneration

2.4 Maligne Erkrankungen

■□□ 2.4.1 Hodgkin-Lymphom

Def **Malignes Lymphom**, charakterisiert durch Auftreten einkerniger **Hodgkin-** und mehrkerniger **Sternberg-Reed-Riesenzellen**

Syn M. Hodgkin, **Lymphogranulomatose**, M. Hodgkin-Sternberg-Paltauf

His
- **Hodgkin-Zellen:** große, einkernige Zellen mit großen Nukleoli
- **Sternbergsche Riesenzellen:** pathognomonisch; mehrkernig, deutliche Nukleoli, basophiles Zytoplasma; aus Verschmelzung von Hodgkin-Zellen hervorgegangen
- Großer Anteil nicht-neoplastischer Zellen verschiedener Art im befallenen Gewebe

Üs*

*Rye-Klassifikation

His	Epi	Kennzeichen
Lymphozytär (diffus/knotig)	6%, Alter < 35 J.	Meist lokal begrenzt
Nodulär-sklerosierend	52%, w > m	Häufig großer Mediastinal-TU
Gemischtzellig	38%, höheres Alter	
Lymphozytenarm	4%	

Maligne Erkrankungen

WHO-Klassifikation (1999) Hodgkin-Lymphom mit Lymphozytenprädominanz, klassisches Hodgkin-Lymphom, klassisch lymphozytenreich, nodulär sklerosierend, gemischtzellig, lymphozytenarm

Epi m : w = 10 : 6; Gipfel bei 25 + 60 J; auch Kinder können erkranken

Kli
- **Subkutane Lk-Schwellung** (schmerzfrei und verbacken), v.a. im Kopf-Hals-Gebiet, auch im Mediastinum und Abdomen (DD: Lymphome anderer Ursache)
- **Allgem.** (nicht obligat): Leistung ↓, Müdigkeit, Pruritus, evtl. Hepato-/Splenomegalie
- **B-Symptome** (Begleitsymptome): Fieber, Nachtschweiß, Gewicht ↓ (>10% in 6 Mo)

Di Lokalisation-Di: Sono, Rö-Thorax, CT, evtl. Szinti, evtl. explorative Laparotomie; Histo (unverzichtbar für Th), kutane Anergie (Defekt der TZ-abhängigen Reaktion nach intradermaler Ag-Applikaltion)

Üs
*Ann Arbor Klassifikation

Stad.	Befall (Staging)
St. I	Befall einer Lk-Region (IN) oder eines extralymphatischen Organs (IE)
St. II	Befall auf einer Seite des Zwerchfells: von zwei oder mehreren Lk-Regionen (IIN) und ein lokalisierter Befall eines extralymphatischen Organs (IIE)
St. III	Lk-Befall auf beiden Seiten des Zwerchfells: Lk-Befall (IIIN) und ein lokalisierter Befall eines extralymphatischen Organs (IIIE), Milzbefall (IIIS); III1: subphrenisch oberhalb Truncus coeliacus; Milz-, zöliakale, portale Lk; III2: subphrenisch unter Truncus coeliacus; paraaortaler, iliakaler, mesenterialer, inguinaler Lk-Befall
St. IV	Disseminierter Befall von Lk oder eines oder mehrerer extralymphatischer Organe
Zusatz	A = ohne Allgemeinsymptome, B = mit Fieber u./o. Nachtschweiß u./o. Gewichtsverlust > 10% in 6 Monaten, D = Hautbefall, E = extralymphatischer Befall, H = Hepar-(Leber-)befall, L = Lungenbefall, M = Knochenmarkbefall, N = Lymphknotenbefall, O = Skelettbefall, P = Pleurabefall, S = Milzbefall

DD **Subkutane Form**: infektiös (bakterielle Lymphadenitis, Toxoplasmose, HIV-Infektion, EBV-Infektion, Katzenkratzkrankheit), Metastasen anderer Tumoren;
Mediastinale Form: Tuberkulose der Lungenhili, Sarkoidose, Non-Hodgkin-Lymphome, Bronchialkarzinome

Prg
- Abhängig von Stadium: Heilung in St. I-IIIA bis zu 80%, in St. IIIB und IV bis zu 50%
- Unabhängige Risikofaktoren: großer Mediastinal-TU, E-Befall, hohe BSG, Befall von > 3 Lk-Regionen

Th
- **Strahlentherapie** (Ind: St. I und II ohne zusätzliche Risikofaktoren)
- **Kombinierte Chemo- und Strahlentherapie**: Ind St. I und II und Risikofaktoren und St. IIIA
- **Intensive Polychemotherapie**: Ind St. IIIB und St. IV; mind. 6 Zyklen über 14 d
- **Bei rezidivierendem M. Hodgkin** in Abhängigkeit von Vor-Th und Dauer der vorausgegangenen Remission evtl. hochdosierte Chemo-Th und KM-Transplantation

Pathologie des Immunsystems

■□□ **2.4.2 Non-Hodgkin-Lymphome (NHL)**

Def Heterogene Gruppe maligner Neoplasien des lymphatischen Gewebes; 30% manifestieren sich leukämisch (= mit Einschwemmung maligner Zellen ins Blut)

Ät Idiopathisch, bei immunsupprimierten Patienten (z.T. reversibel), nach bestimmten Medikamenten (z.B. Phenytoin), evtl. virale Genese

Eint*

Typ	Niedrig maligne (-zytisch)	Hoch maligne (-blastisch)
B-Zell-Typ	Lymphozytisches NHL = CLL (chron. lymph. Leukämie, → S.46)	Lymphoblastisches NHL (Überschneidung mit ALL)
	Lymphoplasmozytisches NHL (M. Waldenström, → S.45)	Zentroblastisches NHL
	Plasmozytisches NHL (= Plasmozytom, → S.45)	Immunoblastisches NHL
	Zentroblastisch-zentrozytisches NHL	Burkitt-Lymphom
	Zentrozytisches NHL	
T-Zell-Typ	Hautlymphome, wie Mycosis fungoides, Sezary-Syndrom	Großzellig-anaplastisches NHL

*Vereinfachte Kiel-Klassifikation, nach Lennert

Kli
- Frühzeitige Ausbreitung in nichtlymphatisches Gewebe, häufig KM-Befall mit leukämischer Ausschwemmung der Lymphomzellen ins Blut
- Lk-Schwellung
- **Sogenannte B-Symptome:** Fieber, Nachtschweiß, Gewichtsverlust (⇒ schlechte Prognose)
- **Bei KM-Befall:** Anämie (Schwäche, Mattigkeit), Leukopenie (Infektanfälligkeit), Thrombopenie (Blutungsneigung)
- **Evtl. Hautbefall:** Ekzeme, Knoten (v.a. bei T-Zell-Lymphomen)
- **Multipler Organbefall möglich:** z.B. GI-Trakt, ZNS

Di
- Histologie von Lk, KM oder anderen betroffenen Organen
- Sono, Rö, CT, Lymphangiographie
- Stadieneinteilung nach Lk-Status und Organbefall (bildgebende Verfahren)
- Zytofluorometrie

Th

	Lokalisiert	Generalisiert
Niedrig maligne	Bestrahlung	Abwarten, solange wie möglich, Chemo-Th bringt keine Heilung
Hoch maligne	Polychemo-Th (Bestrahlung)	Polychemotherapie
Neu	Humane Ak gegen spez. Oberflächenstrukturen, z.B. anti-CD20	

Prg
- **Niedrig maligne:** mittlere Überlebenszeit (MÜZ) 2-10J, therapeutische Beeinflussbarkeit gut, jedoch hohe Rezidivrate
- **Hoch maligne:** unbehandelt schnell letal, in 30-70% durch Therapie heilbar

Maligne Erkrankungen

2.4.3 Multiples Myelom

Def B-Zell-NHL (Plasmazell-Neoplasie) niedrigen Malignitätsgrads, mit Ag-unabhängiger pathologischer Produktion monoklonaler Immunglobuline ohne Abwehrfunktion

Syn Plasmozytisches NHL, Plasmozytom, M. Kahler

Epi Ab 40. Lj., Gipfel um 60. Lj.; m > w

PPh
- Proliferation der Tumorzellen im Knochenmark ⇒ Hämatopoese ↓
- Stimulation von Osteoklasten durch Zytokine ⇒ lytische Knochendefekte

Kli
- **Allgemein:** Abgeschlagenheit, Gewichtsverlust, Fieber, Nachtschweiß
- Knocheninfiltration mit lytischen Läsionen ⇒ Knochenschmerzen (Fehldiagnose Rheuma), Spontanfrakturen, pathologische Frakturen (= Fraktur eines pathol. veränderten Knochens), Immobilisierung; bei Wirbelfraktur evtl. Querschnittsyndrom
- **Hyperkalzämische Krise:** Ca^{++} i.S. ↑ durch Zytokine (IL-1, TNF-α, früher: osteoklastenaktiv. Faktor = OAF) mit Muskelschwäche, Polyurie, Exsikkose, Bewusstseinsstrg.
- **Myelomniere:** Ablagerung der Paraproteine in den Tubuli ⇒ nephrotisches Syndrom bis zur Niereninsuffizienz
- **Amyloidose:** Herzinsuffizienz, Polyneuropathie, Nierenschaden, Durchfälle
- Sekundärer Ak-Mangel ⇒ Infektanfälligkeit
- **Blut:** Hyperviskositätssyndrom mit Durchblutungsstörungen
- KM-Insuffizienz mit thrombozytopenischer Purpura, Anämie (Müdigkeit, Blässe), Granulozytopenie (⇒ Infektanfälligkeit)

Di
- BSG ↑↑
- Serumelektrophorese: monoklonale Gammopathie durch Paraproteine („M-Komponente" = starkes Präzipitationsband des monoklonalen Paraproteins)
- Immunfixationselektrophorese: Differenzierung der Paraproteine: meistens IgG, auch IgA oder nur L-Ketten (= Bence-Jones-Proteine)
- Röntgen: osteolytische Herde (z.B. sog. Schrotschussschädel), Osteoporose
- Histologie (im KM: > 10% Plasmazellen = Plasmazellnester)
- Urin: Nachweis von Eiweiß, Ak, Bence-Jones-Proteinen

Stad

St. I	Hb > 10g/dl **und** Ca^{++} normal **und** im Röntgen höchstens eine lokalisierte Knochenläsion **und** nur geringe Paraproteinämie
St. II	Nicht mehr St. I, noch nicht St. III
St. III	Hb < 8,5g/dl **od.** Ca^{++} ↑ **od.** fortgeschrittene Osteolysen **od.** Paraproteine ↑

DD
- Rheumatoide Arthritis (häufige Fehldiagnose)
- Begleitparaproteinämie: Infektionen, Lebererkrankungen, andere Tumoren
- Benigne monoklonale Gammopathie: keine Osteolysen, keine KM-Insuffizienz, keine BJ-Proteinurie, normales Ca^{++}

Th **Polychemotherapie** ab Stadium II; α-**Interferon**;
Palliativ-Th: z.B. Ca^{++} normalisieren, Antibiotika bei Infekten, Schmerztherapie

Prg
- MÜZ je nach Stad: St. I 6 Jahre, St. II 2,5 Jahre, St. III 0,5-1 Jahr (ohne Th 7 Mo)
- Heilung nicht möglich; Tod durch Infekte oder Niereninsuffizienz

2.4.4 Waldenström-Makroglobulinämie

Def B-Zell-NHL von niedrigem Malignitätsgrad mit Bildung von monoklonalen IgM-Globulinen

Syn **IgM-Plasmozytom**, immunozytisches NHL, lymphoplasmozytisches Immunozytom, primäre Makroglobulinämie, M. Waldenström

Epi Höheres Lebensalter

Pathologie des Immunsystems

Kli	- **Diffuse Osteoporose**, evtl. pathologische Frakturen **Hämorrhagische Diathese** durch IgM: Bindung von Gerinnungsfaktoren, Behinderung der Thrombozytenaggregation - Durchblutungsstörung durch Hyperviskosität - Kryoglobulineigenschaften der IgM (Kryoglobuline = Ig die bei T < 35°C präzipitieren): Raynaud-artige Beschwerden; autoimmunhämolytische Anämie
Di	- Monoklonale IgM ↑; KM: lymphoplasmozytische Zellinfiltration
Th	Prednison, Chlorambucil, Plasmapherese (bei Hyperviskosität)
Prg	Längere Überlebenszeiten als beim Plasmozytom

2.4.5 Schwere-Ketten-Krankheit

Def	Monoklonale Paraproteinämie mit vermehrter Bildung schwerer Ig-Ketten ($\alpha > \gamma, \mu$)
Di	Immunfixationsanalyse → S.45; Urin und Serum

2.4.6 Chronisch-lymphatische Leukämie (CLL)

Def	**Lymphozytisches Non-Hodgkin-Lymphom von niedrigem Malignitätsgrad** mit autonomer Proliferation von nicht funktionstüchtigen, oft chromosomal veränderten, aber mikroskopisch reifzelligen B-Lymphos (= chronische Lymphadenose)
Vork	Höheres Lebensalter
Pat	- **Vergrößerte Lymphknoten** - **Blut: Ausschwemmung von malignen Zellen** - In ca. 5% T-Zell-CLL
Kli	- Oft asymptomatisch - Lk-Schwellung initial nur bei 50%, später obligat - Evtl. Hepato-, Splenomegalie - Evtl. Parotis- und Tränendrüsenbefall, -vergrößerung (Mikulicz-Syndrom, selten) - Zunehmende KM-Insuffizienz ⇒ Ak-Mangel ⇒ Infekte - Spätstadium: Kachexie, Anämie, Thrombopenie (⇒ Blutungen)
Di	- Diff-BB: Leukos ↑ (-100.000/mm3), Lymphozytenanteil ↑, Gumprechtsche Kernschatten (= im Ausstrich lädierte Zellkerne) - KM: massenhaft Lymphozyten (die dort normalerweise kaum vorkommen), immunzytologisch B-Lymphozyten - Evtl. Lk-Histologie

Üs	Stad (n. Binet)	Kennzeichen	MÜZ
	A	Hb > 10 g/dl, < 3 Lk-Regionen betroffen	10 Jahre
	B	Hb > 10 g/dl, > 3 Lk-Regionen betroffen	6 Jahre
	C	Hb < 10g/dl und/oder Thrombos < 100.000/mm3 (Verdrängung des normalen KM ⇒ Hb ↓ ⇒ Prg ↓)	2 Jahre

Ko	- Infekte durch Mangel an Ak und funktionsfähigen B-Lymphos sind die Todesursache bei 50% der Patienten - Coombs-positive autoimmunhämolytische Anämie (AIHA, → S.32) durch Wärme-Ak
Th	- **Prinzip:** so wenig und schonend wie möglich, erst bei Symptomen, schwerer Anämie oder Thrombopenie - **Chemotherapie** erst ab Stadium C - **Radiatio** in niedriger Dosis bei großer Milz oder Lymphomen - **Splenektomie** bei Hypersplenismus, therapierefraktärer AIHA

Maligne Erkrankungen 47

- IgG-Präparate und Antibiotika bei Infekten

Prg
- Lange Überlebenszeiten
- Heilung ist nicht möglich
- Tod durch Infekte, Blutungen, Kachexie

2.4.7 Akute Leukämie

Def Maligne Erkrankung der Leukozyten mit Bildung unreifzelliger Blasten

Syn Akute Leukose

Form

AML	Akute myeloische Leukämie (= akute Myelose), kann aus Myelodysplasie hervorgehen; Auer-Stäbchen	
ALL	Akute lymphatische Leukämie (= akute Lymphadenose), häufigstes Malignom im Kindesalter	
AUL	Akute undifferenzierte Leukämie	

Ät **Neoplastische Transformation eines Stammzellklons durch**:
- Chemische oder physikalische KM-Schädigung (z.B. Benzol, Zytostatika, Radiatio)
- Viren (z.B. HTLV1, durch sog. virale Onkogene)
- Genetische Faktoren (z.B. gehäuft bei Trisomie 21)

Kli
- **Allgemeinsymptome**: Fieber, Nachtschweiß, Leistungsschwäche
- Verdrängung des KM ⇒ Anämie (Blässe, Atemnot, Müdigkeit), Granulozytopenie (bakterielle Infekte), Thrombozytopenie (Haut-, Schleimhaut-, zerebrale Blutungen)
- **Knochen- und Gelenkschmerzen** (DD: Rheumatisches Fieber)
- Lk-Schwellung (1/3), Spleno- und/oder Hepatomegalie (bei Kindern häufig)
- Gingivahyperplasie bei AML (v.a. wenn monozytäre Reihe beteiligt)
- Evtl. Kopfschmerzen oder neurologische Herdsymptome durch zerebrale Blutungen oder Infiltration der Meningen (= Meningeosis leucaemica)
- In fortgeschrittenem Stadium Infiltration vieler Organe (z.B. Lunge, Niere)

Di **Blutausstrich**: Leukozytenzahl ↑ oder normal oder ↓ (sog. subleukämische Leukämie); Hiatus leucaemicus: unreifzellige Blasten (normalerweise nicht im Blut) neben „übriggebliebenen" reifen Zellen, vollständiges Fehlen der Zwischenstufen; DD: bei CML alle Vorstufen im Blut; bei aleukämischer Leukämie Blasten nur im KM

Knochenmark: Diagnose und Zelldifferenzierung
- Morphologie: viele, evtl. massenhaft atypische unreife Zellen (Blasten); Blastenanteil > 30% (wenn Blastenanteil < 30%: Myelodysplasie)
- Zytochemie (spezielle enzymatische Färbemethoden): Esterase (monozytäre Reihe), Peroxidase (granulozytäre Reihe), PAS, saure Phosphatase (lymphatische Reihe)
- Immunzytologie: Markierung mit monoklonalen B- bzw. T-Zell-Ak, z.B. häufig Nachweis von CD10 (common ALL-Ag)

DD
- **Mononukleose:** lymphozytäre Reizformen im Blutbild (BB), die Leukämiezellen ähnlich sein können; Di: Paul-Bunnell-Test, Ak-Titer, KM-Punktion
- **Bei Panzytopenie:** aplastische Anämie, Myelodysplasie; Di: KM-Punktion

Th
- **Polychemotherapie, unterstützende Behandlung** (z.B. Infektprophylaxe)
- **Prophylaxe der Meningiosis leukaemica bei ALL** (Schädel-Radiatio und Methotrexat intrathekal, d.h. in Liquorraum)
- **KM-Transplantation**

Prg
- Bei Kindern Heilung in ca. 80%, Rezidivgefahr auch nach > 5 Jahren
- Erwachsene: Remission bei ca. $3/4$ der Patienten, trotzdem 5-JÜR nur 25%

Pathologie des Immunsystems

3. Klinische Immunologie

3.1 Transplantationsimmunologie 50
- 3.1.1 Transplantationsimmunologie 50
- 3.1.2 Transplantationsantigene 50
- 3.1.3 Transplantation 51
- 3.1.4 Transplantatabstoßung 52
- 3.1.5 Knochenmarktransplantation 53
- 3.1.6 Stammzelltransplantation 54
- 3.1.7 Immunsuppression 54

3.2 Transfusionsimmunologie 55
- 3.2.1 Blutgruppen 55
- 3.2.2 ABO-System 55
- 3.2.3 Rhesus-System 56
- 3.2.4 Bluttransfusion 56
- 3.2.5 Serologische Verträglichkeitsprobe 57
- 3.2.6 Transfusionsreaktionen 58
- 3.2.7 Fetale Erythroblastose 58

3.3 Immunisierung 59
- 3.3.1 Immunisierung 59
- 3.3.2 Simultanimpfung 59
- 3.3.3 Adjuvanzien 59
- 3.3.4 Passive Immunisierung 59
- 3.3.5 Aktive Immunisierung 60
- 3.3.6 Ausbleiben eines Impferfolgs 60
- 3.3.7 Adoptive Immunisierung 60

3.4 Immunologische Methoden 61
- 3.4.1 Immunologische Methoden 61
- 3.4.2 Agglutinationstests 61
- 3.4.3 Immunpräzipitation 62
- 3.4.4 Immundiffusion 63
- 3.4.5 Immunelektrophorese 63
- 3.4.6 Immunfixationselektrophorese 63
- 3.4.7 Nephelometrie/Turbidimetrie 63
- 3.4.8 Komplementbindungsreaktion 63
- 3.4.9 Gesamthämolytische Titration des Komplementsystems 64
- 3.4.10 Immunoassays mit markierten Liganden 64
- 3.4.11 RIA (Radioimmunoassay) 64
- 3.4.12 ELISA (Enzyme-linked immunosorbent assay) 64
- 3.4.13 Immunoblotting 64
- 3.4.14 Immunhistologie 65
- 3.4.15 Durchflusszytometrie 65
- 3.4.16 Zell-ELISA 65
- 3.4.17 T-Lymphozytenfunktionstest 65
- 3.4.18 Lymphozytentransformationstests 65
- 3.4.19 Gemischte Lymphozytenkultur/ Mixed Lymphocyte Culture 65
- 3.4.20 Lymphozyten-Zytotoxizitätstest 66
- 3.4.21 B-Lymphozytenfunktionstest 66
- 3.4.22 Test für Antikörper-abhängige zelluläre Zytotoxizität (ADCC) 66

3. Klinische Immunologie

3.1 Transplantationsimmunologie

3.1.1 Transplantationsimmunologie

Grundbegriffe	
Transplantation	Übertragung lebender Zellen oder Gewebe von einem Spender (Donor) auf einen Empfänger (Rezipient), um ausgefallene Zell- bzw. Gewebefunktionen wiederherzustellen
Implantat	Hilfsmittel aus Metall oder Kunststoff, um ausgefallene Funktionen, z.B. Stützfunktionen im Knochenskelett, wiederherzustellen
Orthotop	Anatomisch korrekte Lage des transplantierten Organs, z.B. Herz
Heterotop	Verschobene anatomische Lage des transplantierten Organs, z.B. Transplantation der Niere ins kleine Becken
Autolog	Vom selben Individuum
Syngen	Von genetisch identischem Individuum (Zwilling)
Allogen	Von genetisch differentem Spender derselben Spezies
Xenogen	Speziesdifferent (z.B von Tier auf Mensch)
Lebendtransplantation	Organübertragung von lebendem Spender (meist Verwandter) auf Empfänger (z.B. Nierentransplantation von Mutter auf Kind)
Leichenorgantransplantation	Organübertragung von einem hirntoten Organspender auf einen Empfänger (z.B. Herztransplantation)

3.1.2 Transplantationsantigene

Def Transplantations-Ag (= MHC-Ag, → S.17) sind die individuell unterschiedlich ausgeprägten Zelloberflächenmoleküle (hochgradiger Polymorphismus)

Syn MHC-Ag, HLA (Human Leukocyte Antigen)

Phy
- Grundlage des Regulationssystems der Immunabwehr
- Grundlage der Transplantatabstoßung durch Unterschiede im Muster der MHC-Moleküle (Immunreaktion) zwischen Spender und Empfänger

Anm Durch Unterschiede im Muster der MHC-Moleküle Notwendigkeit der
- Gewebetypisierung bei Spender und Empfänger und
- Untersuchung des Empfängers auf Ak gegen Ag des Transplantats (Kreuzprobe, → S.51)

Erb Kodominate Vererbung; Haplotyp = Gesamtheit aller von einem Elternteil vererbter Allele (z.B. HLA/A2, B44, CW4, DR11)

Üs	Transplantationsrelevante MHC-Antigene	
MHC-Ag	MHC-Klasse-I-Ag	MHC-Klasse-II-Ag
Bsp	HLA-A, HLA-B (C, E, F, G, H, J)	HLA-D (HLA-DR, DP, DQ, DZ, DN, DM, DO)
Vork	Auf allen kernhaltigen Körperzellen, Thrombozyten	Auf immunkompetenten Zellen: Monozyten, Makrophagen und anderen APZ, B-Lymphozyten und aktivierten T-Lymphozyten

Transplantationsimmunologie

3.1.3 Transplantation

Def Übertragung lebender Zellen oder Gewebe von einem Spender auf einen Empfänger

PPh Transplantatabstoßung richtet sich gg. HLA des Spenders auf Gefäßendothelien
⇒ bei Transplantation vaskul. Organe sind immunolog. Voruntersuchungen nötig
- Nichtvaskularisierte Organe (z.B. Hornhaut, Gehörknöchelchen) führen zu keiner Immunisierung des Empfängers ⇒ keine immunolog. Voruntersuchungen nötig

Vor
- Gewebeverträglichkeit (ABO-, HLA-Kompatibilität)
- Keine Vorimmunisierung (negative Kreuzprobe)
- Bei Lebendspende von Nieren/KM-Transplantation: geringe Stimulation in gemischter Lymphozytenkultur (mixed lymphocyte culture = MLC) zwischen Spender- und Empfängerlymphozyten; optional, da MLC aufgrund verbesserter molekularbiologischer HLA-Klasse-II-Typisierungsmethoden zunehmend in den Hintergrund tritt

präop Di

Transplantat	ABO	HLA	Kreuzpr.	MLC
Niere	+	+	+	(+)^1
Herz	+	(+)^2	(+)^2	-
Leber	+	-	-	-
Knochenmark	-	+	+	+
Sklera (nicht vaskularisiert)	-	-	-	-
Sklera (vaskularisiert)	+	+	+	-

+ Notwendig, - nicht notwendig, ^{1} Nur bei Lebendspende, z.B. Mutter auf Kind, ^{2} Empfohlene Untersuchung, v.a. bei Zweittransplantation

S. auch Gewebeverträglichkeitstests

		Erläuterung
Typisierung	Mikrolymphozytotoxizitätstest (LCT; serologischer Test)	**Meth**: Inkubation von HLA-spezifischen Antiseren mit isolierten Patientenlymphozyten ⇒ Zugabe von Kaninchenserum als Komplementquelle ⇒ positive Reaktion (= Zellyse ⇒ Farbstoff z.B. Eosin färbt selektiv tote Zellen an) ⇒ semiquantitative Auswertung im Phasenkontrastmikroskop
	Molekularbiologische Gewebetypisierung	**Meth**: Polymerase-Ketten-Reaktion (PCR) ⇒ millionenfache Vermehrung der für HLA-Gene codierenden DNA ⇒ Detektion mit geeigneten DNA-Sonden; besser, schneller, zuverlässiger als Serologie, auch mehr HLA-Antigene unterscheidbar
Gewebeverträglichkeitstest	Gemischte Lymphozytenkultur (MLC)	**Meth**: Inkubation von Empfängerlymphozyten (Responder) mit bestrahlten Spenderlymphozyten (Stimulator, nicht proliferationsfähig) für 5 Tage bei 37°C ⇒ Zugabe von ^{3}H-Thymidin ⇒ beim Erkennen fremder HLA-Klasse-II-Antigene Inkorporation von ^{3}H-Thymidin in proliferierende Patientenlymphozyten ⇒ Messung im β-Counter **Ind**: zur Bestimmung der HLA-Klasse-II-Kompatibilität zwischen Organspender und -empfänger, zur Abschätzung des Risikos einer Host-versus-graft-Reaktion. Bei Bestrahlung von Empfängerzellen statt Spenderzellen auch Abschätzung des Risikos einer Graft-versus-host-Reaktion möglich
	Kreuzprobe mit Mikrolymphozytotoxizitätstest	**Meth**: Inkubation von Lymphozyten des prospektiven Spenders mit Patientenserum in einer Mikrotestplatte (30 min) ⇒ Zugabe von Kaninchenserum als Komplementquelle ⇒ nach 30 min Zugabe eines Farbstoffgemisches aus Acridinorange (färbt vitale Zellen) und Ethidiumbromid (färbt tote Zellen) ⇒ semiquantitative Auswertung mit einem Fluoreszenzmikroskop; als getrennte T- und B- Lymphozytenkreuzprobe möglich nach selektiver Isolierung; **Ind**: Untersuchung der Gewebeverträglichkeit vor der Transplantation → Auswahl kompatibler Spender-Empfänger-Paare

52 Klinische Immunologie

Proc
1.) **Typisierung der HLA-Ag** von Spender und Empfänger
2.) **Auswahl des HLA-kompatibelsten** Patienten der Warteliste (Eurotransplant, Zentrale in Leiden, Niederlande) als Empfänger für ein vorliegendes Spenderorgan
3.) **Kreuzprobe**: Prüfung, ob potenzieller Empfänger Ak gegen Ag des Transplantats besitzt (bei positiver Kreuzprobe ist Transplantation kontraindiziert)
⇒ nächster Patient der Warteliste mit guter HLA-Übereinstimmung und negativer Kreuzprobe erhält das Spenderorgan (mittlere Wartezeit bei Nieren: z. Z. 3 Jahre)
4.) **Transplantation**

Ko Transplantatabstoßung

Beeinflussung der Transplantatakzeptanz
- **Transplantat-Empfänger-Interaktion**: Auswahl kompatibler Spender-Empfänger-Paare
- **Beeinflussung der Transplantat-Immunogenität**: Perfusion des Transplantats mit Elektrolytlösung (z.B. University of Wisconsin-; Euro-Collins-Lösung) ⇒ Ausschwemmung von MHC-Klasse-II-Ag-tragenden Spenderzellen aus dem Transplantat ⇒ keine direkte Ag-Erkennung möglich ⇒ Herabsetzung der Immunogenität des Transplantats
- **Kurze Ischämiezeit** ⇒ Verminderung des Ischämie-Perfusionsschadens
- **Beeinflussung des Empfängers**: medikamentöse Immunsuppression (→ S.54)

Prg
- Je ähnlicher Empfänger und Spender in HLA-Ag, desto größer der Erfolg der Transplantation (Ausnahmen: Einfluss der HLA-Kompatibilität auf Leber- und der ABO-Kompatibilität auf KM-Transplantation bisher nicht nachweisbar)
- Funktionsrate von Nierentransplantaten: 90% nach 1 J., 70% n. 5 J., 60% n. 10 J.

■■■ 3.1.4 Transplantatabstoßung

Def Immunreaktion gegen fremde Gewebemerkmale auf Transplantatzellen durch direkte und indirekte Ag-Erkennung

Antigenerkennung
- **Indirekte Antigenerkennung**: im Serum gelöste HLA oder HLA-Bruchstücke des Spenders werden von Ag-präsentierenden Zellen des Empfängers phagozytiert, prozessiert und T-Helferlymphozyten zur Erkennung angeboten
- **Direkte Antigenerkennung**: fremde HLA-Merkmale auf Spenderzellen werden direkt von T-Helferlymphozyten erkannt

Form

- **Graft-versus-host-Reaktion**: nach allogener Knochenmarktransplantation können immunkompetente Spenderzellen die für sie fremden HLA-Merkmale auf den Empfängerzellen erkennen und einen zytotoxischen Angriff einleiten
- **Zelluläre Host-versus-graft-Reaktion**: T-Helferlymphozyten des Empfängers aktivieren zytotoxische T-Zellen des Empfängers
⇒ zytotoxischer Angriff gegen Transplantat
- **Humorale Host-versus-graft-Reaktion**: T-Helferlymphozyten des Empfängers aktivieren B-Lymphozyten des Empfängers
⇒ Bildung von Ak gegen Transplantat
⇒ zytotoxischer Angriff auf das Transplantat (Komplement, ADCC → S.25)

Transplantationsimmunologie

Verlauf	Hyperakut (→ S.32)	Akut	Chronisch
Beginn	Innerhalb von Minuten bis Stunden	Innerhalb der ersten 6 Wo postoperativ	Innerhalb von Monaten bis Jahren
Urs	Sensibilisierung bereits vor Transplantation, z.B. durch vorherige Bluttransfusion oder Transplantation, Gravidität, Virusinfektion; bei Xenotransplantation durch sog. natürliche Ak (v.a. IgM)	Sensibilisierung gegen Transplantat-Ag erst nach Transplantation (bei ca. 40% der nierentransplantierten Patienten)	Permanente Entzündungsreaktion
PPh	Präformierte Ak binden an Transplantatendothel (v.a. an ABO oder MHC-I-Ag) ⇒ massive Entzündungsreaktion durch Aktivierung des Komplement- und Gerinnungssystems ⇒ Thrombosierung des Transplantats	Vor allem zelluläre, aber auch humorale Immunreaktion ⇒ Funktionseinschränkung des Transplantats nach wenigen Tagen ⇒ bei sofort einsetzender Abstoßungs-Th meist reversibel	Funktion ↓, Sklerosierung der Gefäße des Transplantats

■☐☐ **3.1.5 Knochenmarktransplantation**

Def Übertragung von Knochenmark

Form
- Autolog: Risiko der Rückübertragung von Tumorzellen mit dem Transplantat (= TPL)
- Allogen: am besten HLA-identisch, benötigt Immunsuppression nach TPL; Vorteil: niedrige Rezidivrate durch Graft-versus-tumor-Effekt

Ind
- Genetische Erkrankungen: Thalassaemia major, severe combined immunodeficiency syndrome (SCID), Wiskott-Aldrich-Syndrom, Osteopetrosis
- Aplastische Anämie
- Akute Leukämie

Proc Aspiration von 500-800 ml KM-Blut aus Beckenkamm → bei allogener KM-TPL Reinigung des KM mit monoklonalem Ak-Cocktail gegen Leukämiezellen, evtl. Entfernung von NK-Zellen (Purging) → ggf. Bestrahlung und Chemo-Th des Patienten → i.v. Transfusion des KM → zunächst intrahepatische Blutbildung, dann Repopulation des KM-TPL in Knochenmarkräume → 2 Wo nach TPL Granulozytenanstieg, nach 4 Wo Thrombozytenanstieg

Prg Abhängig von Grunderkrankung und Stadium der Grunderkrankung

Ko
- Infektionen
- Akute Graft-versus-host-Erkrankung (GvhD, → S.52)
- Chronische Graft-versus-host-Erkrankung
- Leukämierezidive
- Toxische Nebenwirkungen der Medikamente

3.1.6 Stammzelltransplantation

Def Übertragung von Stammzellen des Knochenmarks

Meth Isolation der Stammzellen aus dem KM (auch aus Nabelschnurblut) mittels CD34-spezifischer monoklonaler Ak oder aus Blut mittels Zentrifugation nach Gabe von G-CSF i.v. (Mobilisation von Stammzellen) → i.v. Injektion der Stammzellen

Form
- **Autolog:** Risiko der Rückübertragung von Tumorzellen mit dem TPL
- **Allogen:** am besten HLA-identisch, benötigt Immunsuppression nach TPL; **Vorteil:** niedrige Rezidivrate durch Graft-versus-tumor-Effekt

Ind
- KM-Aplasie
- Hochdosis-Chemo-Th bei Leukämie oder malignen Tumoren

Vorteil gegenüber KM-TPL
- Keine Vollnarkose für Spender
- Schnelles Angehen des Transplantats
- Stammzellen aus Nabelschnurblut können auch HLA-inkompatiblen Empfängern appliziert werden

3.1.7 Immunsuppression

Def Unterdrückung von Immunreaktionen gegen Körpergewebe

Ind Z.B. bei Organtransplantationen, Autoimmunerkrankungen, Allergien

UW Infektionsrisiko ↑, Malignomrisiko ↑ (z. B. Lymphome)

Üs	Form	Wm
Med.	Azathioprin	Enzymblockade ⇒ DNA-Synthesehemmung
	Glukokortikoide	Hemmung der IL-1β und IL-2 Synthese, Umverteilung von $CD4^+$- Lymphos aus Zirkulation in andere Körperkompartimente
	Cyclosporin, Tacrolimus, Rapamycin	Hemmung der Zytokin- (IL-2 ...) und Zytokinrezeptorsynthese (IL-2R); bei Rapamycin Hemmung der Signaltransduktion des IL-2R
	Heterologe mono-/polyklonale Ak gegen T-Lymphozyten-Ag (z.B. Anti-CD3 = OKT3; Anti-IL2R)	Induktion von ADCC, Apoptose und Blockade der Zellfunktion, Brückenbildung zwischen aktivierter zytotoxischer T-Zelle und T-Helferzelle ⇒ Killing, Induktion: T-Suppressorzellen
Nichtmed.	Bestrahlung des Lymphsystems (Total Lymphoid Irradiation = TLI)	Funktionelle Hemmung der Zellen

Vorgehen bei Organtransplantation Häufig Kombinationen von bis zu 4 Immunsuppressiva; intraoperativ hochdosierte Induktions-Th, evtl. schon präoperativ; kontinuierlich weiter als Abstoßungs-Prophylaxe; Senkung der Dosis auf tolerable Erhaltungsdosis noch während des stationären Aufenthalts

Abstoßungs-Th Bei Abstoßungsreaktion erhöhte immunsuppressive Dosis über 4 Tage (Steroidstoß, eventuell zusätzliches Immunsuppressivum wie OKT3)
⇒ Abstoßungsreaktion meist innerhalb von Stunden oder Tagen reversibel

Transfusionsimmunologie

3.2 Transfusionsimmunologie

3.2.1 Blutgruppen

Def Ggenetisch determinierte, als Ag (Allo-Ag) wirksame Oberflächenstrukturen auf Blutzellen, v.a. auf Erythrozyten, aber auch auf Endothel- und Epithelzellen; 15BG-Systeme mit > 600Ag

PPh Transfusion BG-inkompatibler Konserven
⇒ Immunisierung
⇒ Transfusionsreaktion (→ S.58) bei wiederholter Transfusion

Üs

Transfusionsmedizinisch relevante Blutgruppensysteme	
AB0-System	
Rhesus (Rh)-System	→ S.56
Kell-System	Glykoproteine auf Erythrozyten, stark immunogen; Allele K und k (Cellano) weden kodominant vererbt
Duffy-System	Glykoproteine auf Erythrozyten, mäßig immunogen; Allele: Fy^a, Fy^b und Fy 4 (Fy^x)
Lewis-System	Lewis-Blutgruppen (Gen: Le, le; Glykoproteine, Glykolipide) werden von sekretorischen Gewebezellen gebildet und aus dem Plasma an die Erythrozytenoberfläche adsorbiert
Kidd-System	Kidd-Blutgruppen Jk^a, Jk^b, Jk^3, $Jk^{(a-b-)}$, mäßig immunogen
MNS-System	Hoher Polymorphismus, mäßig immunogen, Anti-S und Anti-s klinisch relevant, Anti-M und Anti-N (kältereaktiv) weniger

3.2.2 AB0-System

Str
- AB0-Ag: Glykolipide/-proteine auf Zellmembranen von Erythrozyten und anderen Blut- und Gewebezellen (z.B. Endothelzellen)
- Gene auf Chromosom 9; 3 Allele (A,B,0); Mendelscher Erbgang; A und B sind zueinander kodominant, gegenüber 0 dominant; A-Subtyp A1 ist dominant über Subtyp A2
- A- und B-Allele kodieren spezifische Transferasen, die Zuckerreste auf terminale Galaktose der Substanz H übertragen; 0-Allel führt nicht zur Modifizierung des H-Ag

Phy
- **Reguläre Ak**: Darmbakterien oder Nahrungsmittel induzieren im Säuglingsalter die Bildung gegen körperfremde allogene AB0-Ag gerichteter IgM-Ak (= Iso(häm)agglutinine, Alloagglutinine; gehören zu „natürlichen Ak") ⇒ jeder Mensch besitzt also Ak gegen die AB0-Blutgruppe, die er selbst nicht hat ⇒ Fehltransfusion führt sofort (ohne „Erstkontakt") zur Transfusionsreaktion

Irreguläre Ak: durch Sensibilisierung bei Geburt oder nach (Fehl-)Transfusion, meist IgG

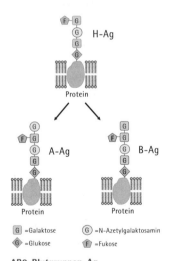

AB0-Blutgruppen-Ag

Anm - Isoagglutinine (IgM) gehören im Sprachgebrauch der Transfusionsmedizin zu den sog. „kompletten Ak", da sie ohne Verstärkertechniken Testerythrozyten agglutinieren
- „Inkomplette Ak" führen erst durch weitere Maßnahmen zur Agglutination (→ S.61)

Blutgruppenbestimmung
Nachweis der Blutgruppen-Ag auf Erythrozyten mittels spezifischer Testseren (s. Abb.)

3.2.3 Rhesus-System

Str Rhesus-Ag (insgesamt > 50 bekannt) sind integrale, nicht-glykosylierte Proteine der Erythrozytenmembran

Phy - 2 Gene auf Chromosom 1 (RhD, RhCE): C,c-D,d-E,e; Vererbung als Triplett (genetische Kopplung); Merkmale C und c, bzw. E und e sind kodominant, dagegen ist D dominant über d
- Träger des D-Ag (DD, Dd) sind Rhesus-positiv, bei Fehlen des D-Ag (dd) Rhesus-negativ
- Vork einer unvollständigen Ausprägung von D (Vork: 1-2%) in 2 Formen:
  1) $D^{partial}$: Fehlen bestimmter Teil-Ag (als Spender Rh-pos., als Empfänger Rh-neg.)
  2) D^{weak}: verminderte D-Expression (als Spender und als Empfänger Rh-pos.)

Blutgruppenbestimmung

PPh Es gibt keine regulären Ak gegen Rhesus-Ag, jedoch häufig irreguläre Ak, da D stark immunogen wirkt ⇒ Transfusionsreaktion (→ S.58), fetale Erythroblastose (→ S.58)

3.2.4 Bluttransfusion

Def Übertragung von Blut(-bestandteilen) eines Spenders auf Empfänger durch Infusion

Üs

Blutprodukt	Immunogene Faktoren	Ind
Erythrozytenkonzentrat (Buffycoat-frei, leukozytenarm)	Blutgruppen-Ag	Blutverluste, Anämien
Frischplasma (fresh frozen plasma, FFP)	Plasmaproteine (z.B IgA) bei IgA-def. Individuen	Gerinnungsstörungen
Thrombozytenkonzentrat	Einige Blutgruppen-Ag (z.B. AB0), HLA-Ag, thrombozytenspezif. Ag	Thrombozytenmangel

Vor Bg-Gleichheit/Verträglichkeit zwischen Spender und Empfänger (→ Bg-Bestimmung, → Kreuzprobe)

Proc - 1.) **Identität** des Blutprodukts und des Empfängers (Patient) sicherstellen!
- 2.) **Kompatibilität** des Blutprodukts (v.a. bei zell. Blutpräparaten) mit Empfängerblut gewährleisten, durch **Bg-Bestimmung** [AB0- und Rh-Ag von Patient und Konserve und **Kreuzprobe** (→ S.57, Ausnahme: Eigenbluttransfusion, hier nur AB0-Identität feststellen]
- 3.) **Transfusion** (erst nach wiederholten AB0-Identitätstests, Bedside-Test): über ein Transfusionsgerät mit Standardfilter, möglichst über venösen Zugang
- Anwärmen der Konserven (max. 37°C) nur bei speziellen Indikationen (Massivtransfusionen, Neugeborene, Patienten mit Kälteauto-Ak)

Transfusionsimmunologie 57

Ko
- Transfusionsreaktion (→ S.58)
- Sensibilisierung gegen Allo-Ag (v.a. Blutgruppen-Ag) des Spenders
- Bei Thrombozytenpräparaten: evtl. Gefahr der Sensibilisierung gegen Rh D/HLA, der Übertragung von Allo-Ak und Fremdleukozyten; Minor-Inkompatibilität (Spenderserum gegen Empfänger-Erys) kann bei ausgewählten Thrombapherese-Präparaten in Kauf genommen werden!
- Übertragung von Infektionen:
geschätztes Risiko bei zellulären Blutpräparaten aus Mehrfachspenden (2001) bei HIV 1:1,3-3 Mill., bei HBV: 1: 220-250Tsd., bei HCV: 1: 350-375 Tsd., bei Lues vernachlässigbar; zur Prophylaxe einer Infektionsübertragung: infektionsserologische Untersuchung der Spender (bei HCV auch mittels PCR); Quarantänelagerung gefrorenen Frischplasmas und tiefkühlkonservierter zellulärer Blutpräparate
- Hämosiderose (bei häufigen Transfusionen)

Cave Blutprodukte sind verschreibungspflichtige Arzneimittel; es besteht ärztliche Aufklärungspflicht unter besonderer Abwägung der Risiken

Ak-Suchtest: Nachw (in-)kompletter irregulärer Blutgruppen-Ak im Empfängerserum durch Inkubation mit Testerythrozyten (diese tragen alle transfusionsrelevanten Bg-Ag mit bekanntem Ag-Muster)

3.2.5 Serologische Verträglichkeitsprobe (Kreuzprobe)

Def Serologische Verfahren zur Untersuchung der Verträglichkeit von Blut oder Blutbestandteilen des Spenders mit dem Blut des Empfängers
Dazu gehören:

Major-Probe:
Untersuchung der Verträglichkeit des Erythrozytenkonzentrats (Spender-Erys) mit dem Empfängerserum
- **Antikörpersuchtest** im Empfängerserum zum Nachweis von irregulären oder Auto-Ak gegen Spender Erys; Technik indirekter Coombstest (→ S.61)
- **Kontrolle der ABO und Rh BG** in der Patientenblutprobe

Minor-Probe:
Untersuchung der Verträglichkeit von Empfänger-Erys und Spenderserum (heute praktisch nicht mehr durchgeführt, da bei Blutspende durch regelmäßige Ak-Suchtests irreguläre Ak ausgeschlossen werden)

Technik
- LISS-Coombs-Technik: LISS (low ionic strength solution) fördert Ak-Bindung → dann Zusatz von Anti-Human-Globulin (sog. Coombs-Serum) ⇒ Agglutination Ak-tragender Erythrozyten durch Quervernetzung der gebundenen (inkompl.) Ak
- Zusätzlich evtl. Enzymtechnik: Zusatz von Proteasen (z.B. Papain) ⇒ Agglutination ↑

Beurteilung
- **Positiv**: Agglutination oder Hämolyse
- **Negativ**: keine Agglutination, keine Hämolyse

Klinische Immunologie

■□□ **3.2.6 Transfusionsreaktionen**

Def Durch Bluttransfusion (→ S.56) beim Empfänger verursachte (sub-)akute Reaktionen

Üs

Reaktion	Urs
Akute hämolytische Reaktion (Min - Std)	Ak gegen Bg-Ag (v.a. AB0) ⇒ komplementvermittelte Lyse der Erythrozyten; Ak- und C3-Beladung ⇒ extravasale intrahepatische Phagozytose der Erythrozyten
Verzögerte hämolytische Reaktion (Tg - Wo)	Allo-Ak gegen verschiedene Ery-Ag
Febrile, nichthämolytische Reaktion	Allo-Ak gegen Lympho-, Granulo-, Thrombozyten; Zytokine (z.B. IL-1, IL-6, TNF-α) in der Konserve
Post-Transfusions-Purpura (PTP)	Allo-Ak gegen Thrombozyten
Allergische Reaktionen (anaphylaktisch oder selten urtikariell)	Allo-Ak gegen Plasmaproteine
Graft-versus-host-Reaktion (selten, aber gefährlich)	Immunkompetente Spenderlymphozyten schädigen den immundefizienten, immunsupprimierten, selten auch den immunsuffizienten Empfänger
Transfusionsassoz. akute Lungeninsuffizienz (TRALI) (nichtkardiogenes Lungenödem)	Allo-Ak gegen Granulozyten

Kli
- Kreuz- und Lendenschmerzen, Engegefühl (Atemnot), Unruhe, Hitzegefühl, Frösteln, Blässe, Juckreiz, kalter Schweiß oder Übelkeit
- Je nach Schweregrad: Fieber, Schüttelfrost, urtikarielle Exantheme, Bronchospasmus, Tachykardie, Schocksymptome

Cave
- Alle unerwünschten Reaktionen dokumentieren und diagnostisch abklären!
- Präparatehersteller muss Rückstellproben zur Rückverfolgung (look back) aufbewahren

■■□ **3.2.7 Fetale Erythroblastose**

Def U.U. letal verlaufende intrauterine Anämie des Feten

Syn Morbus haemolyticus neonatorum (MHN)

Vork
- V.a. bei Rhesus-Inkompatibilität: Mutter Rh-negativ, Kind Rh-positiv (Vater Rh+)
- Seltener bei inkompatiblen K-Ag des Kell-Systems

PPh Perinataler Übertritt fetaler Erys in maternalen Kreislauf ⇒ Sensibilisierung der Mutter mit Bildung von Ak (Allo-Ak der Klasse IgG, i.d.R. Anti-D) der (Rh-) Mutter gegen Erys des (Rh+) Kinds ⇒ diaplazentarer Übertritt der Anti-Rh-IgG bei Folgeschwangerschaft mit gleicher Rh-Konstellation
⇒ Zerstörung fetaler Blutzellen (Typ-II-Reaktion, → S.32)

Di
- Anamnese der Mutter
- Direkter Coombstest (→ S.62) beim Kind positiv
- Anti-D-Ak bei Rh-negativer Mutter (indirekter Coombstest, → S.61)
- Rh(D)+ Erys und hohe Bilirubinwerte im fetalen Blut oder in der Amnionflüssigkeit

Kli
- Je nach Schweregrad: Anämie, Hepatosplenomegalie, Ikterus, Hydrops
- Evtl. Kernikterus mit schweren neurologische Folgeschäden (wegen Unreife der fetalen Blut-Hirn-Schranke)!

Immunisierung

Pro **Rhesus-(Anti-D-)Pro:** Gabe von Anti-D-IgG vor der 1. Geburt (spätestens 72h nach der Geburt) ⇒ Zerstörung übergetretener Rh-pos. Butzellen des Kindes ⇒ keine Immunisierung; evtl. zus. Feedback-Hemmung der eigenen Anti-D Ak-Produktion

Th Intrauterine Austauschtransfusion, evtl. vorgezogener Geburtstermin

3.3 Immunisierung

3.3.1 Immunisierung
Def Herbeiführen einer Immunität, also einer Unempfindlichkeit des Organismus gegenüber Infektionserregern oder Giften

Form
- Passive Immunisierung
- Aktive Immunisierung (→ S.60)

3.3.2 Simultanimpfung
Def Kombination von aktiver und passiver Immunisierung

Ind Postexpositionell bei Verdacht auf Infektion: Tollwut-, Tetanus-, Hepatitis-B-Virus

Cave Örtlich getrennte Verabreichung von Ak und Vakzine (Bsp: Tollwut: passiv: 50% der Dosis um die Bissstelle infiltrieren, Rest i.m. in den lateralen Oberschenkel; aktiv: i.m. in M. deltoideus)

3.3.3 Adjuvanzien
Def Substanzen, die eine Verstärkung der Immunantwort auf ein Ag (Impfstoff) bewirken

Wi Bildung „partikulärer" Ag ⇒ bessere Aufnahme durch Phagozyten und wirkungsvollere Präsentation

Form Z.B. Freundsches Adjuvans, Muramylpeptide, $AlOH_3$, Liposomen

3.3.4 Passive Immunisierung
Def Herbeiführen einer Immunität durch Gabe spezifischer Ak (Immunserum, Ig-Fraktion)

Form
- Physiologisch: Übertragung der Ak diaplazentar und beim Stillen durch Muttermilch
- Iatrogen: Immunglobulinprophylaxe bzw. -therapie

Wi
- Sofortiger Wirkungseintritt, Wirkdauer i.d.R. 2-4 Wochen
- Abschwächung/Verhinderung der Erkr. bei Gabe spezif. Ak in der Inkubationszeit

Ind
- Pro/Th von Infektionen: z.B. Röteln-Pro bei Schwangeren, Infekte mit Toxinbildnern (z.B. Botulismus-, Diphtherie-, Tetanus-Err; Ak = Antitoxin), bei V.a. Rabiesinfektion
- Als Anti-D-Prophylaxe (bei Rhesus-Inkompatibilität, → S.58)
- Bei Schlangen- und Skorpionbissen
- Hochdosiertes, polyvalentes, nicht Ag-spez. Ig als immunsuppressives Agens, z.B. bei Kawasaki-Syndrom (generalisierte Vaskulitis) und thrombozytopen. Purpura

Ak-Präparate
- Ak sind entweder speziesheterolog (z.B. von der Maus) oder spezieshomolog
- **Polyvalente Ig-Präparate:** Pooling aus vielen Plasmaspenden (IgG), unspezifisch
- **Hyperimmunglobulinpräparate:** stammen aus Plasmen rekonvaleszenter oder aktiv immunisierter Spender und enthalten bestimmte Ak in hoher Konzentration
- Präparate für intravenöse (IVIG) oder intramuskuläre (IMIG) Applikation

Ko
- Gefahr einer allergischen Reaktion (extrem: anaphylaktischer Schock) bei Gabe speziesheterologer Impfseren oder bei Patienten mit selektiver IgA-Defizienz
- Infektionsrisiko bei Verabreichung von Immunserum

3.3.5 Aktive Immunisierung

Def Immunisierung des Organismus durch Applikation von Fremdantigen (Impfstoff, Vakzine) mit dem Ziel der Bildung spezifischer Ak und Effektorzellen

Wi
- Erste Ak (IgM) meist nach 3-6 d; schützender Ak-Titer z. T. schon nach 10-14 d
- Auffrischung (Boosterung) löst Sekundärantwort aus mit schnell ansteigendem Titer hochaffiner Sekundär-Ak (v.a. IgG + IgA); Bildung von Gedächtniszellen, nur bei T-Zell-abhängigem Ag

Typ	Lebendvakzine	Totvakzine
Def	Impfstoff in Form lebender Erreger	Abgetötete Err, immunogene Err-Anteile oder Toxoide
Immu-nogeni-tät	Hoch ⇒ oft lebenslange humorale und zelluläre Immunität bereits bei einmaliger Gabe	Geringer, Vakzine jedoch häufig besser verträglich
Form	**Attenuierte Lebendvakzine:** Attenuierung = Abschwächung der Virulenz unter Beibehaltung der Ag-Eigenschaften und Vermehrungsfähigkeit durch häufige Kulturpassagen (z.B. Masern, BCG) **Nichtattenuierte Err:** nicht abgeschwächter Err, die bei intakter Abwehr kein schweres Krankheitsbild erzeugen **Tierische Virusvarianten:** für Menschen immunogen, aber nicht pathogen (z.B. Kuhpockenvirus) **Rekombinante Err:** gentechnisch modellierte, apathogene Err als Träger immunogener Ag eines anderen Err (z.B. Hefezellen Träger v. Hep.-B-Virus-Ag)	**Vollkeimvakzine:** abgetötete Err mit erhaltenen Antigenen **Split-Vakzine, Subunit-Vakzine:** immunogene Protein- bzw. Kohlenhydratanteile eines Erregers, aus Erreger isoliert oder gentechnisch hergestellt **Toxoide oder Anatoxine:** i.d.R. durch Formalin entgiftete Toxine (z.B. Tetanus-Toxoid) **Synthetisierte Peptide:** eingeschlossen in Lipide (ISCOM = immune-stimulating complex) **Plasmidvakzine** **DNA-Vakzine** („Gene gun")
Cave	Keine Lebendvakzine bei Patienten mit ID, Immunsupprimierten, Schwangeren	

3.3.6 Ausbleiben eines Impferfolgs

Urs
- Bestehende Virusinfektion ⇒ IFN-γ-induzierte Resistenz gegen weitere Virusinfektionen (diesen Effekt nutzt man durch Impfung mit Lebendimpfstoffen bei der sog. Verdrängungs- bzw. Abriegelungsimpfung)
- Non-Responder: keine Immunisierung durch Immundefekt oder therapeutische Immunsuppression; bei ansonsten gesunden Non-Respondern ⇒ genetische Variante
- Schlechte Ag-Präsentation aufgrund des MHC-Klasse-II-Musters (entsprechende „passende" MHC-Moleküle fehlen)

Cave Keine Lebendvakzine bei bekannten Non-Respondern!

3.3.7 Adoptive Immunisierung

Def Übertragung von immunkompetenten Zellen eines Spenders auf MHC-kompatiblen Empfänger

Anw Behandlung schwerer Immundefekte oder im Rahmen einer Tumortherapie (selten)

Immunologische Methoden

3.4 Immunologische Methoden

3.4.1 Immunologische Methoden

Direkter Ag- oder Ak-Nachweis
Agglutination,
Immunpräzipitation (→ S.62),
Immundiffusion (→ S.63),
Immunelektrophorese (→ S.63),
Immunfixationselektrophorese (→ S.63),
Nephelometrie/Turbidometrie (→ S.63),
Komplement-Bindungs-Reaktion KBR (→ S.63),
Gesamthämolytische Titration des Komplementsystems (→ S.64),
Immunoassay mit markierten Liganden (→ S.64): RIA (→ S.64), ELISA (→ S.64),
Immunoblotting (→ S.64)

Ag- oder Ak-Nachweis auf Zellen und Geweben
Immunhistologie (→ S.65), Immunzytologie, Zell-ELISA (→ S.65)

Immunzytologie
Durchflusszytometrie (→ S.65), Zell-ELISA

Analysen zellulärer Funktionen
T-Lymphozytenfunktionstest (→ S.65),
Lymphozytentransformationstest (→ S.65), gemischte Lymphozytenkultur (→ S.65), Lymphozytotoxizitätstest (→ S.66),
B-Lymphozytenfunktionstest (→ S.66),
Ak-abhängige zelluläre Zytotoxizität (ADCC)-Test (→ S.66)

3.4.2 Agglutinationstests

Def Tests mit spezifischer Verklumpung (Vernetzung) Ag-tragender Partikel (z.B. Blutzellen ⇒ Hämagglutination) durch bi- oder multivalente Agglutinine (Ak, Lektine)

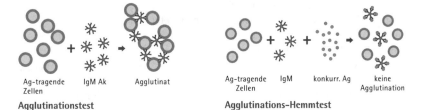

Agglutinationstest   Agglutinations-Hemmtest

	Direkte Agglutination	Indirekte Agglutination
Eint Mech	Bindung des Ag, das bereits konstitutionell auf einem Partikel gebunden ist	Test nach Bindung des Ag oder Ak (z.B. indir. Coombs-Test) auf Trägerpartikel (z.B. Erythrozyt, Latexpartikel)
Ind	Transfusionsmedizin, Blutgruppenbestimmung, Infektionsserologie, Rheumadiagnostik	Transfusionsmedizin

Klinische Immunologie

Prozonen-Phänomen
Bei Antikörper-Überschuss sind alle Ag-Bindungsstellen mit je einem Antikörper besetzt ⇒ keine Agglutination möglich (Wiedholung mit verdünnter Probe)

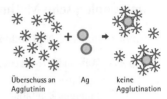
Prozonen-Phänomen

Direkter Coombs-Test Direkter Agglutinationstest zum Nachweis erythrozytengebundener sog. inkomplette Ak mit Anti-Globulinserum

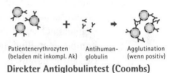
Direkter Antiglobulintest (Coombs)

Agglutinations-Hemmtest Direkter Agglutinationstest durch Hemmung eines eingestellten Agglutinationssystems durch ein zu bestimmendes Ag ⇒ Konkurrenz um die Ak-Bindungsstelle

Indirekter Coombs-Test Indirekter Agglutinationstest zum Nachweis irregulärer Ak

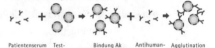
Indirekter Antiglobulintest (Coombs)

Inkomplette Antikörper
Intakte IgG-Ak-Moleküle (Begriff „inkomplett" irreführend), die zwar Erythrozyten-Ag binden, aber nicht agglutinieren können ⇒ Agglutinationsreaktion erfordert zusätzliche Testmaßnahmen, z.B:
- Enzymbehandlung von Erythrozyten, Zugabe von Albumin, Kolloiden zur Herabsetzung des Zetapotenzials (= Verminderung der Abstoßungskräfte)
- Herabsetzung der Ionenstärke oder
- Die Zugabe von Anti-Globulinserum (direkter Coombs-Test)

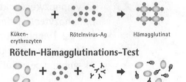
Röteln-Hämagglutinations-Test

Röteln-Hämagglutinations-Hemmtest

3.4.3 Immunpräzipitation

Def Bildung eines unlöslichen Ag-Ak-Komplexes nach Reaktion eines löslichen Ag mit korrespondierendem Ak

Anm Optimale Präzipitatbildung im Äquivalenzbereich (Präzipitationskurve nach Heidelberger und Kendall)

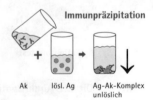
Immunpräzipitation

Immunologische Methoden

3.4.4 Immundiffusion

Meth Diffusion einer Ag-Lösung von einer kreisförmigen Auftragsstelle in ein Ak-haltiges Gel ⇒ Bildung eines Präzipitatrings, dessen Radius der Ag-Konzentration entspricht

Form
- Qualitativ: Doppelimmundiffusion (Ouchterlony-Test)
- Quantitativ: radiale Immundiffusion (Mancini-Test)

Ind Plasmaproteindiagnostik (Nachteil: Testdauer 24-48 h)

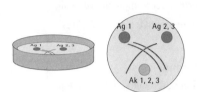

Doppelimmundiffusion n. Ouchterlony

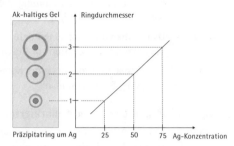

Radiale Immundiffusion n. Mancini

3.4.5 Immunelektrophorese

Meth Kombination von Elektrophorese und Immunpräzipitation: Auftrennung eines Ag-Gemisches (z.B. Serum) im elektrischen Feld ⇒ aus parallel ausgestanzter Rinne diffundiert Antiserum gegen aufgetrennte Ag ⇒ Präzipitation

Anw Nachweis von Gammopathien

Immunelektrophorese

3.4.6 Immunfixationselektrophorese

Meth Nach elektrophoretischer Auftrennung Auflegen Ak-getränkter Zelluloseazetatstreifen ⇒ Präzipitation ⇒ Anfärbung

Anw Charakterisierung von Gammopathien, hat heute weitgehend Immunelektrophorese verdrängt

3.4.7 Nephelometrie/Turbidimetrie

Meth Brechung eines Lichtstrahls durch Ag-Ak-Komplexe
⇒ Ablenkung des Streulichts auf einen Photodetektor
⇒ Signal proportional zur Ag-Konzentration (Quantifizierung mit Hilfe eines Standards)

Anw Plasmaproteindiagnostik (Vorteil: schnelles Verfahren, automatisierbar)

3.4.8 Komplementbindungsreaktion (KBR)

Meth
- Phase 1: Aktivierung mit „Verbrauch" von Komplement nach Ag-Ak-Reaktion
⇒ Phase 2 (Indikatorphase): Messung des nicht in Phase I verbrauchten Komplements im hämolytischen Test mit Ak-beladenen Schafserythrozyten
(s. auch Komplement → S.20)

Anw Infektserologie

Klinische Immunologie

3.4.9 Gesamthämolytische Titration des Komplementsystems

Meth Inkubation von Ak-beladenen („sensibilisierten") Schafserythrozyten (CH50 = Test für den klassischen Weg) bzw. von nichtbeladenen Kaninchen- oder Hühnererythrozyten (APH 50 = Test für den Alternativweg) mit Serum/Plasma (Verdünnungsreihe) ⇒ Lyse in Abhängigkeit von der Serumverdünnung

Beurteilung Serumverdünnung, die 50% der eingesetzten Zellen lysiert, ist Maß für die Komplementaktivität

Anw
- Diagnostik von Komplementdefekten (=humorale Immundefekte → S.40)
- Bei Entzündungsreaktion zur Abschätzung der Komplementbeteiligung

Anm Zusätzliche Bestimmung eines Komplementaktivierungsproduktes (C3a, C3d, SC5b-9) sinnvoll

3.4.10 Immunoassays mit markierten Liganden

Meth Sichtbarmachung einer Ag-Ak-Reaktion durch markierte Liganden

Form
- Markierung von Ag oder Ak radioaktiv (RIA)/enzymatisch (ELISA)
- Als homogener (Einschritt-) oder heterogener (Mehrschritt-) Test

Vorteil Hohe Sensitivität mit Nachweisgrenzen im pg-Bereich

3.4.11 RIA (Radioimmunoassay)

Meth Meist als kompetitiver Test: Konkurrenz eines radioaktiv markierten mit dem in der Testflüssigkeit vorhandenen nichtmarkierten Analyten um die Ak-Bindungsstellen

3.4.12 ELISA (Enzyme-linked immunosorbent assay)

Form Meist als Sandwich-ELISA zum Ag-Nachw (Antigen-capture assay)

Meth Bindung eines spezif. Ak an eine Mikrotiterplatte ⇒ Zugabe der Ag-Lösung ⇒ Inkubation mit einem zweiten spezifischen enzymmarkierten Ak ⇒ Nachweis der Reaktion durch Zugabe eines chromogenen Substrats ⇒ Messung der Substratfärbung im ELISA-Reader, Quantifizierung anhand einer Standardkurve

Ind Quantitativer Nachw niedrigkonzentrierter Analyte (z.B. Hormone, Peptide, IgE, IgG_4)

3.4.13 Immunoblotting

Syn Western Blot

Meth Auftrennung von Proteinen mittels Elektrophorese (z.B. in der SDS-Polyacrylamid-Gelelektrophorese) ⇒ Transfer der Proteine vom Gel auf eine Membran (z.B. Nitrozellulose) ⇒ Bindung spezif. markierter Ak an aufgetrennte Proteine auf der Membran erlaubt die Zuordnung der Ak-Reaktion zu einer (mehreren) Proteinbande(n)

Anw Z.B. HIV-Bestätigungstest

Immunologische Methoden

3.4.14 Immunhistologie

Meth Nachweis von Ag (oder auch gebundener Ak) auf Zellen und Geweben mit fluorochrommarkierten (**Immunfluoreszenz**) Ak oder mit enzymkonjugierten Ak

Anw Biopsieuntersuchung, Auto-Ak-Diagnostik (⇒ Inkubation von Patientenserum mit vorgefertigten Gewebeschnitten)

Immunfluoreszenz

3.4.15 Durchflusszytometrie

Meth Immunzytolog. Nachw von Zell-Ag (auch intrazelluläre Ag) mit fluorochrommark. spezif. Ak mittels Durchflusszytometer (FACS = fluorescence-activated cell sorter)

Anw Phänotypisierung von Zellen; Zytotoxititätstest (Nachw aufgenommener Fluorochrome, z.B. Propidiumjodid), Messung des Aktivierungszustands von Zellen (z.B. IL-2-Rezeptor-Expression auf T-Zellen), Phagozytose-, Apoptosetest, Nachweis intrazellulärer Zytokine; Phagozytosemessung

3.4.16 Zell-ELISA

Meth Bindung von Zellen an Mikrotiterplatte
⇒ Bindung spezif. Ak an immobilisierte Zellen
⇒ Zugabe enzymmarkierter Sekundär-Ak
⇒ Substratzugabe
⇒ Farbreaktion

Anw Quantitativer Nachweis von Oberflächenproteinen

Zell-ELISA

3.4.17 T-Lymphozytenfunktionstest

Ind Analyse von Regulatorfunktionen der T_H-Zellen (Ag-Erkennung, Zytokinsynthese, Proliferation, Differenzierung) oder Effektorfunktion zytotox. T-Zellen (Zytotoxizität)

3.4.18 Lymphozytentransformationstests

Meth 3-d-Kultur von Lymphos mit Mitogenen (z.B. Lektin aus Bohnen) oder Antigenen ⇒ 8-16h Inkubation mit ^{3}H-Thymidin ⇒ Einbau in stimulierte Lymphos ⇒ Absaugen der Kulturen (Elimination d. nicht eingebauten ^{3}H-Thymidins) ⇒ Messung der Einbaurate von ^{3}H-Thymidin in Lymphozytengenom mit ß-Counter

Beurt. Einbau von ^{3}H-Thymidin ist Maß für Proliferationsfähigkeit der Lymphozyten

Form - **Mitogene**: Phytohämagglutinin (PHA), Concanavalin A (Con A), Pokeweed Mitogen (PWM), Anti-CD3 Ak ⇒ Stimulation von > 90% aller T-Zellen in Kultur
- **Antigene**: Recall-Ag wie Tuberkulin, Candida, Tetanus-Toxoid etc. ⇒ Stimulation von T-Zellen mit passendem Ag-Rezeptor (Memory-T-Zellen)

Ind Z.B. Verdacht auf T-Zelldefekt bei klinisch manifester Infektanfälligkeit

3.4.19 Gemischte Lymphozytenkultur/Mixed Lymphocyte Culture (MLC)

Meth 5-d-Kokultur von Patientenlymphos (Responder) mit bestrahlten Zellen einer Testperson (Stimulator, keine Proliferationsfähigkeit), Testablauf wie bei Lymphozytentransformation mit Mitogenen/Ag ⇒ Responderzellen erkennen fremde HLA-D Merkmale auf Stimulatorzellen

Beurt. Einbau von ^{3}H-Thymidin ist Maß für Übereinstimmung in HLA Klasse II- Merkmalen

Ind Spenderauswahl vor Transplantation (bestmögliche Gewebeverträglichkeit)

Klinische Immunologie

■□□ **3.4.20 Lymphozyten-Zytotoxizitätstest**

Meth Kokultur isolierter Patientenlymphos mit Chrom 51-markierten Zielzellen (z.B. Tumorzellen) ⇒ Messung der Menge freigesetzten radioaktiven Chroms 51 im Kulturüberstand mit γ-Counter als Maß für die Menge lysierter Zielzellen; alternativ: Einbau und Freisetzung von Europinum (zeitverzögerte Fluoreszenz) oder Fluorochrom statt ^{51}Chrom

Ind Nachweis von in-vivo (4h-Kultur) oder in-vitro aktivierten (3d-Kultur) Ag-spezifischen zytotoxischen T-Lymphozyten gegen Zielzellen; Verdacht auf T-Zell-Defekt

■□□ **3.4.21 B-Lymphozytenfunktionstest**

Meth Mitogenstimulation (z.B. Pokeweed Mitogen, Lipopolysaccharid) von mononukleären Zellen (7-9 Tage-Kultur) ⇒ Messung der Ak-Produktion

Ind Verdacht auf B-Zelldefekt

■□□ **3.4.22 Test für Antikörper-abhängige zelluläre Zytotoxizität (ADCC)**

Meth - Kokultur und Chrom-Freisetzungstest mit Ak-beladenen Zielzellen (s.o.)
- Nachweis des durch die zytotoxische Reaktion aus Zielzellen freigesetzten Enzyms LDH im ELISA

Ind Messung der Killer-Zellfunktion (Fcγ-R vermittelt) bei Verdacht auf zellulären Immundefekt

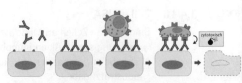

Antibody dependent cellular cytotoxicity (ADCC)

Frage- und Antwort-Teil

1. Anatomie, Physiologie

1.1 Grundlagen

1.1.1 Erläutern Sie den Begriff Resistenz.
Unspezifische Unempfindlichkeit des Organismus gegenüber Infektionserregern oder Giften durch unspezifische Abwehrmechanismen.

1.2 Immunsystem

1.2.1 Welche primären und sekundären lymphat. Organe kennen Sie? (7)
Primäre: Knochenmark, Thymus; sekundäre: Milz, Lymphknoten, Tonsillen (lymphoretikuläres Gewebe) und lymphatische Gewebe der Schleimhäute.

1.2.2 Erläutern Sie die Wege des Lymphabflusses aus dem oberen rechten und aus dem restlichen Körper.
Lymphe aus dem oberen rechten Körper: ⇒ Ductus lymphaticus dexter, ⇒ Vena subclavia dexter; Lymphe aus restlichem Körper: ⇒ Ductus thoracicus (Beginn als Cisterna chyli), ⇒ Vena jugularis interna.

1.2.3 Was geschieht mit autoreaktiven T-Lymphozyten?
Autoreaktive T-Lymphozyten, die körpereigene Gewebsantigene auf z.B. Thymusepithelien erkennen, sterben durch Apoptose.

1.2.4 Erläutern Sie den Aufbau der Milz.
Bindegewebiges, balkenartiges Gerüst aus elastischen Fasern und glatten Muskelzellen umschließt rote und weiße Pulpa.

1.2.5 Erklären Sie den Aufbau der äußeren Rinde von Lymphknoten. (4)
Lymphozyten, Primärfollikel (= ruhende B-Lymphozyten) und Sekundärfollikel (aktivierte B-Lymphozyten = Keimzentren); Makrophagen.

1.2.6 Wie erhalten T- bzw. B-Lymphozyten ihre Immunkompetenz? (2)
T-Lymphozyten erlangen ihre Immunkompetenz durch Thymuspassage, B-Lymphozyten im Knochenmark (Vögel: Bursa Fabricii).

1.2.7 Was verstehen Sie unter Chemotaxis?
Gezielte Wanderung entlang des Konzentrationsgradienten eines Chemotaxins.

1.2.8 Welche Gewebsformen von Makrophagen kennen Sie? (8)
Gewebsmakrophagen, Histiozyten, Kupffer-Sternzellen, Alveolar-/Peritonealmakrophagen, Deckzellen, Osteoklasten, Mikrogliazellen, freie und sessile Makrophagen: interdigitierende und follikulärdendritische Zellen.

1.2.9 Was verstehen Sie unter Helferzellen bzw. unter Suppressorzellen?

T-Helferzellen: funktionelle Subpopulation von T-Zellen (CD4+, TH), die zur Bildung von zytotoxischen T-Zellen + zur Produktion von Ak durch B-Zellen beitragen; T-Suppressorzellen: funktionelle Subpopulation von T-Lymphozyten (TS), kann die gegen ein Ag ausgelöste Immunreaktion unterdrücken; Existenz ist umstritten.

1.2.10 Was bewirken sog. Homing-Rezeptoren? Nennen Sie ein Beispiel.

Bewirken, dass Leukos und andere Zellen (z.B. APZ) ihren Bestimmungsort im Gewebe erreichen (homing). Sie binden z.B. in Lk an sog. Adressine auf vaskulärem Endothel (z.B. CD54) der postkapillären Venolen.

1.2.11 Erläutern Sie die Begriffe Adjuvans und Hapten.

Adjuvans: Substanz, die Immunantwort auf ein Ag steigert; Hapten: chemisch einfache Verbindung (Molekulargewicht ↓), die allein nicht immunogen ist.

1.3 Molekulare Grundlagen

1.3.1 Was ist ein heterogenetisches Antigen?

Ein Ag, das mehreren Spezies gemeinsam ist.

1.3.2 Welche Funktion hat die CD4-Oberflächenstruktur?

Rezeptor für MHC II ⇒ Beteiligung an der Antigenerkennung (Bindungsstelle für HIV).

1.3.3 Nennen Sie die vier Typen von Antikörpern und ihre jeweilige Hauptfunktion. (8)

IgM-Ak: Primärantwort, IgG-Ak: Sekundärantwort, IgA-Ak: wichtigster Ak in Körpersekreten, IgE: Parasitenabwehr.

1.3.4 Grenzen Sie die Begriffe Isotypen, Allotypen und Idiotypen gegeneinander ab. (6)

Isotypen: Ak-Klassen und Subklassen; Allotypen: durch allele Gene kodierte Varianten einer Ig-Klasse/Subklasse; Idiotypen: durch variablen/hypervariablen Teil definierte Ak einer definierten Spezifität.

1.3.5 Welche Bindungsarten treten bei Antigen-Antikörperreaktionen auf und wie stark sind diese im Vergleich? (3)

Wasserstoffbrückenbindung < elektrostatische Bindungen < van der Waalssche Bindungen.

1.3.6 Erläutern Sie kurz den Aufbau eines T-Zell-Rezeptors, kurz TZR.

2 Ketten pro TZR (Heterodimer, 80-90 kD) mit konstanten und variablen Regionen.

1.3.7 Was verstehen Sie unter der sog. Ag- bzw. TZR-Variabilität?

Genetisch verfügbare Variabilität der einzelnen Erkennungsstrukturen (Ig und TZR) für eine nahezu unbegrenzte Vielzahl an Antigenen.

Fragen und Antworten

1.3.8 Woraus ist jeder Ak aufgebaut?

Jeder Ak besteht aus je 2 identischen H- und L-Ketten.

1.3.9 Welche Funktion haben MHC-I-Moleküle?

Präsentation von Peptidsequenzen intrazellulärer (endogener) Antigene (z.B. Virusteile, Tumor-Ag, auch Teile physiolog. Zytoplasmaproteine) durch APZ gegenüber CD8+-T-Zellen (⇒ zytotoxische Reaktion).

1.3.10 Welche klinische Bedeutung haben MHC-Moleküle? Nennen Sie Beispiele.

Krankheitsassoziation bestimmter HLA-Haplotypen, z.B.: Spondylitis ankylosans, M. Bechterew (HLA-B27) oder rheumatoide Arthritis (HLA-DR4).

1.3.11 Nennen Sie Beispiele für den therapeutischen Einsatz von Zytokinen. (4)

Substitution bei renaler Anämie (Erythropoetin), bei chemotherapiebedingten Zytopenien (GM-CSF, G-CSF), Tumortherapie (z.B. IFN-α bei Haarzell-Leukämie, Kaposi-Sarkom + metastasierendem Nierenzell-Ca), Autoimmunerkrankungen (IFN-β bei multipler Sklerose, IFN-α bei Hepatitis C).

1.3.12 Nennen Sie die Hauptwirkungen von Typ-I-Interferonen. (6)

Antiviral, antiproliferativ, aktiviert NK-Zellen, Expression von MHC I ↑; Expression von MHC II ↓, IFN-α hemmt hämatopoetische Vorläuferzelle.

1.3.13 Nennen Sie wichtige Funktionen der Chemokine. (4)

Duffy-Blutgruppen-Ag = Chemokinrezeptor für viele CXC + CC Chemokine (? Entsorgung überschüssiger Chemokine bei Entzündungsreaktion); CCKR5 + Fusin-Korezeptoren für Eintritt v. HIV in Monozyten bzw. CD4+-Lymphos; kompetitive Blockade der HIV-Infektion von Zellen durch MIP-1a; HIV-Infizierbarkeit v. CCR5-defiz. Zelleno (Alleldefekt: ca. 10% der europ. Bevölk.).

1.3.14 Welche Aktivierungswege des Komplementsystems kennen Sie? Grenzen Sie diese kurz gegeneinander ab. (3)

Klassischer Weg nach Ag-Ak(IgG, IgM)-Reaktion; Alternativweg ohne Ak durch Kontakt mit Fremdoberflächen (z.B. von Bakterien ⇒ humorale unspezifischer Abwehr); Lektinweg durch Bindung von MBL (= Mannose-bindendes Lektin) an bestimmte Kohlenhydratstrukturen verschiedener Mikroorganismen.

1.3.15 Wann und wie wird das Komplementsystem diagnostisch verwendet? (3)

Funktionelle (hämolytische Tests) und proteinchemische Nachweisverfahren zur Beurteilung von Defekten oder der Aktivierung des Systems (Spezialdiagnostik); Komplement als Reagenz in Testverfahren, s. KBR.

1.3.16 Grenzen Sie Apoptose und Nekrose voneinander ab. (2)

Physiolog. Vorgang im Gegensatz zur Nekrose (passiver Zelltod); aktiv.: internes Zerstörungsprogramms durch De-novo-Genexpression/Proteinsynthese.

1.4 Unspezifische Immunität

1.4.1 Nennen Sie physikochemische Mechanismen der unspezifischen Immunität. (6)

Haut + Schleimhaut als physikalischer Schutz; Schleimsekretion; gerichtete Zilienmotilität; basische Proteine (Spermin, Spermidin, Protamin + Histone); epidermaler Säureschutzmantel (pH 4-6); Magensäure.

1.4.2 Erläutern Sie den Begriff Opsonisierung.

Steigerung der Phagozytierbarkeit verschiedener Partikel (z.B. Zellen/Bakt.) durch Beladung mit spezif. Ak, C3b u./o. anderen Proteinen (sog. Opsonine).

1.4.3 Beschreiben Sie die einzelnen Schritte der Phagozytose. (6)

Aufnahme partikulärer Ag: Endozytose → Einschluss in Phagosomen → Verschmelzung mit Lysosomen zu Phagolysosomen → intrazelluläre Abtötung (reaktive O_2-Verbindungen, Proteasen, Lysozym) → Aufbereitung + Präsentation der Ag-Fragmente durch MHC-Moleküle ⇒ Initiation der Immunantwort.

1.5 Spezifische Immunität

1.5.1 Wie läuft, vereinfacht betrachtet, die zelluläre Immunantwort ab?

APZ bieten Antigen B- und T-Lymphozyten dar ⇒ Vermehrung der T-Lymphozyten in thymusabhängigen Gebieten, wie der parakortikalen Zone (Intermediärzone) des Lymphknotens, der periarteriolären Lymphscheiden der Milz und der interfollikulären Areale des darmassoziierten lymphoiden Gewebes.

1.5.2 Nennen Sie mindestens sechs verschiedene Antigen-präsentierende Zellen (APZ). (6)

Monozyten, Makrophagen, interdigitierend-dendritische Zellen (Thymus, Milz, Lymphknoten), Langerhans-Zellen (Haut), follikulär-dendritische Zellen (Lymphknoten/Milz), Kupffer-Zellen (Leber), Mikroglia-Zellen (ZNS), B-Zellen.

1.5.3 Erläutern Sie das erste Signal bei der Aktivierung von T-Helferzellen.

Interaktion von MHC-II-präsentiertem Ag auf APZ mit Ag-Rezeptor und CD4-Molekül auf TH (= MHC-Klasse-II-restrizierte Immunantwort).

1.5.4 Was verstehen Sie unter der sog. Boosterung, wie funktioniert sie?

Erneuter Ag-Kontakt ⇒ beschleunigte und verstärkte Immunantwort mittels T- und B-Gedächtniszellen.

1.5.5 Nennen Sie mindestens sechs antikörpervermittelte Effektormechanismen. (6)

Ak-abhängige zellvermittelte Zytotoxizität, Komplementaktivierung, Opsonisierung, Neutralisation, Agglutination, IgE-vermittelte Reaktionen.

1.5.6 Welche Mechanismen einer T-Zell-vermittelten Zytotoxizität kennen Sie? (2)

Selektives Zerstören von Zielzellen nach Erkennen des Ag in Verbindung mit MHC-I-Molekülen; Lyse durch porenbildende Moleküle wie Perforine oder Granzyme und/oder Auslösung von Apoptose.

1.5.7 Erläutern Sie das Modell der idiotypischen Regulation der Immunantwort.

(Netzwerktheorie): jeder Idiotyp ist immunogen und induziert einen Anti-idiotyp, der wiederum einen Anti-anti-Idiotyp und dieser wieder einen Anti-anti-anti-Idiotyp etc.

1.5.8 Was verstehen Sie unter immunologischer Toleranz?

Zustand einer spezifischen immunologischen Nichtreaktivität von T- u./o. B-Lymphozyten gegen körpereigenes Gewebe (Selbst-Toleranz) oder gegenüber körperfremdem Ag als Ergebnis immunregulatorischer Mechanismen.

2. Pathologie des Immunsystems

2.1 Übersteigerte Immunreaktion

2.1.1 Nennen Sie die jeweils an der Reaktion beteiligten Komponenten der vier verschiedenen Typen der übersteigerten Immunantwort. (8)

Typ I: IgE /Mastzelle; Typ II: IgG/Komplement, FcgR+- Zellen; Typ III: IgG/Komplement, FcgR+- Zellen; Typ IV: T-Zelle/Makrophage.

2.1.2 Beschreiben Sie die Phasen bei der Primärreaktion einer Typ-I-Überempfindlichkeit.

Aufnahme des Ag durch APZ + Präsentation von Ag-Fragmenten durch MHC-Klasse-II-Moleküle auf APZ ⇒ Proliferation u. Differenzierung von allergenspez. B-Zellen zu IgE-produzierenden Plasmazellen ⇒ Ag-spezif. monomeres IgE bindet über FC-Teil an hochaffinen Fcε-RI auf Mastzellen + Basophilen.

2.1.3 Welche medizinisch-therapeutischen Möglichkeiten bei einer Typ-I-Überempfindlichkeitsreaktion kennen Sie? (5)

Antihistaminika, Chromoglycinsäure, Kortikosteroide, Adrenalin, Epinephrin.

2.1.4 Nennen Sie Beispiele für Typ-II-Reaktionen. (6)

Transfusionsreaktionen, fetale Erythroblastose, autoimmunhämolytische Anämien, medikamenteninduzierte Reaktionen gegen Blutzellen, hyperakute Transplantatabstoßung, Pemphigus vulgaris, Pemphigoid, Blockade/Störung physiologisch wichtiger Funktionen.

2.1.5 Welche Formen autoimmunhämolytischer Anämien kennen Sie? (3)

Unterscheidung nach Wirkungsweise: Hämolyse durch Wärme- oder Kälte-Autoantikörper oder durch kältereaktive Donath-Landsteiner-Antikörper.

2.1.6 Durch welche Faktoren werden Immunkomplementablagerungen begünstigt? (6)

Begünstigt werden IC-Ablagerung und Persistenz durch: Art und Größe des IC, Hämodynamik, Affinität des Ag zum Gewebe, Komplementdefizienz, Überlastung oder primäre Defizienz des RES.

2.1.7 Geben Sie Beispiele für systemische IC-Erkrankungen an. (4)

IC-Vaskulitis, IC-Nephritis: SLE-, Poststreptokokken-, malariaassoziierte Nephritis.

2.1.8 Wie diagnostizieren Sie eine Typ-IV-Reaktion?

Mit Hilfe eines Lymphozytentransformationstests.

2.1.9 Nennen Sie Stoffe, die in Europa besonders häufig an Kontaktallergien beteiligt sind. (6)

Nickel, Kobalt, Chrom, Acrylate, gummihaltige Stoffe, Konservierungsmittel (z.B. Parabene), Medikamente (z.B. Neomycin).

2.1.10 Beschreiben Sie das histologische Bild eines Immungranuloms.

Kern aus Epitheloidzellen, Riesenzellen und Makrophagen, umgeben von einem Lymphozytensaum; Fibrose, evtl. Nekrose.

2.2 Autoimmunerkrankungen

2.2.1 Definieren Sie den Begriff Autoimmunerkrankung.

Erkrankungen, die durch gegen körpereigene Strukturen (Auto-Ag) gerichtete autoreaktive Ak und T-Lymphozyten hervorgerufen werden.

2.3 Immundefekte

2.3.1 Wie diagnostizieren Sie einen humoralen Immundefekt? (3)

Eiweißelektrophorese, Ig-/IgG-Subklassen-Spiegel, Komplementanalyse.

2.3.2 Wie wird ein B-Zelldefekt symptomatisch behandelt? (2)

Allgemein: hochdosierte Ig, Antibiotika.

2.3.3 Weches ist der häufigste primäre Immundefekt?

Der selektive IgA-Mangel.

2.3.4 Wie äußert sich ein X-chromosomaler humoraler Immundefekt mit Hyper IgM klinisch?

Mit schweren, meist pyogenen bakteriellen Infekten, z.T. Lymphadenopathie, Hepatosplenomegalie.

2.3.5 Wann sollte bei der transienten Hypogammglobulinämie des Neugeborenen eine Impfung nicht durchgeführt werden?

Keine Impfung während hypogammaglobulinämischer Phase.

2.3.6 Wie therapieren Sie ein DiGeorge-Syndrom? (4)

Thymus-Transplantation (Erfolg fraglich), Thymosin, Ca++, Vit. D.

2.3.7 Wie äußert sich eine Ataxia teleangiectatica klinisch? (3)

Progrediente zerebelläre Ataxie (ab ca. 2. Lj.), okulokutane Teleangiektasien (ab ca. 3.-4. Lj.), rezidivierende v.a. bronchopulmonale Infektionen.

2.3.8 Welche Infektionen treten häufig bei schweren kombinierten Immundefekten auf? (2)

Orale und intestinale Candidiasis, Pneumocystis-carinii-Pneumonie.

2.3.9 Wann kann es zu einem Chemotaxis-Defekt kommen? (2)

Bei Hyper-IgE-Syndrom, Leukozyten-Adhäsions-Defekt.

2.3.10 Wie werden Komplementdefizienzen behandelt?

Allgemein: Antibiotika; bei C1-Inhibitor-Defekt: Notfall! gereinigter C1-Inhibitor, Plasmatransfusion.

2.3.11 Nennen Sie vier wichtige Ursachen sekundärer Immundefekte. (4)

Infektionen, Mangelernährung, maligne Tumoren, immunsuppressive Th.

2.3.12 Wie wird das HI-Virus übertragen? (3)

Übertragung parenteral [Geschlechtsverkehr (ca. 80%), Transfusion), pränatal und perinatal (Erkrankungsrisiko des Kindes: ca. 20%)].

2.3.13 Durch welche Mechanismen werden T-Lymphozyten bei einer HI-Virusinfektion zerstört?

Intrazelluläre Stoffwechselstörung während HIV-Replikation, Synzytienbildung (Verschmelzen zu nicht lebensfähigen Riesenzellen), Apoptose (programm. Zelltod), globaler Cysteinmangel, autoreaktive zytotoxische T-Lymphos, Auto-Ak, vβ-Deletion (Stimulation mit Super-Ag induziert Deletion von T-Lymphos mit bestimmten vβ-Ag-Rezeptoren).

2.4 Maligne Erkrankungen

2.4.1 Nennen Sie die vier verschiedenen histologisch unterscheidbaren Typen des Hodgkin-Lymphoms. (4)

Lymphozytär (diffus/knotig), nodulär-sklerosierend, gemischtzellig, lymphozytenarm.

2.4.2 Gegen welche anderen Erkrankungen ist die mediastinale Form des M. Hodgkin differenzialdiagnostisch abzugrenzen? (4)

Tuberkulose der Lungenhili, Sarkoidose, Non-Hodgkin-Lymphome, Bronchialkarzinome

2.4.3 Nennen Sie vier verschiedene hochmaligne Non-Hogdkin-Lymphome. (4)

Lymphoblastisches NHL (Überschneidung mit ALL), zentroblastisches NHL, immunoblastisches NHL, Burkitt-Lymphom.

2.4.4 Wie behandeln Sie lokalisierte Non-Hogkin-Lymphome? (2)

Niedrig maligne: Bestrahlung; hoch maligne: Polychemo-Th (Bestrahlung).

2.4.5 Mit welchen Stigmata geht die Knochenmarkinsuffizienz eines multiplen Myeloms möglicherweise einher? (3)

KM-Insuffizienz mit thrombozytopenischer Purpura, Anämie (Müdigkeit, Blässe), Granulozytopenie (⇒ Infektanfälligkeit).

2.4.6 Welche Paraproteine treten beim multiplen Myelom meistens auf? (3)

Meistens IgG, auch IgA oder nur L-Ketten (= Bence-Jones-Proteine).

2.4.7 Wie kann es bei einer Waldenström-Makroglobulinämie zu einer hämorrhagischen Diathese kommen?

Hämorrhagische Diathese durch IgM: Bindung von Gerinnungsfaktoren, Behinderung der Thrombozytenaggregation.

2.4.8 Beschreiben Sie das Differenzialblutbild bei einer chronisch-lymphatischen Leukämie. (3)

Diff-BB: Leukos ↑ (-100.000/mm3), Lymphozytenanteil ↑, Gumprechtsche Kernschatten (= im Ausstrich lädierte Zellkerne).

2.4.9 Wann wird bei einer chronisch-lymphatischen Leukämie von einem Stadium C (n. Binet) gesprochen und wie lang ist dann die mittlere Überlebenszeit?

Hb < 10g/dl und/oder Thrombos < 100.000/mm^3; Überlebenszeit 2 Jahre.

2.4.10 Welche Ursachen kommen bei der Entstehung einer akuten Leukämie in Frage? (3)

Chemische oder physikalische KM-Schädigung (z.B. Benzol, Zytostatika, Radiatio); Viren (z.B. HTLV1, durch sog. virale Onkogene); genetische Faktoren (z.B. gehäuft bei Trisomie 21).

2.4.11 Wie kann einer Menigeosis leucaemica vorgebeugt werden? (2)

Schädel-Radiatio und Methotrexat intrathekal, d.h. in Liquorraum.

3. Klinische Immunologie

3.1 Transplantationsimmunologie

3.1.1 Erläutern Sie die Begriffe syngen, allogen und xenogen. (3)

Syngen: von genetisch identischem Individuum (Zwilling), allogen: von genetisch differentem Spender derselben Spezies, xenogen: speziesdifferent (z.B von Tier auf Mensch).

3.1.2 Auf welchen Zellen des Körpers kommen MHC-I- bzw. MHC-II-Antigene vor? (7)

MHC-I-Ag: auf allen kernhaltigen Körperzellen, Thrombozyten; MHC-II-Ag: auf immunkompetenten Zellen: Monozyten, Makrophagen und anderen APZ, B-Lymphozyten und aktivierten T-Lymphozyten.

3.1.3 Welche präoperativen Untersuchungen werden bei einer Nierentransplantation durchgeführt? (4)

Transplantat	ABO	HLA	Kreuzpr.	MLC
Niere	+	+	+	(+)[1]
Herz	+	(+)[2]	(+)[2]	-
Leber	+	-	-	-
Knochenmark	-	+	+	+
Sklera (nicht vaskul.)	-	-	-	-
Sklera (vaskularisiert)	+	+	+	-

+ Notwendig, - nicht notwendig, [1] Nur bei Lebendspende, z.B. Mutter auf Kind, [2] Empfohlene Untersuchung, v.a. bei Zweittransplantation

3.1.4 Wann wird eine gemischte Lymphozytenkultur durchgeführt?

Zur Bestimmung der HLA-Klasse-II-Kompatibilität zwischen Organspender und -empfänger, zur Abschätzung des Risikos einer Host-versus-graft-Reaktion. Bei Bestrahlung von Empfängerzellen statt Spenderzellen auch Abschätzung des Risikos einer Graft-versus-host-Reaktion möglich.

3.1.5 Beschreiben Sie kurz die einzelnen Schritte, die vor einer Transplantation durchgeführt werden müssen. (3)

1.) Typisierung der HLA-Ag von Spender und Empfänger, 2.) Auswahl des HLA- kompatibelsten Patienten der Warteliste (Eurotransplant, Zentrale in Leiden, Niederlande) als Empfänger für ein vorliegendes Spenderorgan, 3.) Kreuzprobe: Prüfung, ob potenzieller Empfänger Ak gegen Ag des Transplantats besitzt (bei positiver Kreuzprobe ist Transplantation kontraindiziert ⇒ nächster Patient der Warteliste mit guter HLA-Übereinstimmung und negativer Kreuzprobe erhält das Spenderorgan (mittlere Wartezeit bei Nieren: z. Z. 3 Jahre), 4.) Transplantation.

3.1.6 Grenzen Sie indirekte und direkte Antigenerkennung gegeneinander ab.

Indirekte Antigenerkennung: im Serum gelöste HLA oder HLA-Bruchstücke des Spenders werden von Ag-präsentierenden Zellen des Empfängers phagozytiert, prozessiert und T-Helferlymphozyten zur Erkennung angeboten. Direkte Antigenerkennung: fremde HLA-Merkmale auf Spenderzellen werden direkt von T-Helferlymphozyten erkannt.

3.1.7 In welchen Zeiträumen verlaufen die drei verschiedenen Typen der Transplantatabstoßung? (3)

Hyperakut: innerhalb von Minuten bis Stunden; akut: innerhalb der ersten 6 Wo postoperativ; chronisch: innerhalb von Monaten bis Jahren.

3.1.8 Zu welchen Komplikationen kann es bei einer Knochenmarkstransplantation kommen? (4)

Infektionen; akute oder chronische Graft-versus-host-Erkrankung; Leukämierezidive; toxische Nebenwirkungen der Medikamente

3.1.9 Wann ist eine Stammzelltransplantation indiziert? (2)

KM-Aplasie, Hochdosis-Chemo-Th bei Leukämie oder malignen Tumoren.

3.1.10 Welche medikamentösen und nichtmedikamentösen Formen der Immunsuppression kennen Sie? (7)

Azathioprin, Glukokortikoide, Cyclosporin, Tacrolimus, Rapamycin, heterologe mono-/polyklonale Ak gegen T-Lymphozyten-Ag (z.B. Anti-CD3 = OKT3; Anti-IL2R), Bestrahlung des Lymphsystems (Total Lymphoid Irradiation = TLI).

3.2 Transfusionsimmunologie

3.2.1 Wo werden Antigene der Lewis-Blutgruppen gebildet und wie gelangen Sie auf die Erythrozyten?

Sie (Gen: Le, le; Glykoproteine, Glykolipide) werden von sekretorischen Gewebezellen gebildet u. aus dem Plasma an die Erythrozytenoberfläche adsorbiert.

3.2.2 Erläutern Sie kurz die Vererbungsregeln der Allele des ABO-Systems.

A und B sind zueinander kodominant, gegenüber 0 dominant; A-Subtyp A1 ist dominant über Subtyp A2.

3.2.3 Erläutern Sie die Vererbungsregeln der Allele des Rhesus-Systems.

2 Gene auf Chromosom 1 (RhD, RhCE): C,c-D,d-E,e; Vererbung als Triplett (genetische Kopplung); Merkmale C und c, bzw. E und e sind kodominant, dagegen ist D dominant über d.

3.2.4 Wie führen Sie eine Bluttransfusion durch? (3)

1.) Identität des Blutprodukts und des Empfängers (Patient) sicherstellen!
2.) Kompatibilität des Blutprodukts (v.a. bei zell. Blutpräparaten) mit Empfängerblut gewährleisten, durch Bg-Bestimmung [ABO- und Rh-Ag v. Patient und Konserve und Kreuzprobe (Ausnahme: Eigenbluttransfusion, hier nur ABO-Identität feststellen] 3.) Transfusion (erst nach wiederholten ABO-Identitätstests, Bedside-Test): über ein Transfusionsgerät mit Standard-

Klinische Immunologie 79

filter, möglichst über venösen Zugang; Anwärmen der Konserven (max. 37°C) nur bei speziellen Indikationen (Massivtransfusionen, Neugeborene, Patienten mit Kälteauto-Ak).

3.2.5 Wie groß ist das Risiko einer Übertragung von HIV, HBV, HCV und Lues bei einer Bluttransfusion?

Geschätztes Risiko bei zellulären Blutpräparaten aus Mehrfachspenden (2001) bei HIV 1:1,3-3 Mill., bei HBV: 1: 220-250Tsd., bei HCV: 1: 350-375Tsd., bei Lues vernachlässigbar.

3.2.6 Was verstehen Sie unter der sog. Major-Probe und unter der sog. Minor-Probe? (2)

Major-Probe: Untersuchung der Verträglichkeit des Erythrozytenkonzentrats (Spender-Erys) mit dem Empfängerserum; Minor-Probe: Untersuchung der Verträglichkeit von Empfänger-Erys und Spenderserum (heute praktisch nicht mehr durchgeführt, da bei Blutspende durch regelmäßige Ak-Suchtests irreguläre Ak ausgeschlossen werden).

3.2.7 Was ist ein sog. Look-back?

Präparatehersteller muss Rückstellproben zur Rückverfolgung (look back) aufbewahren.

3.2.8 Bei welcher Blutgruppenkonstellation kommt es zu einer fetalen Erythroblastose?

Bei Rhesus-Inkompatibilität: Mutter Rh-negativ, Kind Rh-positiv (Vater Rh+).

3.3 Immunisierung

3.3.1 Wie sollte eine Simultanimpfung unbedingt durchgeführt werden?

Örtlich getrennt bei der Verabreichung von Ak und Vakzine.

3.3.2 Nennen Sie Beispiele für den Einsatz einer passiven Immunisierung.

Pro/Th von Infektionen: z.B. Röteln-Pro bei Schwangeren, Infekte mit Toxinbildnern (z.B. Botulismus-, Diphtherie-, Tetanus-Err; Ak = Antitoxin), bei V.a. Rabiesinfektion als Anti-D-Prophylaxe (bei Rhesus-Inkompatibilität), bei Schlangen- und Skorpionbissen hochdosiertes, polyvalentes, nicht Ag-spez. Ig als immunsuppressives Agens, z.B. bei Kawasaki-Syndrom (generalisierte Vaskulitis) und thrombozytopen. Purpura.

3.3.3 Was verstehen Sie unter dem Begriff Split-Vakzin?

Immunogene Protein- bzw. Kohlenhydratanteile eines Erregers, aus Erreger isoliert oder gentechnisch hergestellt.

3.3.4 Wie kann es bei einer bestehenden Virusinfektion zu einem Ausbleiben des Impferfolges kommen?

Durch eine IFN-γ-induzierte Resistenz gegen weitere Virusinfektionen.

3.4 Immunologische Methoden

3.4.1 Nennen Sie mindestens sechs Beispiele für einen direkten Ag- oder Ak-Nachweis. (6)

Agglutination, Immunpräzipitation, Immundiffusion, Immunelektrophorese, Immunfixationselektrophorese, Nephelometrie/Turbidometrie, Komplement-Bindungs-Reaktion KBR, gesamthämolytische Titration des Komplementsystems, Immunoassay mit markierten Liganden: RIA, ELISA, Immunoblotting.

3.4.2 Erläutern Sie den Begriff Prozonen-Phänomen.

Bei Antikörper-Überschuss sind alle Ag-Bindungsstellen mit je einem Antikörper besetzt ⇒ keine Agglutination möglich.

3.4.3 Was verstehen Sie unter „inkompletten Antikörpern"?

Intakte IgG-Ak-Moleküle (Begriff „inkomplett" irreführend), die zwar Erythrozyten-Ag binden, aber nicht agglutinieren können.

3.4.4 Erläutern Sie kurz das Prinzip der Immunpräzipitation.

Bildung eines unlöslichen Ag-Ak-Komplexes nach Reaktion eines löslichen Ag mit korrespondierendem Ak.

3.4.5 Welche beiden Verfahren werden bei der Immunelektrophorese kombiniert angewendet? (2)

Elektrophorese und Immunpräzipitation.

3.4.6 Wann wird die Komplementbindungsreaktion diagnost. angewendet? (1)

Bei der Infektserologie.

3.4.7 Erklären Sie das Prinzip des Radioimmunoassays.

Meist als kompetitiver Test: Konkurrenz eines radioaktiv markierten mit dem in der Testflüssigkeit vorhandenen nichtmarkierten Analyten um die Ak-Bindungsstellen.

3.4.8 Wie funktioniert die sog. Immunfluoreszenz?

Nachweis von Ag (oder auch gebundenen Antikörpern) auf Zellen und Geweben mit fluorochrommarkierten (Immunfluoreszenz) oder mit enzymkonjugierten Antikörpern.

3.4.9 Wann wird die Durchflusszytometrie angewendet? (4)

Phänotypisierung von Zellen; Zytotoxitätsmessung (Nachweis aufgenommener Fluorochrome, z.B. Propidiumjodid), Messung des Aktivierungszustands von Zellen (z.B. IL-2-Rezeptor-Expression auf T-Zellen), Phagozytose-, Apoptosetest, Nachweis intrazellulärer Zytokine; Phagozytosemessung.

3.4.10 Wann wenden Sie eine gemischte Lymphozytenkultur an? (1)

Zur Spenderauswahl vor Transplantation (bestmögliche Gewebeverträglichkeit).

3.4.11 Wann wird der Test für Antikörper-abhängige zelluläre Zytotoxizität angewendet? (1)

Zur Messung der Killer-Zellfunktion (Fcγ-R-vermittelt) bei Verdacht auf einen zellulären Immundefekt.

82 Fragen und Antworten

Lernliste

Lernliste

1. Anatomie, Physiologie

1.1 Grundbegriffe

1.1.1 Grundbegriffe: Immunreaktion, Immunsystem, Immunologie, Immunität, unspezifische Immunität, spezifische Immunität, Immunisierung, Antigen, Antikörper

1.2 Immunsystem

1.2.1 Immunsystem: Def, Eint

1.2.2 Lymphgefäßsystem: Anat / Phy

1.2.3 Knochenmark: Anat, Fkt

1.2.4 Thymus: Anat, Entw / Fkt

1.2.5 Milz: Anat, Fkt

1.2.6 Lymphknoten: Anat, Fkt

1.2.7 Entwicklung immunreaktiver Zellen: Hämatopoese, Immunkompetenz, Antigenmuster

1.2.8 Polymorphkernige neutrophile Granulozyten: Syn, Entw, Morph, Fkt

1.2.9 Makrophagensystem: Syn, Entw, Eint, Fkt

1.2.10 Lymphozyten: His, Vork, Entw, Eint

1.2.11 Rezirkulation der Lymphozyten: Def, Phy, Wege

1.3 Molekulare Grundlagen

1.3.1 Antigen: Def, Fkt, Üs: Begriff - Erläuterung, (Immunogenität, Adjuvans, Epitop, Hapten), Eint: nach Grad der Fremdheit für den Wirt, nach Mechanismus der Immunantwort

1.3.2 Antigenmuster des eigenen Organismus: Entw, CD-Nomenklatur, Fkt, Üs: Oberflächenstruktur - Funktion

1.3.3 Antigen-Rezeptoren: Def, Form

1.3.4 Antikörper: Def, Syn, Fkt, Stru, Eint, Üs: Eigenschaft - Immunglobulintypen (Isotypen)

Anatomie, Physiologie 85

1.3.5 **Antigen-Antikörper-Reaktion:** Def, Bedeutung, Bindungsarten, Affinität, Avidität, Kreuzreaktivität

1.3.6 **T-Zell-Rezeptor:** Fkt, Stru

1.3.7 **Akzessorische Moleküle:** CD4-/CD8-Moleküle

1.3.8 **Ak- und TZR-Diversität:** Def, Phy, Üs: Anzahl der TZR-Gensegmente beim Menschen, Üs: Anzahl der Gensegmente in der Ig-Region beim Menschen, Anm

1.3.9 **MHC-Moleküle:** MHC, Fkt

1.3.10 **MHC-Klasse-I-Moleküle:** Stru, Fkt

1.3.11 **MHC-Klasse-II-Moleküle:** Stru, Fkt

1.3.12 **MHC-Klasse-III-Moleküle:** Phy, Bedeutung von MHC-Molekülen, Di

1.3.13 **Zytokine:** Def, Phy, Eint, Struktur, Produzenten, Funktion, Regulation, Rezeptoren, Bedeutung, Herstellung, Üs: Zytokine jeweils mit Hauptproduzent und Hauptwirkung

1.3.14 **Chemokine:** Def, Üs: Chemokingruppe - chemotaktisch wirksam auf - Rezeptor - Ligand (Bsp.), Rezeptor, Fkt

1.3.15 **Komplement:** Def, Aktivierung, Fkt, Rezeptor, Regulatoren, klinische Bedeutung, diagnostische Bedeutung, Routinediagnostik

1.3.16 **Apoptose:** Def, Phy, Morph, Pat

1.4 Unspezifische Immunität

1.4.1 **Unspezifische Immunität:** Def, Üs: Komponente - Erläuterung, Pat

1.4.2 **Opsonierung:** Def, Opsonine

1.4.3 **Phagozytose:** Def, Phy, Freisetzung biologisch aktiver Substanzen, Regeneration

1.5 Spezifische Immunität

1.5.1 **Spezifische Immunität:** Def

1.5.2 **Immunantwort:** Def, Phy, Verl

1.5.3 **Antigenerkennung:** Def, Zellen, Phy, endogenes Antigen, exogenes Antigen

1.5.4 Lymphozytenaktivierung: Aktivierung von T-Helferzellen (TH), Aktivierung zytotoxischer T-Zellen, Aktivierung von T-Zellen durch Superantigene, Üs: TZR - vermittelte Signaltransduktion - Aktivierung von B-Lymphozyten (humorale Immunantwort)

1.5.5 Effektorphase der Immunantwort: Def, antikörpervermittelte Effektormechanismen, Pat, T-Zell-vermittelte Zytotoxizität, zytokinvermittelte Reaktionen, Zytotoxizität durch natürliche Killerzellen, Makrophagenvermittelte Effektorfunktionen

1.5.6 Regulation der Immunantwort: durch Ag-Elimination, durch regulatorische T-Lymphozyten, durch idiotypische Regulation

1.5.7 Immunologische Toleranz: Def, PPh, Mech, Üs: zentrale und periphere Toleranz, jeweils mit Urs

2. Pathologie des Immunsystems

2.1 Übersteigerte Immunreaktion

2.1.1 **Übersteigerte Immunreaktion:** Form, PPh, Eint: Überempfindlichkeitsreaktionen nach Coombs und Gell

2.1.2 **Typ-I-Reaktionen:** Syn, Epi, PPh, Sensibilisierungsphase/Primärreaktion, Effektorphase/Sekundärreaktion, Spätphase, Di, Th, Anm

2.1.3 **Typ-II-Reaktionen:** Syn, PPh, Urs, Bsp

2.1.4 **Autoimmunhämolytische Anämien:** Urs, Wärme-Autoantikörper: PPh, Kälte-Autoantikörper: PPh - Vork - Di, kältereaktive Donath-Landsteiner-Antikörper: PPh - Kli - Di

2.1.5 **Autoimmunthrombozytopenie:** Syn, PPh

2.1.6 **Typ-III-Reaktionen:** Syn, Phy, PPh, Urs, Üs (systemische IC-Erkrankungen - lokal begrenzte IC-Erkrankungen): Modell, PPh, Vork, Di, Anm

2.1.7 **Typ-IV-Reaktionen:** Syn, PPh, Di, Üs (Kontaktallergie - Tuberkulinreaktion - granulomatöse Entzündung): Lokalisation, Ag, Beginn, Kli, PPh

2.1.8 **Kontaktallergie:** PPh, Urs, His, Kli, Di, Th

2.1.9 **Tuberkulinreaktion:** PPh, Ko, His, Anm

2.1.10 **Granulomatöse Überempfindlichkeitsreaktion:** PPh, His

2.2 Autoimmunerkrankungen

2.2.1 **Autoimmunerkrankungen:** Def, Anm, ÄtM., Üs: Erkrankung - Auto-Ag - Folge

2.3 Immundefekte

2.3.1 **Immundefekte (ID):** Def, Klass, Eint, Kli, Di

2.3.2 **B-Zell-Defekte:** Kli, Urs, Th, Prg

2.3.3 **Agammaglobulinämie:** Form, Urs, Pat, Cave

2.3.4 **Dysgammaglobulinämien:** Kli, Form: selektiver IgA-Mangel

2.3.5 **Selektiver IgA-Mangel:** Epi, Kli, Di, Th, Prg

2.3.6 **Selektive IgG-Subklassendefekte:** Urs, Kli, Di, Cave

Lernliste

2.3.7 X-chromosomaler humoraler ID mit Hyper IgM: Urs, Kli, Di

2.3.8 Variable Hypogammaglobulinämie: Syn, Def, Kli, Di

2.3.9 Transiente Hypogammaglobulinämie der Neugeborenen: Urs, Di, Prg, Anm

2.3.10 Defekte des T-Zellsystems: Vork

2.3.11 Immundefekte mit zusätzlichen Anomalien: Form

2.3.12 DiGeorge-Syndrom: Def, Urs, Kli, Di, Th, Prg

2.3.13 Ataxia teleangiectatica: Syn, Urs, Kli, Di, Th, Prg

2.3.14 Wiskott-Aldrich-Syndrom: Erb, Ät, Kli, Di, Th

2.3.15 Schwere kombinierte Immundefekte: Syn, Urs, Epi, Kli, Prg, Di, Th, Sonderformen

2.3.16 Phagozytendefekte: Üs (Phagozytendefekte): Form, Erläuterung

2.3.17 Komplementdefizienzen: Def, Epi, Üs: Komplementdefekt - assoziiertes Krankheitsbild, Di, Th, Pro

2.3.18 Sekundäre Immundefekte: Def, Urs, Anm

2.3.19 AIDS: Syn, Def, Err, Epi, Kli, Di, Th, Zellzyklus des Virus, weitere Zielzellen, Zunahme der Virusmenge, Zerstörung CD4+-T-Lymphozyten, Immundysfunktionen

2.4 Maligne Erkrankungen

2.4.1 Hodgkin-Lymphom: Def, Syn, His, Üs: His - Epi - Kennzeichen, WHO-Klassifikation (1999), Epi, Kli, Di, Üs: Stad. - Befall (Staging), DD, Prg, Th

2.4.2 Non-Hodgkin-Lymphome: Def, Ät, Eint: Typ - niedrig maligne - hoch maligne, Kli, Di, Th (lokalisiert - generalisiert), Prg

2.4.3 Multiples Myelom: Def, Syn, Epi, PPh, Kli, Di, Stad, DD, Th, Prg

2.4.4 Waldenström-Makroglobulinämie: Def, Syn, Epi, Kli, Di, Th, Prg

2.4.5 Schwere-Ketten-Krankheit: Def, Di

2.4.6 Chronisch-lymphatische Leukämie: Def, Vork, Pat, Kli, Di, Üs: Stad (n. Binet) - Kennzeichen - MÜZ, Ko, Th, Prg

2.4.7 Akute Leukämie: Def, Syn, Form, Ät, Kli, Di, DD, Th, Prg

3. Klinische Immunologie

3.1 Transplantationsimmunologie

3.1.1 Transplantationsimmunologie: Grundbegriffe: Transplantation, Implantat, orthotop, heterotop, autolog, syngen, allogen, xenogen, Lebendtransplantation, Leichenorgantransplantation

3.1.2 Transplantationsantigene: Def, Syn, Phy, Anm, Erb, Üs (Transplantationsrelevante MHC-Antigene): MHC, Ag, Bsp, Vork

3.1.3 Transplantation: Def, PPh, Vor, präop Di, Üs: Gewebeverträglichkeitstest, Erläuterungen, Proc, Ko, Beeinflussung der Transplantationsakzeptanz

3.1.4 Transplantatabstoßung: Def, Antigenerkennung, Form, Üs (hyperakut - akut - chronisch): jeweils Beginn, Urs, PPh

3.1.5 Knochenmarktransplantation: Def, Form, Ind, Proc, Prg, Ko

3.1.6 Stammzelltransplantation: Def, Meth, Form, Ind, Vorteil gegenüber KM-TPL

3.1.7 Immunsuppression: Def, Ind, UW, Üs: Form - Wm, Vorgehen bei Organtransplantation, Abstoßungs-Th

3.2 Transfusionsimmunologie

3.2.1 Blutgruppen: Def, PPh, Üs (transfusionsmedizinisch relevante Blutgruppensysteme): ABO-System, Rhesus (Rh)-System, Kell-System, Duffy-System, Lewis-System

3.2.2 ABO-System: Str, Phy, Anm, Blutgruppenbestimmung

3.2.3 Rhesus-System: Str, Phy, PPh

3.2.4 Bluttransfusion: Def, Üs: Blutprodukt, immunogene Faktoren, Ind, Vor, Proc, Ko, Cave, Ak-Suchtest

3.2.5 Serologische Verträglichkeitsprobe: Def, Major-Probe, Minor-Probe, Technik, Beurteilung

3.2.6 Transfusionsreaktionen: Def, Üs: (Reaktion - Urs), Kli, Cave

3.2.7 Fetale Erythroblastose: Def, Syn, Vork, PPh, Di, Kli, Pro, Th

3.3 Immunisierung

3.3.1 **Immunisierung:** Def, Form

3.3.2 **Simultanimpfung:** Def, Ind, Cave

3.3.3 **Adjuvanzien:** Def, Wi, Form

3.3.4 **Passive Immunisierung:** Def, Form, Wi, Ind, Ak-Präparate, Ko

3.3.5 **Aktive Immunisierung:** Def, Wi, Üs: (Lebendvakzine - Totvakzine) jeweils mit Def, Immunogenität, Form, KI

3.3.6 **Ausbleiben eines Impferfolgs:** Urs, Cave

3.3.7 **Adoptive Immunisierung:** Def, Anw

3.4 Immunologische Methoden

3.4.1 **Immunologische Methoden:** direkter Ag- oder Ak-Nachweis, Ag- oder Ak-Nachweis auf Zellen und Geweben, Immunzytologie, Analysen zellulärer Funktionen

3.4.2 **Agglutinationstests:** Def, Eint (direkte Agglutination, indirekte Agglutination): Mech, Ind, Prozonen-Phänomen, direkter Coombs-Test, Agglutinations-Hemmtest, indirekter Coombs-Test, inkomplette Antikörper

3.4.3 **Immunpräzipitation:** Def, Anm

3.4.4 **Immundiffusion:** Meth, Form, Ind

3.4.5 **Immunelektrophorese:** Meth, Anw

3.4.6 **Immunfixationselektrophorese:** Meth, Anw

3.4.7 **Nephelometrie/Turbidometrie:** Meth, Anw

3.4.8 **Komplementbindungsreaktion:** Meth, Anw

3.4.9 **Gesamthämolytische Titration des Komplementsystems:** Meth, Beurteilung, Anw, Anm

3.4.10 **Immunoassays mit markierten Liganden:** Meth, Form, Vorteil

3.4.11 **RIA:** Meth

3.4.12 **ELISA:** Form, Meth, Ind

3.4.13 **Immunoblotting:** Syn, Meth, Anw

3.4.14 **Immunhistologie:** Meth, Anw

Klinische Immunologie

3.4.15 **Durchflusszytometrie:** Meth, Anw

3.4.16 **Zell-ELISA:** Meth, Anw

3.4.17 **T-Lymphozytenfunktionstest:** Ind

3.4.18 **Lymphozytentransformationstests:** Meth, Beurteilung, Form, Ind

3.4.19 **Gemischte Lymphozytenkultur/Mixed Lymphocyte Culture (MLC):** Meth, Beurteilung, Ind

3.4.20 **Lymphozyten-Zytotoxizitätstest:** Meth, Ind

3.4.21 **B-Lymphozytenfunktionstest:** Meth, Ind

3.4.22 **Test für Antikörper-abhängige zelluläre Zytotoxizität (ADCC):** Meth, Ind

Lernliste

Index

A

AB0
- Antigen 55
- Inkompatibilität 32
- System 55, 56

Abstoßungsreaktion 54
Acquired Immune
Deficiency Syndrome 41
ADA 39
ADCC 12, 25, 26, 31, 32, 33, 54, 66
Adenosindeaminase 39
Adhäsionsmoleküle 11, 20, 40
Adjuvans 11, 59
- Freundsches 11
Adressine 11
Affinität 15
Agammaglobulinämien 36
Agglutination 25
- direkte 61
- Hemmtest 61, 62
- indirekte 61
- Test, direkter 62
- Test, indirekter 62
Agglutinine 61
AIDS 41
AIHA 46
Aktive Immunisierung 60
Akute
- Leukämie 47
- Leukose 47
- Lymphadenose 47
- lymphatische Leukämie 47
- myeloische Leukämie 47
Akute-Phase-Proteine 22
ALL 47
- Ag 47
Allergene 30
Allergie 25, 30
Alloantigen 12
Allogen 50
Allotypen 14
Alternativweg 20
Alveolitis, allergische 33
AML 47
Amyloidose 45
Anämie 46, 47
- aplastische 47
- autoimmunhämolytische 32, 35, 46
Anaphylaktischer Typ 30
Anaphylatoxine 20
Anatoxine 60

Anergie, klonale 27
Angioödem, hereditäres 40
Ann Arbor Klassifikation 43
Antibody dependent
cytotoxicity 66
Anti-CD3 54
Anti-D-Prophylaxe 59
Antigen 6, 11, 16, 30
- Antikörper-Komplex 14
- Antikörper-Reaktion 14
- capture assay 64
- Elimination 23, 26
- endogenes 24
- erkennung 23, 52
- erkennung, direkte 52
- erkennung, indirekte 52
- exogenes 24
- muster 9, 12
- präsentierende Zelle 23
- Rezeptoren 11, 13
Anti-Human-Globulin 57
Antiidiotyp 26
Antikörper 6, 13
- abhängige zelluläre
Zytotoxizität 66
- Diversität 16
- inkomplette 56, 62
- komplette 56
- monoklonale 14
- natürliche 55
- polyklonale 14
- Suchtest 57
APH50 40
Aplastische Anämie 47
APO-1 21
Apoptose 7, 21, 25, 42
APP 22
APZ 8, 23, 24
Arthritis, rheumatoide 17, 33, 36, 37
Arthusreaktion 30, 33
Asthma bronchiale 30
Astrozyten 23
Ataxia teleangiectatica 38
Attenuierte Lebendvakzine 60
Attenuierung 60
Auer-Stäbchen 47
Auffrischung 60
AUL 47
Auto
- antigen 12
- immunerkrankungen 35
- immunhämolytische Anämie 32, 46
- immunität 27
- immunkrankheit 27

- immunreaktion 30
- immunthrombozytopenie 33
Autolog 50
Avidität 15
Azathioprin 54

B

B27 - 17
B7 24
Bakterizidie-Defekte 40
Begleitparaproteinämie 45
Bence-Jones-Protein 45
Bindungsarten 15
Blut
- bildung 8
- gruppen 55
- gruppen, Duffy 19
- gruppenbestimmung 56
- produkte 56
- transfusion 56
B-Lymphozyten 6, 8, 10
- Aktivierung 25
- Funktionstest 66
Boosterung 11, 25, 60
Botenstoffe 18
Bradykinin 31
Bronchialkarzinom 43
Bruton 36
B-Symptome 43, 44
Buffycoat 56
Burkitt-Lymphom 44
Bursa Fabricii 8, 10
Burst, oxidative 32
B-Zell 10
- defekte 36
- Klon 14
- NHL 45
- Rezeptor 13

C

C1 20, 22, 40
- Inhibitor 40
- Inhibitor-Defekt 40
- q-R 20
C2 17
C3 22
- a 20
- a -R 20
- b 20, 22, 32
- b-R 42
C4 40
- a 17, 20
- b 22

Index D

C5
- a 20
- a-R 20
- b 20

C8 40
- bp 40

Carrier 11, 25
CC 19
CCR 19
- 5-R 42

CD
- CD 12
- CD10 47
- CD11 20, 40
- CD11a 24
- CD11b 12
- CD18 12, 20, 40
- CD19 12
- CD2 12, 15, 24
- CD21 12
- CD28 15, 24
- CD3 12, 15
- CD34 12, 54
- CD35 12, 20
- CD4 10, 12, 15, 17, 24, 41, 42
- CD40 37
- CD40L 15
- CD43 39
- CD4-Molekül 24
- CD5 15
- CD54 11, 24
- CD58 24
- CD59 20, 40
- CD7 15
- CD8 12, 15, 24
- CD95 21
- CD-Nomenklatur 12

CDR 13
CH50 40
Chediak-Higashi-Syndrom 40
Chemokine 18, 19
Chemotaxis 9
Chronische
- Lymphadenose 46
- lymphatische Leukämie 46

CID 36
Cisterna chyli 7
CKR
- CKR1 19
- CKR2a 19
- CKR3 19
- CKR4 19
- CKR5 19

CLL 44, 46
Cluster of Differentiation 12

Combined immunodeficiency 36
Common
- ALL-Ag 47
- variable immunodeficiency 37

Complementarity, determining region 13
Concanavalin 65
Coombs 30
- Serum 57
- Test 61
- Test, direkter/indirekt 62

CR
- CR1 12, 20, 22, 40
- CR2 12, 20
- CR3 12, 20, 22, 40
- CR4 20, 40

C-reaktives Protein 22
CRP 22
CSF 18, 39
CTL 10
CVID 37
CX
- CX3C 19
- CXC 19
- CXCR 19

Cyclosporin 54

D

DAF 20, 40
Decay accelerating factor 20
Deckzellen 10
Defensin 22
Delayed-type of hypersensitivity 34
Deletion, klonale 27
Determinante, Antigene 11
Diabetes mellitus 35
Diathese, hämorrhagische 46
DiGeorge-Syndrom 38
Diversität
- Antikörper 16
- TZR 16

DNA-Vakzine 60
Domänen 13, 17
Donath-Landsteiner-Antikörper 32
Donor 50
Doppelimmundiffusion 63
DR4 17
DTH 34
Ductus
- lymphaticus dexter 7
- thoracicus 7

Duffy-System 55
Durchflusszytometrie 18, 65
Dysgammaglobulinämien 36, 37

E

EBV 12, 20
- Infektion 43

Effektor
- funktionen 14, 26
- mechanismen 25
- phase 23, 25

Eigenbluttransfusion 56
Elastase 23
Elimination 25
ELISA 64
- Zell- 65

ENA 78 19
Endogenes Antigen 24
Endothelzellen 23
Endozytose 22
Entzündungsmediatoren 9
Enzyme-linked immunosorbent assay 64
Eotaxin 19
Epitheloidzellen 35
Epitop 11
- Paratop-Reaktion 15

Erkennungsstrukturen 16
Erythroblastose, fetale 32, 58
Erythropoetin 18
Erythrozytenkonzentrat 56
Esterase 47
Euro-Collins-Lösung 52
Eurotransplant 52
Exogenes Antigen 24

F

F(ab) 13
FACS 65
Faktor
- B 20
- D 20
- P 20

Farmerlunge 33
Fc 13
- ε-Rezeptor I 31
- γ-R 66
- γ-Rezeptor 12, 32
- Rezeptor 25

Fetale Erythroblastose 32, 58
Fibroblasten 23
Fibronektin 22
Fieber 44, 47
Fluorescence-activated cell sorter 65
Follikuläre dendritische Zellen 23
Forssmann-Antigen 12
FR 13

Fractalkine 19
Frakturen, pathologische 45, 46
Frame work 13
Freundsches Adjuvans 11
Frischplasma 56
Fusin 42

G

Gammopathie, monoklonale 45
G-CSF 18
Gedächtniszellen 11, 25, 60
Gell 30
Gemischte Lymphozytenkultur 65
Gen
- gun 60
- Segmente 16
Germinative Zentren 23
Gesamthämolytische Titration 64
Gewebe
- makrophagen 10
- typisierung 50, 51
- verträglichkeitstest 51
Gewichtsverlust 44
Gingivahyperplasie 47
Glomerulonephritis 30
Glukokortikoide 54
GM-CSF 18
Goodpasture-Syndrom 30, 35
gp120 42
Graft-versus
- host-Reaktion 52, 58
- tumor-Effekt 53, 54
Granula, azurophile 9
Granulomatöse
- Entzündung 34
- Überempfindlichkeitsreaktion 35
Granulozyten 6
- polymorphkernige neutrophile 9
Granulozytopenie 40, 45, 47
Granzyme 25
Großzellig-anaplastisches NHL 44
Gumprechtsche Kernschatten 46

H

Hämagglutination 61
- Hemmtest 62
Hämatopoese 7, 8, 18
Hämoglobinurie, paroxysmale nächtliche 40
Hämorrhagische Diathese 46
Haptene 11, 25
Haupthistokompatibilitätskomplex 17

Haut 21
- lymphome 44
- test 31
Heidelberger 62
Helfer
- T-Zellen 26
- Zellen 10
Hepatomegalie 43, 46, 47
Herzinsuffizienz 45
Heterogenetisch 12
Heterotop 50
HEV 11
Heyman-Nephritis 33
Hiatus leucaemicus 47
High endothelial venules 11
Histamin 31
- freisetzungstest 31
Histiozyten 10
Histone 21
HIV 41
- 1 41
- 2 41
- Bindungsstelle 12
- Infektion 43
HLA 50
- A 50
- Ag 52
- B 50
- B27 17
- DR 50
- DR4 17
Homing-Rezeptoren 11
Host-versus-graft-Reaktion
- humorale 52
- zelluläre 52
Human Leukocyte Antigen 50
Humanes Immundefizienz Virus 41
Humorale
- Immundefekte 37
- Immunfaktoren 6
Hyaluronidase 23
Hydrolasen 9, 22
Hyper
- immunglobulinpräparate 59
- viskositätssyndrom 45
Hypogammaglobulinämie
- transiente 38
- variable 37

I

IC
- Nephritis 33
- Vaskulitis 33
ICAM-1 24

ID 36
Idiopathische thrombozytopenische Purpura 33
Idiotyp 14, 26
- Antiidiotyp-Reaktion 26
- Regulation 26
IFN
- α 18, 19
- γ 18, 19, 23, 24, 25, 26
- β 19
Ig
- Isotyp-switch 16
- Klassenwechsel 25
IgA 13, 14, 38
- Mangel 37
IgD 14
IgE 13, 14, 30, 31, 38
IgG 13, 14, 30
- Subklassendefekte 37
IgM 13, 14
- Plasmozytom 45
IL
- IL-1 23, 24
- IL-10 19, 23, 25, 26
- IL-12 24
- IL-13 25, 26
- IL-1a 18
- IL-1RA 18
- IL-1β 18
- IL-2 18, 24, 25
- IL-2R 18
- IL-4 18, 23, 25, 26
- IL-5 25, 26
- IL-6 19, 23, 24, 25, 26
- IL-6R 18
- IL-8 19
- IL-8 Ra 19
- IL-8 Rb 19
Immunantwort 12, 23, 25
- humorale 23, 25
- MHC-II-restringierte 24
- MHC-I-restringierte 24
- Regulation 26
- spezifische 11, 14
- zelluläre 23, 24
Immundefekt, humoraler 37
Immundefekte 36, 38
- schwere kombinierte 39
- sekundäre 41
Immundefizienz
- Syndrom, erworbenes 41
- Virus 41
Immundiffusion 63
- Doppel- 63
- radiale 63
Immunelektrophorese 63

Immunfaktoren, humorale 6
Immunfixationselektrophorese 63
Immunfluoreszenz 65
Immunglobuline 10, 13
Immungranulom 35
Immunhistologie 65
Immunisierung 6, 59, 60
- adoptive 60
- aktive 60
Immunität 6
- spezifische 6, 23
- unspezifische 6
Immunkompetenz 8, 10
Immunkomplextyp 33
Immunoassays 64
Immunoblastisches NHL 44
Immunoblotting 64
Immunodeficiencies, severe combined 39
Immunodeficiency 36
- common variable 37
Immunogenität 11
Immunologie 6
Immunologische Methoden 61
Immunologische Toleranz 27
Immunozytisches NHL 45
Immunozytom 45
Immunpräzipitation 62, 63
Immunreaktion 6
- übersteigert 30
Immunreaktive Zellen 6
- Entwicklung 8
Immunserum 59
Immunsuppression 54
Immunsystem 6
Implantat 50
Infektanfälligkeit 45
Integrine 11, 12, 20, 40
Interdigitierend-dendritische Zellen 23
Interferon 18, 19, 22
- α 19
- γ 19
- β 19
Interleukin 10 19
Interleukin 1-α 18
Interleukin 1-β 18
Interleukin 2 18
Interleukin 4 18
Interleukin 6 19
Interleukine 18
ISCOM 60
Isohämagglutinine 55
Isotype switch 16, 37
Isotypen 14

K

Kachexie 46
Kälte
- agglutinine 32
- autoantikörper 32
Kaposi-Sarkom 41
Kathepsine 22
Katzenkratzkrankheit 43
Kawasaki-Syndrom 59
Keimzentren 8
Kell-System 55
Kendall 62
Kiel-Klassifikation 44
Killerzellen, natürliche 6, 26
Klassischer Weg 20, 22, 25
Klonale
- Anergie 27
- Deletion 27
Knochenmark 6, 7, 8
- gelbes 7
- rotes 7
- Stroma 7
- transplantation 53
Knochenschmerzen 45
Kollagenase 23
Kolonie-stimulierende-Faktoren 18
Kombinierte Immundefekte 39
Kompatibilität 56
Komplement 20, 30
- aktivierung 25
- bindungsreaktion 63
- defizienzen 40
- system 6
Komplette Antikörper 56
Kontakt
- allergie 34
- dermatitis 30
Körperchen, Malpighische 7
Kreuzprobe 51, 52, 56, 57
Kreuzreaktivität 15
Kupffer
- Sternzellen 10
- Zellen 23
K-Zelle 10

L

LAD 40
Laktoferrin 9, 21
Langerhans-Zellen 23
Large granular lymphocyte 10, 26
Larynxödem 40
LCT 51
Lebendvakzine 60
- attenuierte 60

Lektin 61, 65
- aktivierungsweg 20
- weg 22
Leukämie 46
- akute 47
- akute lymphatische 47
- akute myeloische 47
- akute undifferenzierte 47
- chronisch-lymphatische 46
- subleukämische 47
Leukopenie 44
Leukose, akute 47
Leukozyten
- adhärenz-Defekt 40
- adhäsions-Defekt 40
Lewis-System 55
LFA-1 40
LFA-3 24
LGL 10
Lipasen 22
LISS-Coombstechnik 57
Loading compartment 24
Louis-Barr-Syndrom 38
Low ionic strength solution 57
LTC4 31
Lupus erythematodes 35
Lymphadenitis 43
Lymphadenopathie 37
- Syndrom 41
Lymphadenose
- akute 47
- chronische 46
Lymphatische Organe 23
- primäre 6
- sekundäre 6, 10
Lymphgefäßsystem 7
Lymphknoten 6, 8
- Kortex 8
- Medulla 8
Lymphoblastisches NHL 44
Lymphogranulomatose 42
Lymphokine 18
Lymphom, malignes 42
Lymphoplasmozytisches
- Immunozytom 45
- NHL 44
Lymphopoese 10
Lymphotactin 19
Lymphotoxin 17
Lymphozyten 8, 10, 23
- aktivierung 23, 24
- kultur, gemischte 51, 65
- Rezirkulation 11
- transformationstests 65
- zytotoxizitätstest 66
Lymphozytisches NHL 44, 46

Lysosomen 9, 22
Lysozym 9, 21, 22, 23

M

M
- Basedow 35
- Bechterew 17
- haemolyticus neonatorum 30, 32, 58
- Hodgkin 42, 43
- Hodgkin-Sternberg-Paltauf 42
- Kahler 45
- Waldenström 44, 45
- Werlhof 33, 35

MAC 20
Magensäure 21
Major
- histocompatibility complex 17
- Probe 57
Makroglobulinämie 45
- primäre 45
Makrophagen 6, 22, 23, 25, 30
- freie 10
- gewebsspezifische 9
- system 9
Malignes Lymphom 42
Malpighische Körperchen 7, 11
MALT 6
Mancini-Test 63
Mannosebindendes Protein 22
Markstränge 8
Mastzellen 30, 31
- aktivierung 31
- granula 31
MBP 22
MCP
- MCP 20
- MCP-1 19
Mediatoren 23
Membrane
- attack complex 20
- cofactor protein 20
Mendel-Mantoux-Test 35
Meningiosis leukaemica 47
Methoden, immunologische 61
MHC 12, 17, 23, 50
- I 17, 24
- II 17, 24
- III 17
- Moleküle 15, 17
- Restriktion 15

Mikro
- glia-Zellen 10, 23
- globulin 17
- lymphozytotoxizitätstest 51
- phagen 9
Mikulicz-Syndrom 46
Milz 6, 7
- rote Pulpa 7
- weiße Pulpa 7
Mimikry, molekulares 35
Minor
- Inkompatibilität 57
- Probe 57
MIP
- MIP-1a 19
- MIP-1b 19
Mitogene 65
Mixed Lymphocyte Culture 65
M-Komponente 45
MLC 51, 65
Molekulares Mimikry 35
Monokine 18, 24
Mononukleose 47
Monozyten 9, 23, 25
Multiples Myelom 45
Murein 21
Myasthenia gravis 25, 32, 35
Mycosis fungoides 44
Myelodysplasie 47
Myelomniere 45
Myeloperoxidase 9

N

Nachtschweiß 43, 44, 47
Nahrungsmittelallergie 30
Natural Killer Cells 10, 25
Natürliche
- Antikörper 55
- Killerzellen 26
N-Diversifikation 16
Nekrose 21
Neopterin 41
Nephelometrie 63
Nephritis
- Hexman- 33
- Immunkomplex- 33
Nephrotisches Syndrom 45
Netzwerktheorie 26
NHL 44
Nichtreaktivität 27
Niereninsuffizienz 45
NK-Zellen 22, 25, 26

Non-Hodgkin-Lymphome 43, 44
Non-progressors 42
Non-Responder 60

O

OAF 45
Oberflächenmarker 12
OKT3 54
Opsonine 22
Opsonisierung 20, 22, 25
Organtransplantation 54
Orthotop 50
Osteoklasten 10
Osteoklastenaktivierender Faktor 45
Osteoporose 46
Ouchterlony-Test 63
Oxidative burst 32

P

PAF 31
Panzytopenie 47
Paraproteine 45
Parasiten-Abwehr 25, 31
Paratop 11
PAS 47
Passive Immunisierung 59
Pathologische Frakturen 45, 46
Paul-Bunnell-Test 47
PCR 51
Perforine 25
Peritonealmakrophagen 10
Peroxidase 21, 47
Peyersche Plaques 6
PGD2 31
Phagocytin 22
Phagolysosomen 22
Phagosomen 22
Phagozyten 22
- defekte 40
Phagozytierbarkeit 22
Phagozytose 9, 20, 22, 25
- test 65
Phosphatase 24
- saure 47
Phosphatidylinositol-Weg 24
Phospholipasen 24
Phosphorylcholin 22
Plaques, peyersche 6
Plasmazellen 13
- nester 45
Plasmidvakzine 60

Plasmozytisches NHL 44, 45
Plasmozytom 44, 45
Pleuramakrophagen 10
PMN 9, 22
Pneumocystis carinii 41
Pokeweed Mitogen 65, 66
Polymerase-Ketten-Reaktion 51
Polymorphkernige neutrophile Granulozyten 9
Polyneuropathie 45
Post-Transfusions-Purpura 58
Potenz 11
Präsentation 17, 22, 24
Präzipitation 25, 63
- kurve 62
- ring 63
Pricktest 31
Primär
- antwort 25
- follikel 8, 23
Promonozyten 9
Prostaglandin 23
- E 23
Protamin 21
Proteasen 22
Proteosamen 24
Provokationstest 31
Prozessierung 23
Prozonen-Phänomen 62
Pruritus 43
PTP 58
Pulpa
- rote 7
- weiße 7
Purging 53
Purpura
- idiopathische thrombozytopenische 33
- Post-Transfusions- 58
- thrombozytopenische 39, 45
PWM 65

Q

Querschnittslähmung 45

R

Radio
- allergosorbenttest 31
- immunoassay 64
- immuno-Sorbent-Test 31
Raji-Test 33
RANTES 19
Rapamycin 54

RAST 31
Raynaud-Syndrom 46
Regulation, idiotypische 26
Rekombination 16
RES 9
Resistenz 6, 21
Restriktions-Fragment-Längen-Polymorphismus 39
Retikulo
- endotheliales System 9
- histiozytäres System 9
Reverse Transkriptase 42
Rezeptor 11
Rezipient 50
Rezirkulation 11
RFLP 39
RF-x 39
Rhesus
- Antigene 56
- Inkompatibilität 58
- Prophylaxe 59
- System 55, 56
Rheumatisches Fieber 47
Rheumatoide Arthritis 17, 33, 36, 45
Rhinitis, allergische 30
RHS 9
RIA 31, 64
RIST 31
Röteln-Hämagglutinations-Hemmtest 62
Rye-Klassifikation 42

S

Sandwich-ELISA 64
Sarkoidose 43
Sauerstoffradikale 9
Saure Phosphatase 47
Säureschutzmantel 21
Schafserythrozyten 12, 63
Schleimhaut 21
Schrotschussschädel 45
Schwere kombinierte Immundefekte 39
Schwere-Ketten-Krankheit 46
SCID 36, 39, 53
Second messenger 24
Sekundär
- antwort 25
- follikel 8, 23
Selbst-Toleranz 27
Selektine 11
Selektion, klonale 25
Selektive IgG Subklassendefekte 37
Serotonin 31

Serumkrankheit 33
Severe combined immuno-deficiency 36, 39, 53
Sezary-Syndrom 44
Simultanimpfung 59
SLE 30, 37, 40
Soforttyp 30
Spermidin 21
Spermin 21
Spleißen 16
Splenomegalie 43, 46, 47
Splicing 16
Split-Vakzine 60
Spondylitis ankylosans 17
Spontanfrakturen 45
Stammzellen 8
- hämatopoetische 7
- marker 12
- transplantation 54
Sternbergsche Riesenzellen 42
Subleukämische Leukämie 47
Substanz H 55
Subunit-Vakzine 60
Suppressorzellen 10
Syngen 50
Synzytienbildung 42
System
- retikuloendotheliales 9
- retikulohistiozytäres 9

T

Tacrolimus 54
Talkumpuder 34
TAP 24
Taschen-Region 17
TC 24
TGF β 23, 26
TH 10, 24
TH1 26, 31
TH2 26, 31
T-Helferlymphozyten 26
T-Helferzellen 24
Thrombapherese-Präparate 57
Thrombopenie 35, 44, 46
Thrombozytenkonzentrat 56
Thrombozytopenie 47
Thrombozytopenische Purpura 33, 39, 45
Thymus 6, 7
- aplasie, kongenitale 38
- Kortex 7
- Medulla 7
- passage 10
Titration, gesamthämolytische 64

T-Lymphozyten 6, 7, 8, 10, 11, 23, 26
- funktionstest 65
- Typ 1 26
- Typ 2 26
- zytotoxische 10
TNF 23, 24, 26
- α 18
- R 18
Toleranz, immunologische 27
Tonsillen 6
Totvakzine 60
Toxoide 60
Toxoplasmose 43
TPL 53
Transfusionsreaktion 30, 32, 55, 58
Transkriptase, reverse 42
Transplantatabstoßung 51, 52
- akute 53
- chronische 53
- hyperakute 32, 53
Transplantate 51
Transplantation 50, 51, 52
- Antigene 50
- Interaktionen 52
Transporter of antigenic peptides 24
TS 10
T-Suppressorlymphozyten 26
Tuberkulin 34
- reaktion 30, 34, 35
Tuberkulose 43
Tumor-Nekrose Faktor-α 18
Turbidometrie 63
Typ
- I-Allergie 30
- II-Allergie 30
- III-Allergie 30
- III-Reaktionen 33
- II-Reaktionen 32
- I-Reaktionen 30
- IV-Allergie 30
- IV-Reaktionen 34
Tyrosin
- kinase 24, 36
- kinaseweg 24
T-Zellen 10, 30
- defekte 36
- inflammatorische 26
- Rezeptor 13, 15
- system, Defekte 38
- zytotoxische 24
TZR 13, 15
- Diversität 16
- funktioneller 15
- Stimulation 24

U

Überempfindlichkeitsreaktion 30
- granulomatöse 35
University of Wisconsin-Lösung 52

V

Vakzine 60
Vaskulitis, Immunkomplex- 33
Viral load 41
Virulenz-Abschwächung 60
Viruslast 41
Vollkeimvakzine 60

W

Wachstumsfaktoren 18
Wärme
- antikörper 46
- autoantikörper 32
WAS-Protein 39
Western Blot 64
Widerstandsfähigkeit 21
Wirbelfrakturen 45
Wiskott-Aldrich-Syndrom 39, 53

X

Xenoantigen 12
Xenogen 50

Z

Zell-ELISA 65
Zellen, immunreaktive 6
Zelltod
- passiver 21
- programmierter 21
Zentren, germinative 23
Zentroblastisches NHL 44
Zentroblastisch-zentrozytisches NHL 44
Zilienmotilität 21
Zytokine 6, 18, 19, 23, 25
- Netzwerk 18
- Rezeptoren 18
Zytolyse 20
Zytotoxizität
- durch NK-Zellen 26
- Test 66
- T-Zell-vermittelte 25

pur Karteikarten – gute Karten für's Examen

NEU: in der Book-Box!

- Prüfungs- und praxisrelevante Inhalte der Gynäkologie und Geburtshilfe in knapper und prägnanter Form
- Optimale Prüfungsvorbereitung für das Staatsexamen
- Enthält ein gesondertes Kapitel zu gynäkologischen Notfällen sowie über 100 Abbildungen

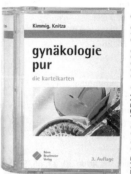

3. Auflage 2004

EUR 22,80; ISBN 3-89862-312-2

- Einsatzgebiete aller gängigen Pharmaka, strukturiert und übersichtlich gegliedert
- Informationen über Wirkmechanismus, therapeutische Einsatzgebiete und entsprechende Wirkstoffe einzelner Stoffgruppen
- Bietet mit integrierten Fragen und systematischen Lernhilfen die notwendige Unterstützung zur Prüfungsvorbereitung

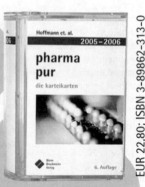

6. Auflage 2004

EUR 22,80; ISBN 3-89862-313-0

- Bildet das Fundament für solide internistische Kenntnisse
  - durch prüfungsrelevante Inhalte
  - durch einen differenzialdiagnostischen Kartenteil
- Teil 1: Angiologie, Kardiologie, Pneumologie, Hämatologie und Gastroenterologie
- Teil 2: Endokrinologie, Stoffwechsel, Nephrologie, Wasser-/Elektrolythaushalt, Rheumatologie und Infektiologie

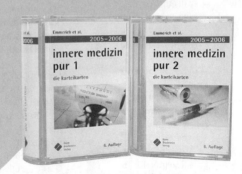

pur 1: 6. Auflage 2004; EUR 22,80; ISBN 3-89862-310-6
pur 2: 6. Auflage 2004; EUR 22,80; ISBN 3-89862-311-4

Gut gerüstet für Staatsexamen & Co?

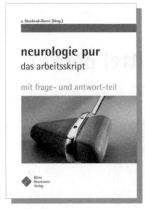

ISBN 3-89862-503-6
EUR 24,80

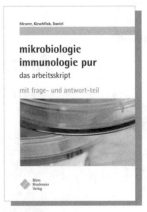

ISBN 3-89862-502-8
EUR 24,80

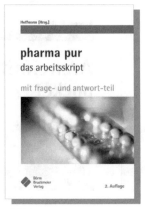

ISBN 3-89862-506-0
EUR 24,80

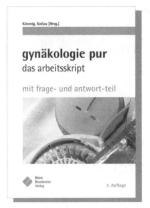

ISBN 3-89862-507-9
EUR 24,80

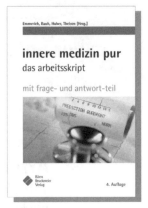

ISBN 3-89862-505-2
EUR 29,80

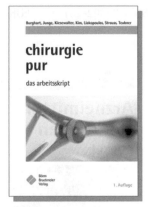

ISBN 3-89862-501-X
EUR 26,80

Nutzen Sie das durchdachte Konzept der pur arbeitsskripte

- Verständliche Darstellung prüfungs- und praxisrelevanter Inhalte
- Klare Gliederung, viele Übersichten, Tabellen und Schemata
- Prüfungsrelevante Abbildungen, detailliert beschriebene Röntgenaufnahmen und Sonografiebefunde
- **Jetzt neu: mit extra Frage- und Antwort-Teil**

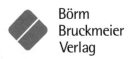

Börm
Bruckmeier
Verlag

www.media4u.com

Arzneimittel pockets

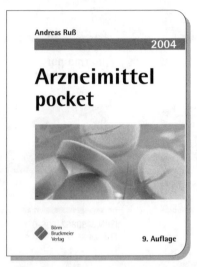

ISBN 3-89862-231-2   EUR 14,80

Arzneimittel pocket
für palm und pocket pc

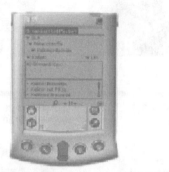

nur unter: www.media4u.com

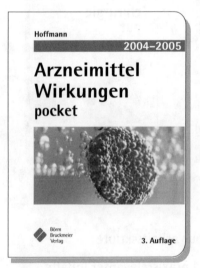

ISBN 3-89862-204-5   EUR 16,80

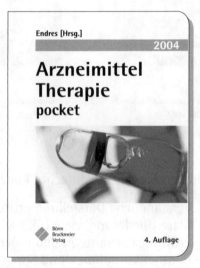

ISBN 3-89862-229-0   EUR 14,80

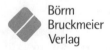

NOTIZEN

NOTIZEN

bestellung / feedback

Bitte senden Sie mir gegen Rechnung die umseitig markierten Titel:

Name
_____

Anschrift
_____

_____

Tel. _____ e-Mail _____

Datum _____ Unterschrift _____

Wir möchten das **mirkobiologie, immunologie pur arbeitsskript** gerne verbessern und freuen uns auf Ihre Anregungen und Kritik.

feedback

Bestellung an:
Börm Bruckmeier Verlag, Nördliche Münchner Str. 28, 82031 Grünwald
oder **Fax: 089 – 69 77 81 28**

Verlagsprogramm — Börm Bruckmeier Verlag

pur karteikarten

- anästhesiologie pur EUR 25,46 (ISBN 3-929785-16-1)
- chirurgie pur 1 EUR 29,80 (ISBN 3-89862-303-3)
- chirurgie pur 2 EUR 29,80 (ISBN 3-89862-304-1)
- gynäkologie pur EUR 22,80 (ISBN 3-89862-312-2)
- hno pur, zmk pur EUR 18,80 (ISBN 3-89862-307-6)
- innere medizin pur 1 EUR 22,80 (ISBN 3-89862-310-6)
- innere medizin pur 2 EUR 22,80 (ISBN 3-89862-311-4)
- mikrobiologie, immuno pur EUR 29,80 (ISBN 3-89862-308-4)
- neurologie pur EUR 29,80 (ISBN 3-929785-23-4)
- ophthalmologie pur EUR 17,79 (ISBN 3-929785-29-3)
- orthopädie pur EUR 20,35 (ISBN 3-929785-18-8)
- pathologie pur EUR 29,80 (ISBN 3-89862-306-8)
- pharma pur EUR 22,80 (ISBN 3-89862-313-0)
- psychiatrie pur EUR 19,80 (ISBN 3-89862-305-X)
- urologie pur EUR 14,80 (ISBN 3-89862-309-2)
- Helit EUR 5,01 (Nr. 604)
- book-box EUR 4,80 (Nr. 611)

pockets

- Anamnese & Untersuchung EUR 14,80 (ISBN 3-89862-213-4)
- Anatomie fast EUR 12,80 (ISBN 3-89862-222-3)
- Arzneimittel pocket 2005 EUR 16,80 (ISBN 3-89862-237-1)
- Arzneimittel Wirkungen EUR 16,80 (ISBN 3-89862-204-5)
- Arzneimittel Therapie pocket EUR 14,80 (ISBN 3-89862-229-0)
- Arzneimittel pocket plus 2005 EUR 24,80 (ISBN 3-89862-238-X)
- Biologie fast EUR 12,80 (ISBN 3-89862-232-0)
- Chirurgie fast EUR 16,80 (ISBN 3-89862-227-4)
- Chirurgische Notfälle pocket EUR 14,80 (ISBN 3-89862-228-2)
- Differenzialdiagnose pocket EUR 14,80 (ISBN 3-89862-236-3)
- EKG pocket EUR 14,80 (ISBN 3-89862-221-5)
- GK 3 Termini pocket EUR 12,80 (ISBN 3-89862-226-6)
- Heilpraktiker Kompaktwissen EUR 12,80 (ISBN 3-89862-220-7)
- Infektionen pocket EUR 14,80 (ISBN 3-89862-216-9)
- Klinische Chemie pocket EUR 14,80 (ISBN 3-89862-215-0)
- Normalwerte pocket EUR 12,80 (ISBN 3-89862-230-4)
- Notaufnahme Innere Medizin EUR 9,80 (ISBN 3-89862-217-7)
- Psychiatrie fast EUR 12,80 (ISBN 3-929785-93-5)

G&L pockets

- Bach-Blüten pocket EUR 14,80 (ISBN 3-89862-710-1)
- Homöopathie pocket EUR 14,80 (ISBN 3-89862-703-9)
- Homöopathie für Kinder pocket EUR 14,80 (ISBN 3-89862-711-X)
- Meine Schwangerschaft pocket EUR 14,80 (ISBN 3-89862-704-7)
- Mondphasen pocket EUR 13,80 (ISBN 3-89862-701-2)
- Naturheilmittel pocket EUR 12,68 (ISBN 3-929785-59-5)
- Pillen pocket EUR 18,80 (ISBN 3-89862-700-4)
- Vornamen pocket EUR 8,80 (ISBN 3-89862-705-5)

pur arbeitsskripte

- chirurgie pur EUR 26,80 (ISBN 3-89862-501-X)
- gynäkologie pur EUR 24,80 (ISBN 3-89862-507-9)
- innere medizin pur EUR 29,80 (ISBN 3-89862-505-2)
- mikrobio, immuno pur EUR 24,80 (ISBN 3-89862-502-8)
- neurologie pur EUR 24,80 (ISBN 3-89862-503-6)
- pharma pur EUR 24,80 (ISBN 3-89862-506-0)

pocketcards

- Alpine Notfall EUR 3,30 (ISBN 3-89862-012-3)
- Anamnese & Untersuchung EUR 3,30 (ISBN 3-929785-84-6)
- Anästhesie-Intensiv Set EUR 7,70 (ISBN 3-929785-042-5)
- Antibiotika 2005 EUR 3,30 (ISBN 3-89862-044-1)
- Antimykotika EUR 3,30 (ISBN 3-89862-021-2)
- Bach-Blüten EUR 3,30 (ISBN 3-89862-004-2)
- Benzodiazepine EUR 3,30 (ISBN 3-929785-85-4)
- EKG EUR 3,30 (ISBN 3-929785-72-2)
- EKG Auswertung EUR 3,30 (ISBN 3-929785-36-6)
- EKG Lineal EUR 3,30 (ISBN 89862-011-5)
- EKG Set EUR 7,70 (ISBN 89862-015-8)
- Elektrolytstörungen EUR 3,30 (ISBN 3-89862-002-6)
- Erste Hilfe EUR 7,70 (ISBN 3-89862-014-X)
- Lungenfunktion EUR 3,30 (ISBN 3-929785-75-7)
- Medizin im Internet EUR 3,30 (ISBN 3-89862-025-5)
- Nephro Antibiotics EUR 3,30 (ISBN 3-929785-39-0)
- Nephro Meds EUR 3,30 (ISBN 3-929785-38-2)
- Neugeborenes EUR 3,30 (ISBN 3-929785-25-0)
- Neurologie EUR 5,50 (ISBN 3-929785-88-9)
- Normalwerte EUR 3,30 (ISBN 3-929785-73-0)
- Notfall-Meds 1 EUR 3,30 (ISBN 3-929785-79-X)
- Notfall-Meds 2 EUR 3,30 (ISBN 3-929785-80-3)
- Pädiatrie Development EUR 3,30 (ISBN 3-929785-82-X)
- Pädiatrie Notfall EUR 3,30 (ISBN 3-929785-81-1)
- Periodensystem EUR 3,30 (ISBN 3-929785-28-5)
- Physikalische Größen EUR 3,30 (ISBN 3-89862-020-4)
- Reanimation EUR 3,30 (ISBN 3-89862-009-3)
- Reflexzonen EUR 3,30 (ISBN 3-89862-000-X)
- Säure-Basen EUR 3,30 (ISBN 3-929785-37-4)
- Sehproben EUR 3,30 (ISBN 3-89862-013-1)
- Skelettmuskulatur EUR 5,50 (ISBN 3-89862-010-7)
- Stroke EUR 5,50 (ISBN 3-89862-001-8)
- Terminologie EUR 5,50 (ISBN 3-89862-003-4)
- The English Patient EUR 5,50 (ISBN 3-929785-86-2)
- TNM EUR 3,30 (ISBN 3-89862-023-9)
- Vergiftungen EUR 3,30 (ISBN 3-89862-024-7)

Stand Oktober 2004